HANDBUCH

Bewußte Ernährung

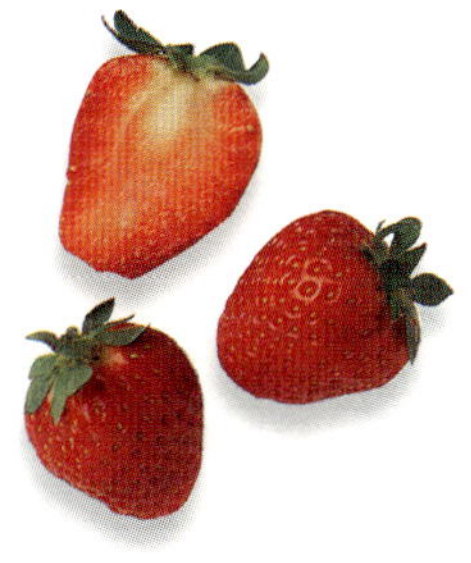

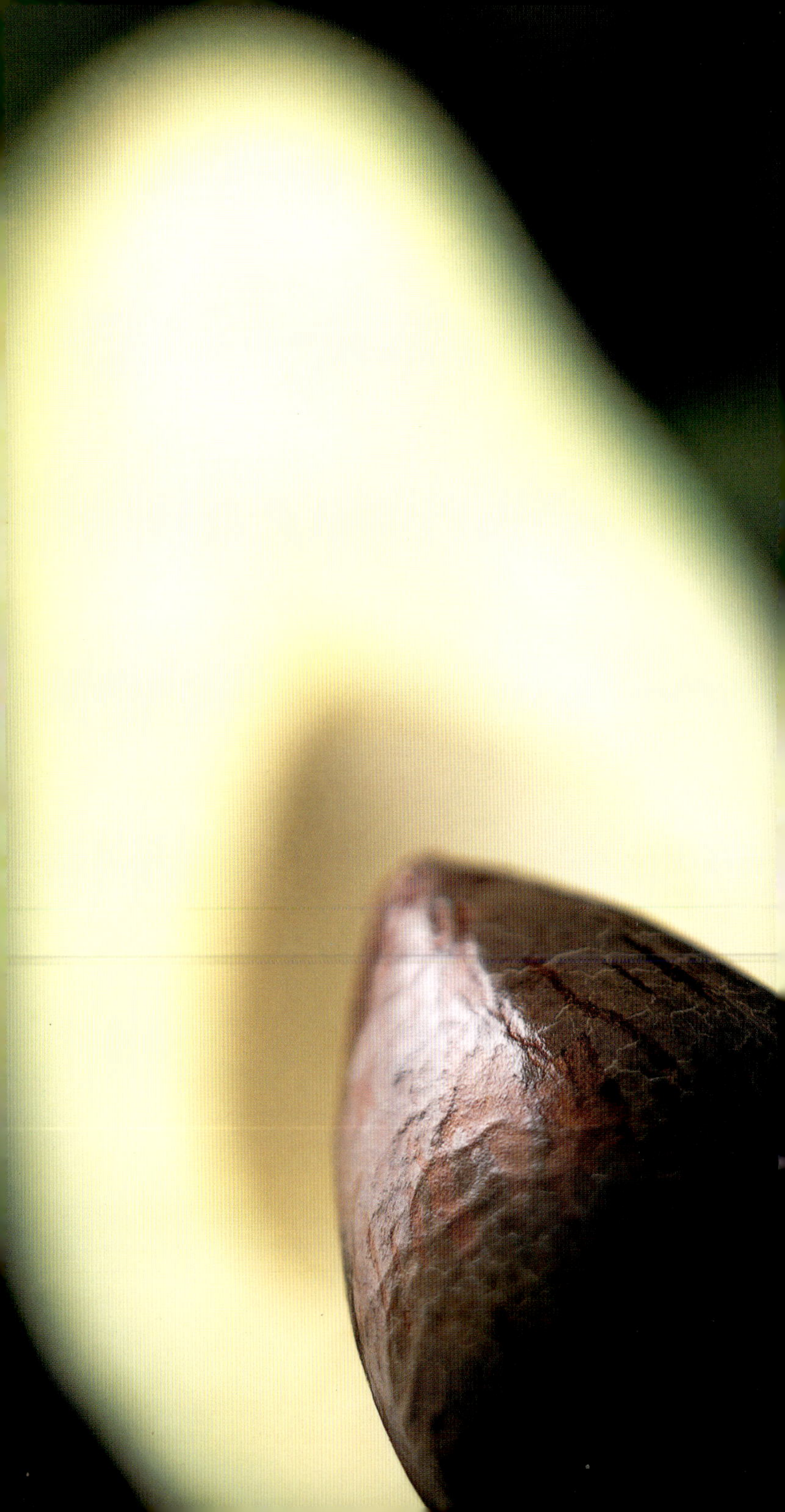

MICHAEL VAN STRATEN

HANDBUCH
Bewußte Ernährung

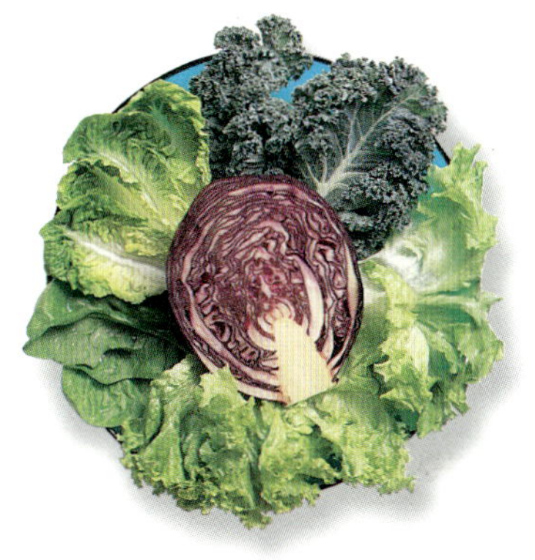

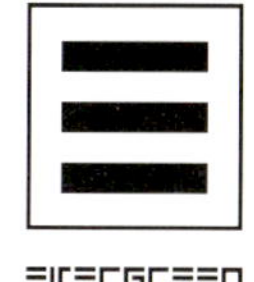

Hinweis:
Die Informationen in diesem Buch können den fachkundigen Rat Ihres Arztes nicht ersetzen. Autor und Verlag können für etwaigen Schaden, der durch die Anwendung der im Buch enthaltenen Ratschläge entsteht, keinerlei Verantwortung oder Haftung übernehmen.

EVERGREEN is an imprint
of Benedikt Taschen Verlag GmbH

First published in 1999 by Newleaf
an imprint of Gill&Macmillan Ltd,
Goldenbridge, Dublin 8
Originaltitel: The Healthy Food Directory

Konzept, Design und Herstellung:
The Ivy Press Limited
2/3 St Andrews Place
Lewes, East Sussex BN7 1UP

Übersetzung aus dem
Englischen: Inga-Brita Thiele, Köln
Redaktion und Produktion
der deutschen Ausgabe:
Königsdorfer Medienhaus, Frechen
Lektorat: Sylvia Winnewisser, Wiesbaden,
und René Zey, Frechen
Koordination: Sabine Duda, Köln
Umschlaggestaltung: Catinka Keul, Köln

Printed in Hong Kong
ISBN 3-8228-6936-8

INHALT

HASELNÜSSE

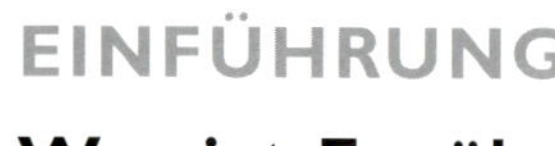

Was ist Ernährung?

Was uns eine gesunde Ernährung geben soll, ist Energie. Diese beziehen wir aus einer gemischten Kost, die uns mit Eiweiß, Fetten, Kohlenhydraten und Mineralstoffen versorgt. Je größer die Vielfalt unseres Speiseplans ist, desto geringer ist die Gefahr, daß ein Mangel an einem der für uns lebenswichtigen Nährstoffe entsteht.

Lange vor Erfindung der Supermärkte, Gefriertruhen und Mikrowellengeräte lebten die Menschen als Jäger und Sammler und ernährten sich vorwiegend von Nüssen, Beeren, Früchten und Wurzeln. Nach und nach kamen Fleisch, Gemüse, Milch- und Getreideprodukte hinzu. Im Laufe von Jahrtausenden entwickelte sich der Mensch auf der Grundlage dieser Mischkost weiter, ohne etwas von Vitaminen, Mineralstoffen und Proteinen zu wissen. Warum also ist die Ernährung heute ein so vieldiskutiertes Thema?

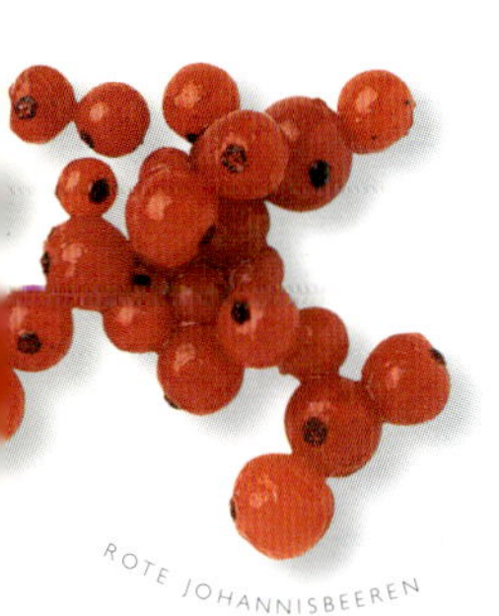

ROTE JOHANNISBEEREN

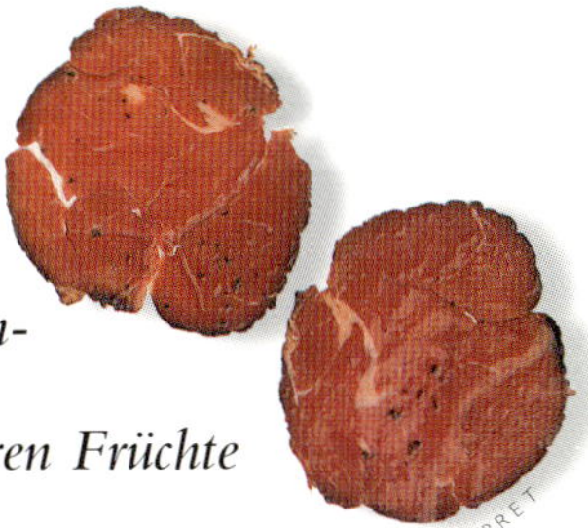

WILDBRET

Am Ende des 20. Jahrhunderts erntet die westliche Gesellschaft die bitteren Früchte zivilisationsbedingter Fehlernährung in Form von Herzkrankheiten, Bluthochdruck, Krebs, Fettsucht, Gallensteinen, Leber- und Nierenerkrankungen.

Unsere Nahrung hat in den letzten 100 Jahren eine deutliche Veränderung erfahren. Unser Organismus konnte mit diesem Wandel, der insgesamt keine Verbesserung bedeutete, schwer Schritt halten. Fett, Salz und Zucker, Haltbarmachung, intensivierte Landwirtschaft, Wachstumshormone und Antibiotika im Tierfutter haben den Nährwert unseres Essens verschlechtert. Doch ein Umschwung zeichnet sich ab: Das Interesse an einer gesünderen Ernährung wächst, und Naturkostläden, Biobauernhöfe und vegetarische Restaurants haben Hochkonjunktur – eine Entwicklung, von der wir alle profitieren können.

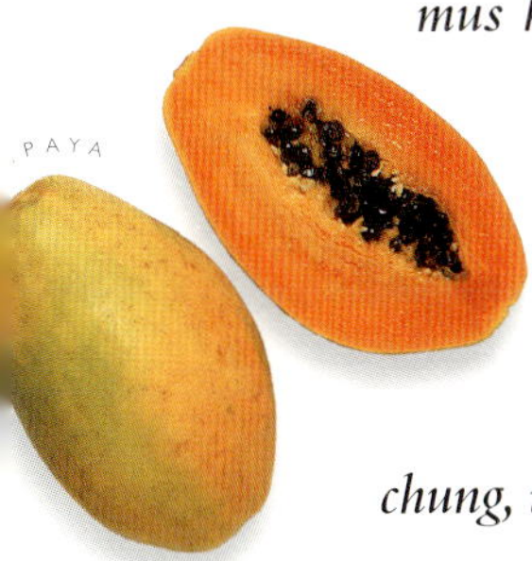

PAYA

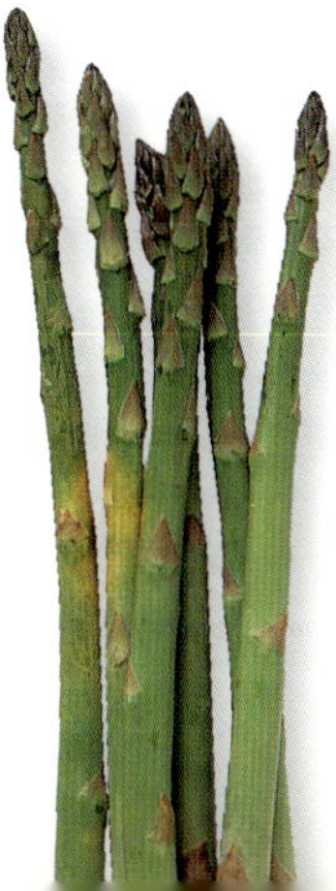

SPARGEL

Die mediterrane Kost

Wie kommt es, daß die Menschen am Mittelmeer gesünder sind als im nördlichen Europa und in den USA? Es liegt an der mediterranen Küche, einer Ernährungsweise, bei der Herzleiden, Schlaganfälle und diverse Krebsarten wesentlich seltener auftreten. Doch woraus resultiert diese Tasache, da doch viele Südeuropäer starke Raucher sind und gern in Gänseleberpastete, Salami, Käse mit kräftigem Geschmack und großen Mengen Wein schwelgen?

Hierfür gibt es zwei Erklärungen. Erstens verzehren die Südeuropäer gewaltige Mengen Obst, Gemüse und Salat, die reich an schützenden Antioxidantien sind. Zweitens ist ihre Kost noch nicht so stark vom Siegeszug der modernen Lebensmitteltechnik geprägt. Sie essen weniger fett- und zuckerreiche Fertigprodukte, nehmen zum Kochen Olivenöl anstelle von Butter oder gehärteten Pflanzenfetten und verzehren mehr Knoblauch, der gut fürs Herz ist und krebsvorbeugend wirkt. Außerdem essen sie mehr Fisch und Meeresfrüchte und weniger rotes Fleisch.

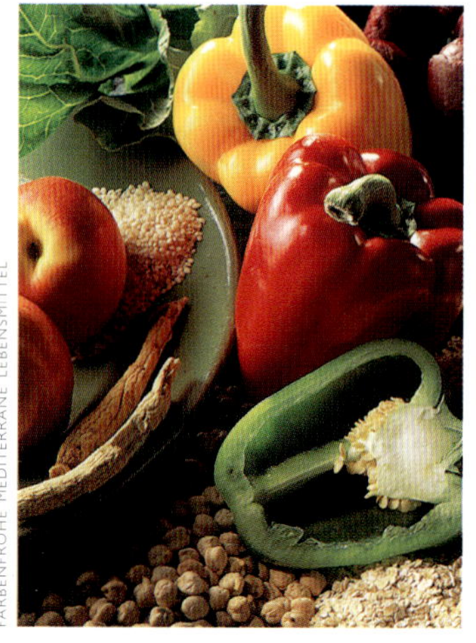

FARBENFROHE MEDITERRANE LEBENSMITTEL

Die Antioxidantien verhindern die Bildung von freien Radikalen und schützen so den Organismus gegen deren zerstörerische Wirkung. Besonders Olivenöl enthält reichlich Vitamin E, das eines der wirksamsten Antioxidantien ist. Der Ruf des Olivenöls als heilkräftiges Nahrungsmittel, den es bei den Menschen der Mittelmeerländer seit langem hat, wurde durch die wissenschaftliche Forschung inzwischen bestätigt. Schon dieser antioxidative Effekt könnte die positive Wirkung der mediterranen Kost aufs Herz erklären, doch haben zwei neuere Studien ergeben, daß eine olivenölreiche Ernährung auch den Cholesterinspiegel deutlich senkt.

Nicht von ungefähr besteht das Frühstück kretischer Bauern oft aus einem Stück Brot mit einem halben Glas Olivenöl dazu.

WISSENSWERTES

- Die mediterrane Kuche kennt herrlich schmackhafte Gerichte, von denen viele ganz ohne Fleisch auskommen – wunderbare Nudelgerichte mit Gemüse oder Meeresfrüchten; phantasievolle Salate, pikante Rezepte mit Paprikaschoten, Auberginen und Oliven; gegrillter oder gebackener Fisch; Reisgerichte mit allen erdenklichen Ingredienzen; fettarme Schafs- und Ziegenkäse – und ein besonderer Hochgenuß: grobkörniges Bauernbrot mit Olivenöl-Knoblauch-Dip anstelle fetter Butter.

Die vegetarische Kost

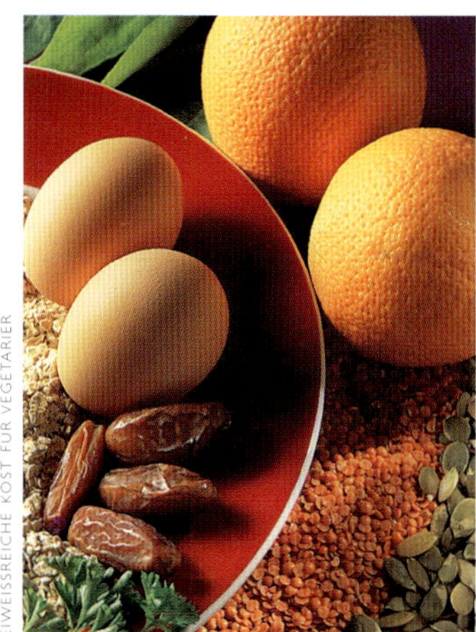

EIWEISSREICHE KOST FÜR VEGETARIER

Wer sich für die vegetarische Ernährung entscheidet, sollte sich umfassend informieren. Es gibt unzählige Ammenmärchen über die Übel, die jedem drohen, der nicht genug Fleisch ißt. Keins davon ist wahr, auch wenn sie von Ärzten, Schwieger- und Großmüttern gern zitiert werden. Der Verzicht auf Fleisch führt weder zu körperlicher Schwäche noch zu Impotenz bei Männern oder Unfruchtbarkeit bei Frauen und macht auch nicht dumm. Es gibt Milliarden gesunde, kräftige, potente, fruchtbare, intelligente und aktive Vegetarier auf der Welt.

Sie brauchen sich nicht um Ihre Gesundheit zu sorgen, wenn Sie Fleisch, Fisch und Geflügel vom Speiseplan streichen. Im Gegenteil! Der Verzicht auf gesättigte tierische Fette wird ihr sogar nützen. Vegetarier erkranken seltener als Fleischesser an Herzleiden, Bluthochdruck, Magen- und Darmkrebs. Die einzigen Nährstoffe, an denen es ihnen manchmal mangelt, sind die Vitamine D und B_{12} (siehe S. 10), doch läßt sich dieses Problem leicht beheben (siehe S. 216–217).

Bei vegetarisch ernährten Kindern und Jugendlichen ist auf ausreichende Energiezufuhr zu achten. Sie sollten weniger von den sehr ballaststoffreichen Produkten verzehren, die den Magen füllen, aber nicht genug Kalorien liefern, und dafür mehr energiereiche Nahrung wie Milchprodukte, Nüsse, Fette und Öle zu sich nehmen. Es kann problematisch sein, Kinder rein veganisch (d. h. ohne Eier und Milchprodukte) zu ernähren, was ich keinesfalls empfehlen möchte.

Eine vieldiskutierte Frage ist die Eiweißversorgung bei Vegetariern. Doch solange Ihre Kost eine Mischung pflanzlicher Eiweißquellen – Getreide, Hülsenfrüchte, Nüsse, Früchte, Gemüse – sowie Milchprodukte und Eier enthält, ist kein Eiweißmangel zu befürchten.

EINE EISERNE KONSTITUTION

● Viele Ärzte befürchten offenbar, es könne bei ihren sich vegetarisch ernährenden Patienten zu Blutarmut kommen, da man bei Eisenzufuhr meist nur an Fleisch und Leber denkt. Dabei steckt auch in Vollkornbrot, hochwertigen Getreideflocken und dunkelgrünen Blattgemüsen viel Eisen. Der kluge Vegetarier tut gut daran, diese reichlich zu sich zu nehmen. Da die Eisenresorption durch die Verfügbarkeit von Vitamin C stark gesteigert wird und ein Vegetarier normalerweise mehr Frischobst verzehrt als der durchschnittliche Fleischesser, kommt Eisenmangel bei Vegetariern selten vor.

Die makrobiotische Kost

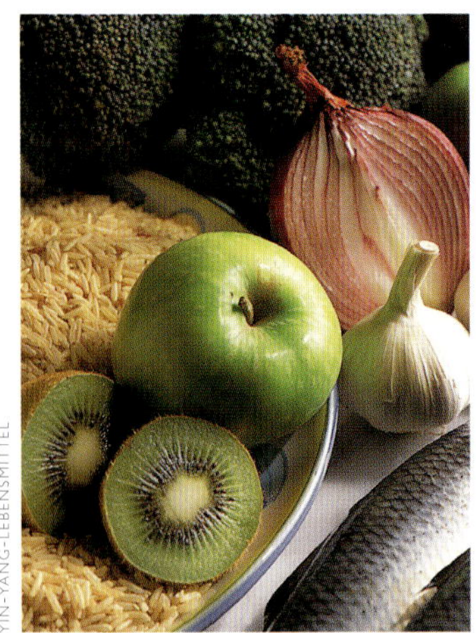

YIN-YANG-LEBENSMITTEL

Der in Kalifornien lebende Japaner George Ohsawa entwickelte zu Beginn des 20. Jahrhunderts diese auf der Zen-Philosophie und dem Yin-Yang-Prinzip basierende Ernährungsform der „ausgewogensten" Nahrungsmittel mit sieben Ernährungsstufen. Auf der höchsten Stufe soll man nur Vollgetreide zu sich nehmen – für Ohsawa das vollkommene Nahrungsmittel. Für den Anfänger leitet eine Phase des allmählichen Verzichts auf Fleisch zur ersten Stufe über, bei der die Nahrung aus 40 % Getreide, 30 % Gemüse, 10 % Suppe und 20 % tierischen Produkten (ohne Fleisch) besteht. Auf Stufe 3 beträgt das Verhältnis 60:30:10, jetzt ganz ohne tierisches Eiweiß. Stufe 7, die Naturreisdiät, war als regelmäßige zehntägige Entschlackungskur oder Krankenkost gedacht.

Nach der makrobiotischen Philosophie sind Yang-Nahrungsmittel u.a. Fleisch, Geflügel, Fisch, Meeresfrüchte, Eier, Hartkäse und Salz, Yin-Nahrungsmittel hingegen Alkohol, Tee, Kaffee, Zucker, Milch, Sahne, Joghurt und die meisten Kräuter und Gewürze. Bohnen, Getreide, Nüsse, Samen, Früchte und Gemüse sollen ein ausgeglichenes Yin-Yang-Verhältnis haben.

Michio Kushi und andere Anhänger Ohsawas verbreiteten diese angeblich gesundheitsfördernde Ernährungslehre. Doch obwohl die makrobiotische Kost das Risiko von Fettsucht, überhöhtem Cholesterinspiegel, Bluthochdruck, Verstopfung und diversen Krebsarten um einiges reduziert, dürfen die Gefahren einer so eingeschränkten Ernährungsweise nicht übersehen werden. Da die eiweißarme und ballaststoffreiche Kost wenig Energie liefert, kann sie bei Kindern Protein-Energie-Mangelsyndrome hervorrufen und Wachstumsverzögerungen bis in die Pubertät hinein und während der Schwangerschaft verursachen. Eisen- und Vitamin-B_{12}-Mangel führen häufig zu Blutarmut.

Eine weniger strikte vegetarische Kost oder eine ausgewogene Mischkost versprechen den gleichen gesundheitlichen Nutzen auch ohne diese Risiken.

DIE KEHRSEITE

Die makrobiotische Kost hat viele Nachteile:

- **Fettarm, ballaststoffreich.**
- **Zu kalorienarm.**
- **Gefahr von Nährstoffmängeln, vor allem an Eisen, Vitamin B_{12} und Vitamin D.**
- **Minimale Eiweißzufuhr.**
- **Für Kinder, Schwangere und Stillende ungeeignet.**

Die Trennkost

Dr. William Howard Hay, einer der großen Pioniere der Reformkostbewegung des frühen 20. Jahrhunderts, entwarf in seinem Buch *A New Health Era* die Haysche Ernährungslehre. Sie fordert, nur die von der Natur zum menschlichen Verzehr vorgesehenen Nahrungsmittel zu sich zu nehmen. Das Grundprinzip von Hay lautet, daß kohlenhydrat- und eiweißhaltige Speisen nicht zusammen verzehrt werden sollen. „Neutrale" Nahrungsmittel dürfen jedoch mit beiden Kategorien kombiniert werden. Zwischen dem Verzehr von Speisen der verschiedenen Gruppen sollen mindestens vier Stunden liegen. Seit kurzem ist die Trennkost zum beliebten „Allheilmittel" erklärt worden, dessen Erfolg durch eine Reihe pseudowissenschaftlicher Theorien untermauert wird. In der Praxis empfehle ich die Trennkost nicht als lebenslange Ernährungsform, obwohl sie bei der Behandlung verschiedenster Verdauungsprobleme erstaunliche Wirkung zeigt.

KLEINER TRENNKOSTFÜHRER

Essen Sie täglich eine Kohlenhydratmahlzeit, eine Eiweißmahlzeit (dazwischen vier Stunden verstreichen lassen) und eine Mahlzeit aus Obst, Gemüse und Salat. Für Zwischenmahlzeiten neutrale Nahrungsmittel wählen.

EIWEISS	NEUTRAL	KOHLENHYDRATE
Fleisch	Alle Gemüse außer Kartoffeln	Kartoffeln
Geflügel	Alle Nüsse außer Erdnüssen	Brot
Wild	Butter	Mehl, Hafer, Weizen, Gerste
Fisch	Sahne	Reis
Meeresfrüchte	Joghurt	Hirse
Ganze Eier	Eigelb	Roggen
Käse, Milch	Sesam-, Sonnenblumen-, Olivenöl	Buchweizen
Alle Früchte außer denen der Kohlenhydratgruppe	Alle Salate	Bananen, Birnen, Papayas, Trauben
Alle Hülsenfrüchte (Linsen, Trockenbohnen)	Samen, Sprossen	Dörrobst
Rotwein	Kräuter	Bier
Trockener Weißwein	Honig	
	Ahornsirup	
	Gin, Whisky	

Die Auslaßkost

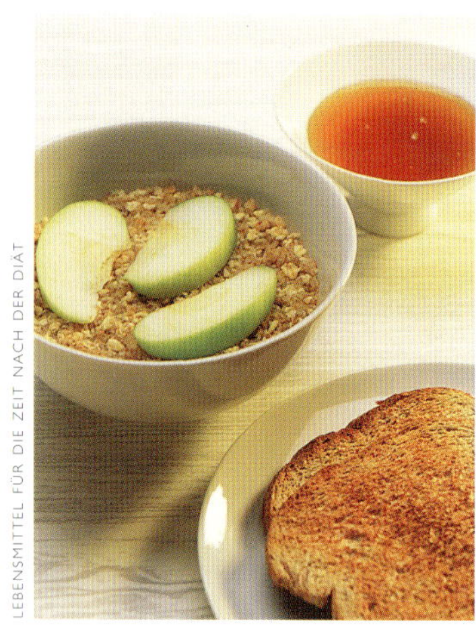

Manche Menschen sind gegen bestimmte Nahrungsmittel wie Meeresfrüchte, Eier, Hafer, Milch, Nüsse oder Erdbeeren allergisch, doch die meisten Nebenwirkungen nach Nahrungsaufnahme, vor allem solche, die innerhalb von 1 bis 24 Stunden auftreten, werden durch Nahrungsmittelunverträglichkeiten verursacht. Dies ist eine ungünstige Reaktion auf ein Nahrungsmittel, bei der Allergietests jedoch negativ ausfallen. In manchen Fällen entsteht nur leichtes Unbehagen, in anderen eine heftige Reaktion, die schwer von einer echten Allergie zu unterscheiden ist.

Etwa die Hälfte der Weltbevölkerung produziert das zur Milchverdauung erforderliche Enzym nicht. So sind Milchunverträglichkeiten sehr verbreitet. Die eigentliche Milchallergie jedoch – eine allergische Reaktion auf das Casein im Milcheiweiß – ist recht selten und mit heftigeren Symptomen verbunden. Weitere Nahrungsmittel, die Unverträglichkeitsreaktionen hervorrufen können, sind u. a. Kaffee, Tee, Kakao, Schokolade, Käse, Bier, Wurst, Hefe, Weizen und sogar Tomaten.

Migräne, Asthma, Ekzeme, Nesselsucht, Darmreizung, Dickdarmentzündung, Morbus Crohn, Heuschnupfen, rheumatoide Arthritis und Zyklusstörungen sind nur einige der Beschwerden, die u. U. durch Ernährungsumstellungen zu beeinflussen sind. Sofern die Auslöser nicht offensichtlich sind (dann sollte man sie meiden), ist die Auslaß- oder Eliminationskost (siehe rechts) der beste Ansatzpunkt.

Diese Diät mag schwierig aussehen, muß aber nur ca. zwei Wochen lang strikt eingehalten werden. Danach kann man allmählich andere Lebensmittel hinzufügen, wobei deren Wirkung genau beobachtet werden sollte. Bald werden Sie erkennen, welche Nahrungsmittel Sie nicht vertragen und somit meiden müssen.

Erweitern Sie die Diät nach zwei Wochen in folgender Reihenfolge: Leitungswasser, Kartoffeln, Kuhmilch, Hefe, Tee, Roggen, Butter, Zwiebeln, Eier, Kaffee, Schokolade, Gerste, Zitrusfrüchte, Mais, Kuhmilchkäse, Weißwein, Meeresfrüchte, Naturjoghurt, Essig, Weizen und Nüsse.

Probieren Sie nur alle zwei Tage ein neues Nahrungsmittel aus. Bei negativer Reaktion sollten Sie es mindestens einen Monat meiden. Fügen Sie erst wieder neue Nahrungsmittel hinzu, wenn keine Symptome mehr vorliegen. Jede stark eingeschränkte Kost birgt ein Gesundheitsrisiko. Sie können ruhig einige Wochen auf eigene Faust experimentieren, doch der langfristige Verzicht auf größere Nahrungsmittelgruppen sollte nur in Rücksprache mit einem Fachmann erfolgen. Bei Kindern sollten größere Ernährungsumstellungen ärztlich überwacht werden.

DIÄTREGELN

KATEGORIE	NICHT ERLAUBT	ERLAUBT
Fleisch, Geflügel	Konserven, Schinken, Wurst, alle bearbeiteten Fleischwaren	Alle anderen Fleischarten
Fisch, Meeresfrüchte	Räucherfisch, Meeresfrüchte	Weißfisch
Gemüse	Kartoffeln, Zwiebeln, Zuckermais, Auberginen, Paprika, Peperoni, Tomaten	Alle anderen Gemüse, Salate, Hülsenfrüchte, Kohlrüben, Pastinaken
Früchte	Zitrusfrüchte, z. B. Orangen, Grapefruits	Alle anderen Früchte, z. B. Äpfel, Bananen
Getreide	Weizen, Hafer, Gerste, Roggen, Mais	Reis, Reismehl, Reisflocken, Sago, Frühstücksprodukte aus Reis, Tapioka, Hirse, Buchweizen
Speiseöle	Maisöl, Pflanzenöl	Sonnenblumen-, Soja-, Distel- und Olivenöl
Milchprodukte	Kuhmilch, Butter, die meisten Margarinesorten, Kuhmilchjoghurt und -käse, Eier	Ziegen-, Schafs- und Sojamilch und aus ihnen hergestellte Produkte, Molkereimargarine und Margarinesorten ohne trans-Fettsäuren
Getränke	Tee, Kaffee (Bohnenkaffee), löslicher und entkoffeinierter Kaffee), Fruchtsaftgetränke, Orangensaft, Grapefruitsaft, Alkohol, Leitungswasser	Kräutertees (z. B. Kamille), frisch gepreßte Fruchtsäfte (z. B. Apfel, Ananas), reiner Tomatensaft (ohne Zusatzstoffe), Mineralwasser
Verschiedenes	Schokolade, Hefe, Hefeextrakte, Johannisbrotmehl, Meersalz, Kräuter, Gewürze, künstliche Konservierungsstoffe, Farbstoffe, kleine Mengen Zucker oder Honig, Aromastoffe, Natriumglutamat, alle künstlichen Süßstoffe	

Die Schonkost

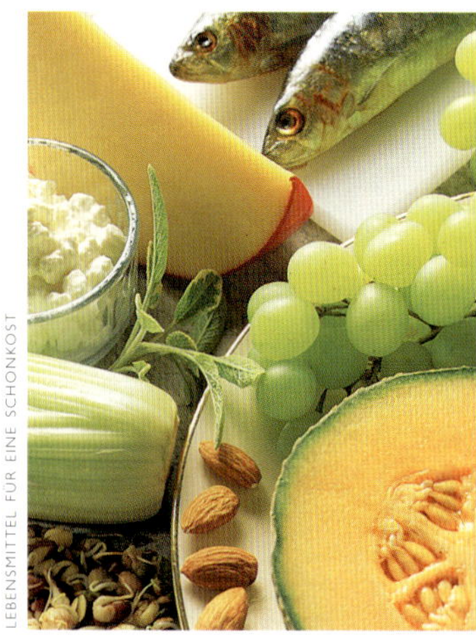

Schonkost war einst selbstverständlicher Bestandteil jeder Krankenbehandlung. Ihre Zusammensetzung ist auch krankheitsabhängig, doch sollte sie grundsätzlich aus leicht verdaulichen, nährstoffreichen und appetitanregenden Speisen bestehen. Besonders wichtig sind die antioxidativen Vitamine A, C und E, schützende Mineralstoffe wie Zink und viel Eisen zur Blutbildung.

Gut sind Beeren, Zitrusfrüchte, Kiwis, Datteln, Hafer, Fisch, Wurzelgemüse, Brokkoli, Möhren, Trockenobst, Knoblauch, Zimt, Salbei, Rosmarin, Thymian.

Reduzieren Sie Weißmehlprodukte, Zucker, Alkohol, stark kleiehaltige Kost, tierische Fette sowie rotes Fleisch. Zum Frühstück eignen sich Haferbrei, Joghurt mit Honig und Pinienkernen, Melone, eingeweichte Trockenfrüchte mit Joghurt und Zimt, Vollkorntoast, gekochte oder pochierte Eier bzw. Rührei. Zum Mittagessen empfehlen sich Weißfisch, Fettfisch, Brokkoli, Spinat, Möhren, Huhn aus Freilandhaltung, Rosmarin, Thymian, Knoblauch und Salbei, zum Abendessen leichte Salate, Suppen mit Wurzelgemüse, Gerste, Hirse, Obstsalat mit Mandeln, fettarmer Käse und Avocados. Für zwischendurch: Frischobst wie Trauben, Datteln, Kiwis, Zitrusfrüchte, Beeren, frische ungesüßte Fruchtsäfte, Gemüsesäfte, Trockenobst, frische Nüsse und Samen.

ZU DEN BESCHREIBUNGEN

Die Beschreibungen der einzelnen Nahrungsmittel sind nach natürlichen Kategorien gegliedert. Sie enthalten Angaben zu Kalorien- und Nährstoffgehalt (bezogen auf 100 g verzehrbaren Anteil) sowie Verweise darauf, welchen Körpersystemen das Nahrungsmittel nützt. Auf besonders „Wissenswertes" wird in den entsprechenden Kästen verwiesen, „Schnelle-Hilfe"-Kästen geben darüber hinaus Tips für Erste Hilfe und Gesundheitspflege aus der Speisekammer der Natur.

SYMBOLERKLÄRUNG

- ❶ Immunsystem
- ❷ Verdauungsapparat
- ❸ Haut, Haare und Augen
- ❹ Herz und Kreislauf
- ❺ Nervensystem
- ❻ Knochen und Muskeln
- ❼ Atemwege und Lunge
- ❽ Ausscheidungsapparat
- ❾ Fortpflanzungsapparat

- ⊕ Gesundheitsnutzen
- ⊖ Gesundheitsrisiken

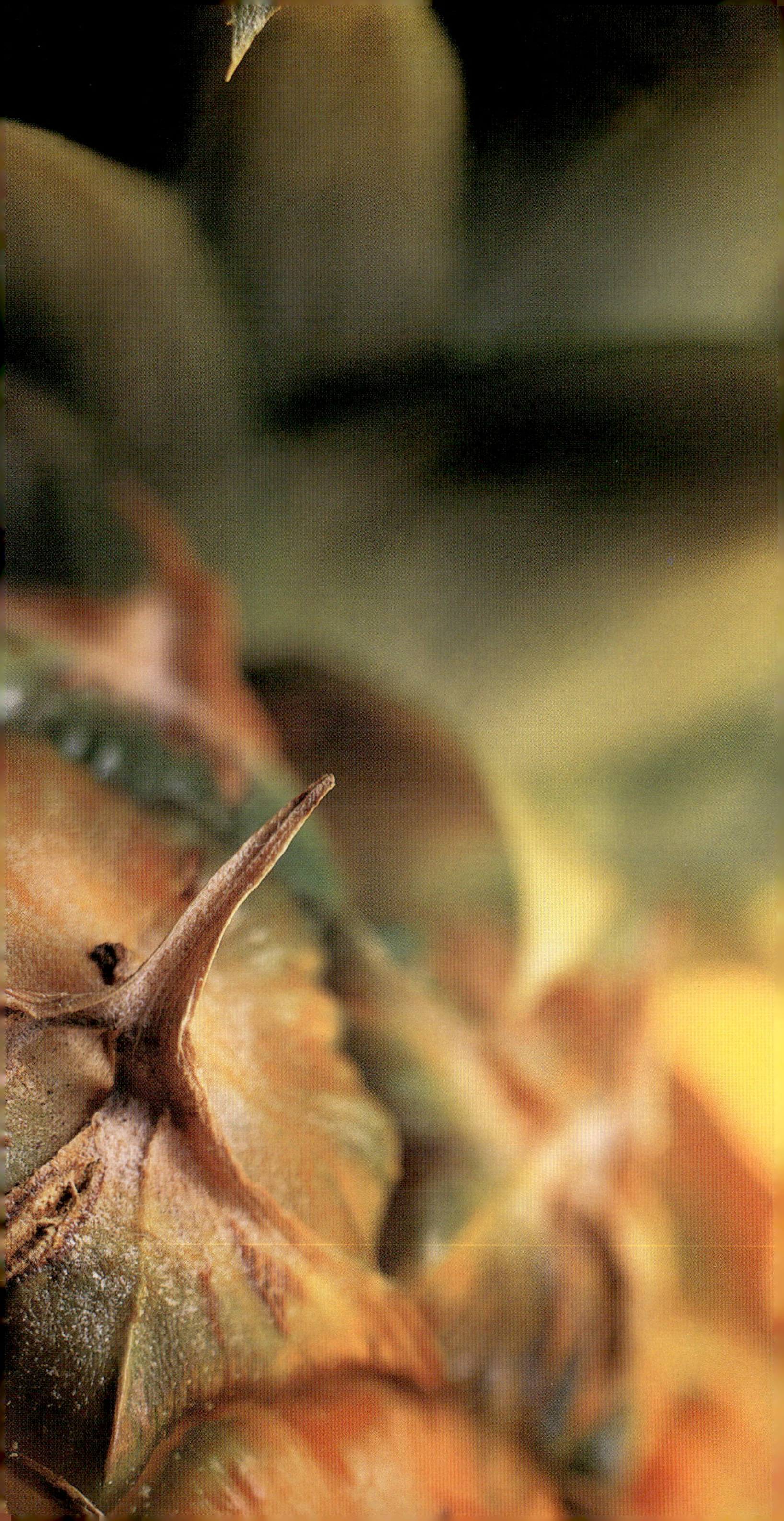

FRÜCHTE

Früchte sind im Handumdrehen zubereitet, köstlich im Aroma und randvoll mit den für die Gesundheit so wichtigen Vitaminen, Mineralstoffen, Antioxidantien und Ballaststoffen. Außerdem sind Früchte – von saisonabhängigen Genüssen wie Kirschen und Nektarinen bis zu den ganzjährig verfügbaren Äpfeln und Birnen – fett- und kalorienarme Magenfüller, die uns helfen, das Gewicht zu halten.

Die gesundheitsfördernde Wirkung von Obst und Gemüse ist altbekannt. Aktuelle nationale und internationale Empfehlungen, täglich mindestens fünf Portionen Obst und Gemüse zu essen, beruhen vor allem auf der Erkenntnis, daß Antioxidantien eine Rolle bei der Vorbeugung gegen Leiden wie Krebs und koronare Herzkrankheiten spielen. Der reichliche Verzehr von Obst ist demnach eine kluge und gesunde Gewohnheit.

Die große Vielfalt der Früchte macht es uns leicht, sie häufiger in den Speiseplan einzubeziehen. Frische, ungegarte Früchte liefern die meisten Vitamine. Sie bleiben am besten ungeschält, da manche Vitamine gleich unter der Schale sitzen und die Frucht so mehr Ballaststoffe enthält. Frischobst sollte vor dem Verzehr stets gründlich gewaschen werden. Früchte der Saison sind oft billiger und bieten den höchsten

LIMETTEN

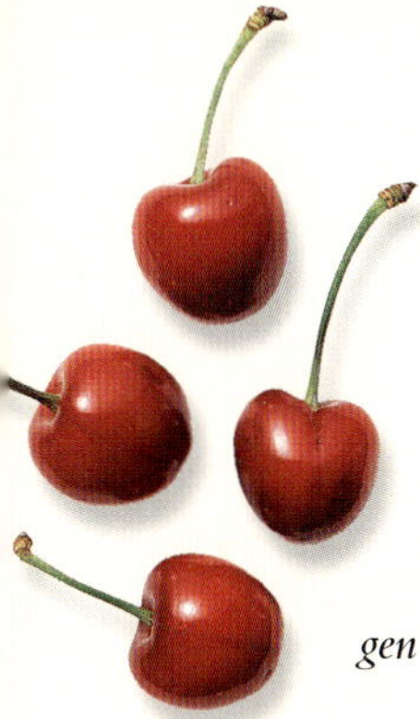

KIRSCHEN

Nährstoffgehalt und das intensivste Aroma. Außerhalb der Saison können tiefgefrorene Früchte die lebenswichtigen Vitamine und Mineralstoffe liefern. Obstkonserven in stark gezuckertem Sirup sollten Sie meiden. Fruchtsäfte in vielerlei Geschmacksrichtungen – von Pfirsich und Mango bis zu Grapefruit – sind gute Vitamin-C-Quellen, aber ohne Ballaststoffe. Sie sind ausgezeichnete Durstlöscher, doch sollte man bei einem Optimum von täglich fünf Portionen Obst oder Gemüse nur von 1 Glas Flüssigkeit ausgehen. Wählen Sie Saft mit „100% Fruchtgehalt", keine „Fruchtsaftgetränke" und „Nektare", die vor allem aus Zucker und Aromastoffen bestehen.

SCHWAPZE JOHANNISBEEREN

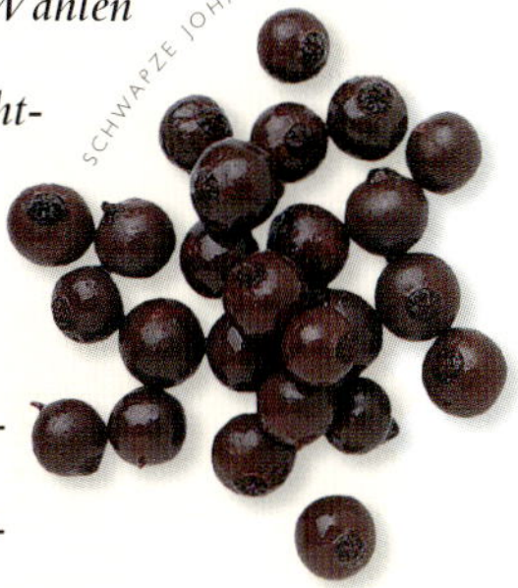

Die große Auswahl an Trockenobst, von Datteln und Mangos bis zu Dörrpflaumen und Rosinen, versorgt uns mit vielerlei Vitaminen und Mineralstoffen wie Kalium, Phosphor, Eisen, den Vitaminen A und B sowie Ballaststoffen. Trockenfrüchte sind ideal für zwischendurch, als Zutat zu anderen Speisen wie Müsli oder Kuchen und als natürliches Süßungsmittel.

Der Verzehr einer ausgesuchten Mischung an Obst ist die wohl beste Grundlage für eine optimale Nahrungsaufnahme.

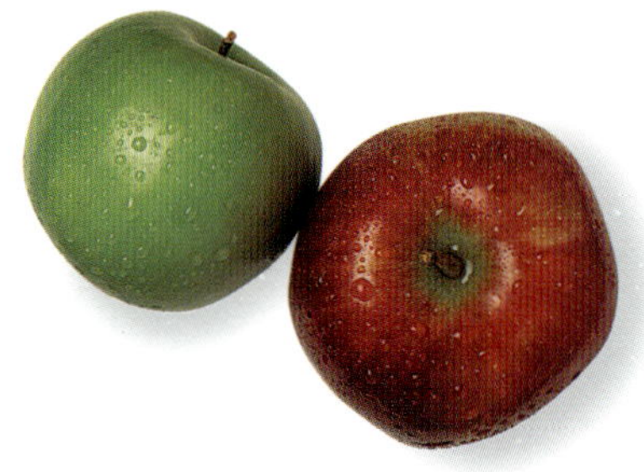

ÄPFEL

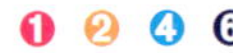

196 kJ/47 kcal je 100 g
Reich an Vitamin C und wasserlöslichen Ballaststoffen

Es muß ja nicht der sprichwörtliche saure Apfel sein, in den Sie beißen, doch schon zwei Äpfel pro Tag wirken als wahres Stärkungsmittel für Herz und Kreislauf. Äpfel sind reich an dem wasserlöslichen Ballaststoff Pektin, der die Cholesterinausscheidung fördert und vor Umweltgiften schützt. Forscher in Frankreich, Italien und Irland haben ermittelt, daß zwei Äpfel pro Tag den Cholesterinspiegel um bis zu 10 % senken können. Das Pektin bindet Schwermetalle wie Blei und Quecksilber und schleust sie aus dem Körper. Äpfel enthalten auch Apfel- und Weinsäure, die besonders bei schwerem, fettem Essen verdauungsfördernd wirken. Und das Vitamin C der Äpfel stärkt das Immunsystem.

Äpfel dienen traditionell zur Behandlung von Magenverstimmungen. Naturheilkundler empfehlen geriebenen Apfel, den man braun werden läßt und mit etwas Honig mischt, als wirksames Mittel gegen Durchfall. In Amerika ist die BRAT-Diät (Bananen, Reis, Äpfel und trockener Toast) ein von Ärzten gern verordnetes Mittel gegen Durchfall. Dank ihrer wasserlöslichen Ballaststoffe sind Äpfel aber auch eine gute Waffe gegen Verstopfung. Außerdem sind sie ideal für Menschen, die an Arthritis, Rheuma, Gicht, Dickdarmentzündung und Magen-Darm-Katarrh leiden – alles in allem eine äußerst vielseitige Gesundheitskost.

Schon der Duft von Äpfeln kann beruhigend und blutdrucksenkend wirken. Ihr Zucker ist vorwiegend Fruchtzucker, ein Einfachzucker, der langsam abgebaut wird und so hilft, den Blutzuckerspiegel stabil zu halten.

WISSENSWERTES

- Ein paar Äpfel können am Morgen nach einer durchzechten Nacht den Kater lindern.

- *Gut für Herz und Kreislauf.*
- *Hilfreich bei Verstopfung und bei Durchfall.*
- *Am besten roh oder angedünstet verzehren.*

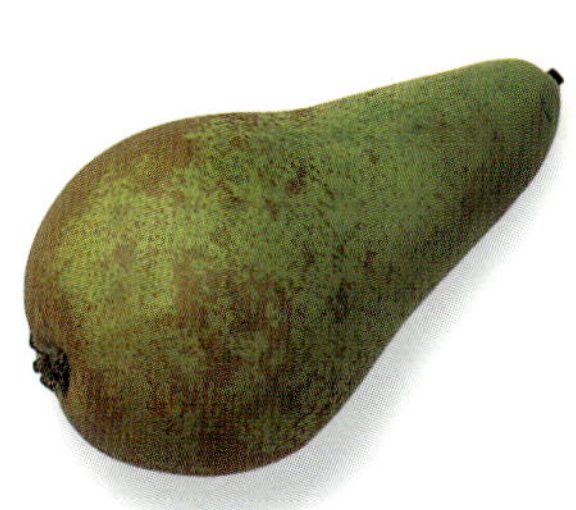

BIRNEN

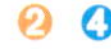

226 kJ/54 kcal je 100 g
Reich an Kalium und wasserlöslichen Ballaststoffen

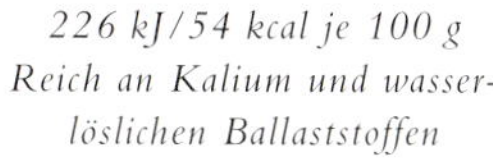

Der Nährwert von Birnen wird leicht unterschätzt, da man sie meist nur als appetitlich süßes Dessertobst betrachtet. Doch tatsächlich sind Birnen ergiebige Lieferanten des wasserlöslichen Ballaststoffs Pektin, der nicht nur die Darmtätigkeit reguliert, sondern auch die Ausscheidung von Cholesterin unterstützt. Außerdem enthalten Birnen Vitamin C, Vitamin A, Kalium und Vitamin E in unterschiedlichen Mengen. Getrocknete Birnen sind brauchbare Lieferanten von Eiweiß, Eisen, Vitamin A und C und garantieren eine reichliche Versorgung mit Kalium und Ballaststoffen.

Für Menschen mit Verdauungsproblemen und für Genesende sind Birnen besonders geeignet, da sie leicht verdaulich sind.

- ⊕ *Energiereiche Genesungskost, gegen Verstopfung, cholesterinsenkend.*
- ⊕ *Am besten reif und roh oder getrocknet.*
- ⊖ *Frische Birnen enthalten den Zuckeralkohol Sorbitol, der in großen Mengen bei hierfür anfälligen Menschen Durchfall verursachen kann.*

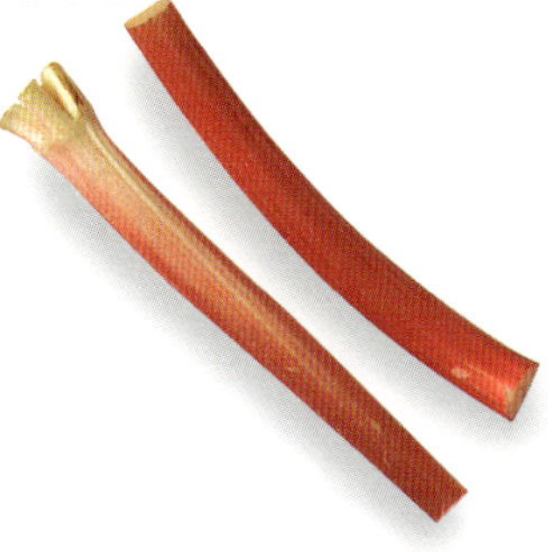

RHABARBER

63 kJ/15 kcal je 100 g
Reich an Kalzium

Die imposante Pflanze mit ihren riesigen Blättern und rosa Stielen stammt ursprünglich aus China und Tibet, wo sie schon lange vor der christlichen Ära als Heilmittel diente. Auch die alten Griechen pflanzten medizinisch wirksame Rhabarbersorten an, deren Wurzeln zur Behandlung chronischer Verstopfung eingesetzt wurden.

Rhabarber enthält geringe Mengen der Vitamine A und C, er ist reich an Kalzium und Mangan und enthält erstaunlich viel Kalzium.

Leider enthalten die eßbaren Stiele auch Oxalsäure, die die Aufnahme des Kalziums behindert.

- ⊕ *Gut gegen Verstopfung.*
- ⊕ *Am besten leicht gedünstet verzehren.*
- ⊖ *Rhabarberblätter enthalten so viel Oxalsäure, daß sie als giftig gelten und keinesfalls verzehrt werden dürfen.*
- ⊖ *Wegen seines hohen Oxalsäuregehalts sollten Menschen mit Neigung zu Nierensteinen oder Gicht auf den Verzehr von Rhabarber verzichten.*

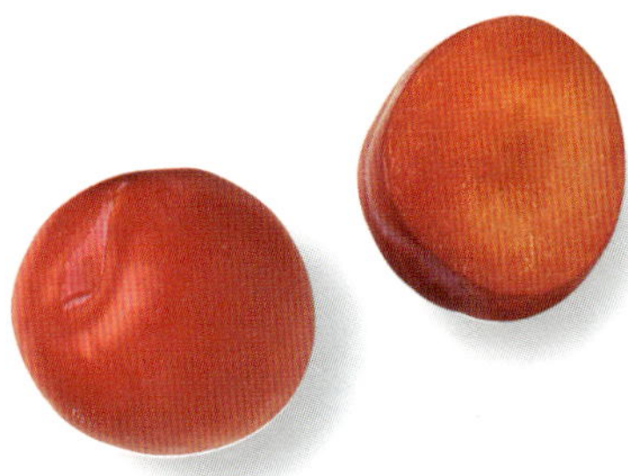

PFLAUMEN

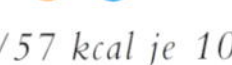

239 kJ/57 kcal je 100 g
Reich an Kalium

Die sortenreiche Pflaume, ursprünglich wohl in Vorderasien durch eine Kreuzung von Schlehdorn und Kirschpflaume entstanden, ist in großen Teilen Europas schon seit über 2000 Jahren bekannt und beliebt. Die japanische Pflaume wurde im späten 17. Jahrhundert durch den Pflanzenzüchter Luther Burbank in die USA eingeführt.

Pflaumen enthalten geringe Mengen der Vitamine A, C und E. Sie sind jedoch eine gute Kaliumquelle. Pflaumen haben einen hohen Zucker- und niedrigen Säuregehalt sowie einige medizinische Eigenschaften.

Aus Schlehen, den wilden Pflaumen des Schlehdorns, brennt man das traditionelle Schlehenwasser, das in der Volksmedizin als ausgezeichnetes Mittel gegen Durchfall gilt.

Von Bedeutung sind Pflaumen auch in der asiatischen Medizin, vor allem die japanische Umebushi-Pflaume, die gegen Verdauungsstörungen hilft, aber nicht besonders gut schmeckt.

- *Gut für Herz, Kreislauf und zur Entwässerung.*
- *Am besten roh und sehr reif oder gegart verzehren.*

SCHNELLE HILFE

● Wildpflaumengelee oder -marmelade ist ein gutes Linderungsmittel bei trockenem Reizhusten. 1 TL Gelee in einer Tasse heißem Wasser mit dem Saft einer Zitrone und einer Prise Zimt auflösen und vor dem Schlafengehen trinken.

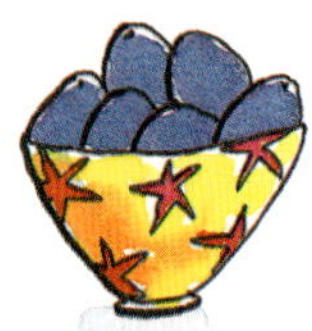

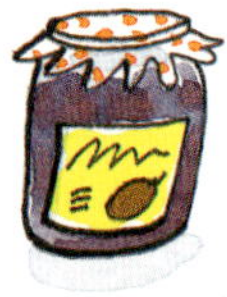

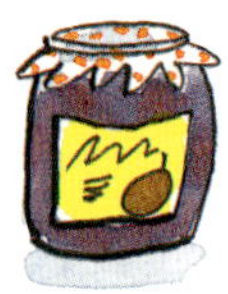

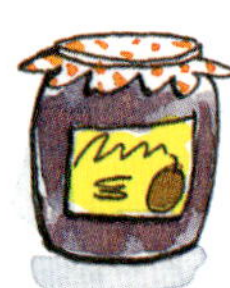

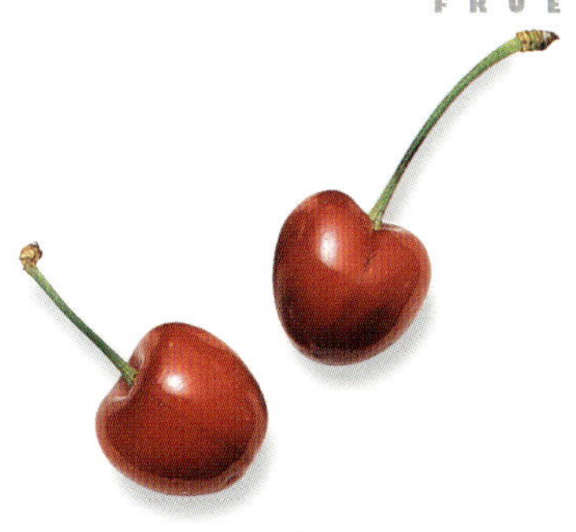

KIRSCHEN

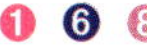

SÜSSKIRSCHEN: *300 kJ/70 kcal je 100 g*
SAUERKIRSCHEN: *210 kJ/50 kcal je 100 g*
Reich an Vitamin C und Bioflavonoiden

Traditionell wurde die Rinde des Süßkirschenbaums medizinisch genutzt, doch sind auch die getrockneten Fruchtstiele und die Frucht selbst ein hochwirksames Entwässerungsmittel. Im übrigen weisen Kirschen einen hohen Kaliumgehalt und praktisch kein Natrium auf. Süßkirschen schmecken roh köstlich; Sauerkirschen wie die Schattenmorelle eignen sich vor allem zum Kochen, Backen und Einmachen, für Säfte und Liköre.

Kirschen enthalten viel Vitamin C und große Mengen an Bioflavonoiden, was ihnen eine antioxidative Wirkung verleiht. Ein weiterer wichtiger Inhaltsstoff ist die Ellagsäure, die hemmend auf Krebszellen wirkt.

- *Gut für die Gelenke und vorbeugend gegen Krebs.*
- *Wirksam als harntreibendes Mittel.*
- *Am besten frisch (Süßkirschen) bzw. gekocht, gebacken oder eingemacht (Sauerkirschen) verzehren.*

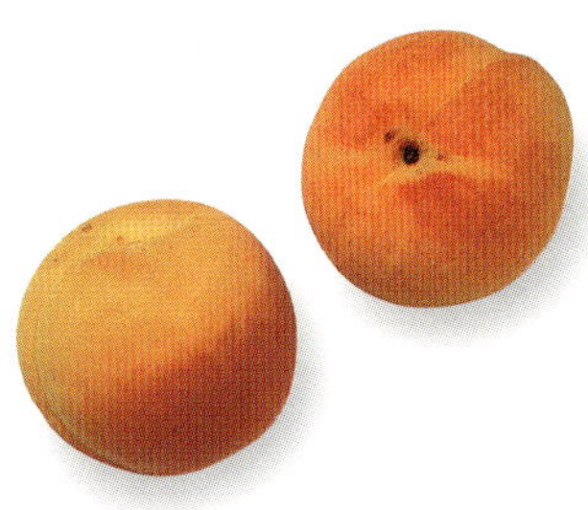

APRIKOSEN

GETROCKNETE APRIKOSEN
1122 kJ/268 kcal je 100 g
FRISCHE APRIKOSEN
205 kJ/49 kcal je 100 g
Reich an Beta-Karotin und Eisen

Aprikosen enthalten viel Beta-Karotin, aus dem der Körper Vitamin A bildet. Menschen, die zu Infektionen oder Hautproblemen neigen oder besonders krebsgefährdet sind, etwa Raucher, sollten regelmäßig frische, reife Aprikosen essen.

Getrocknete Aprikosen wirken durch ihren hohen Ballaststoffgehalt ausgezeichnet gegen Verstopfung, enthalten aber auch viel Zucker. Sie sind oft mit Schwefeldioxid konserviert, das Asthmaanfälle auslösen kann – daher vor dem Verzehr gründlich waschen! Gerade Frauen sollten einige getrocknete Aprikosen pro Tag zu sich nehmen, da sie viel Eisen enthalten. Ihr Kaliumgehalt regt den Körper zur Ausscheidung von überschüssigem Wasser und Salz an.

- *Ausgezeichnet bei Haut- und Atemwegserkrankungen; empfehlenswert für Krebskranke.*
- *Trockenaprikosen sind gut gegen Verstopfung, Bluthochdruck, Eisenmangel und zur Entwässerung.*
- *Roh oder getrocknet verzehren.*

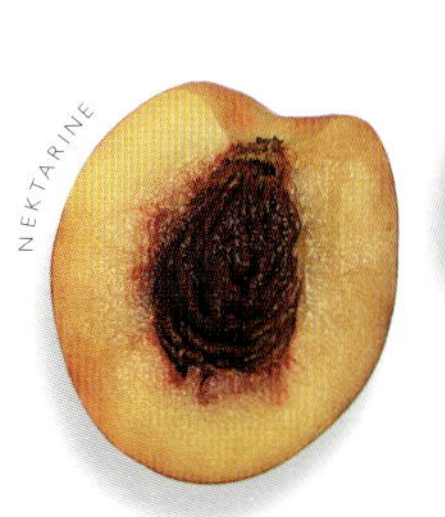

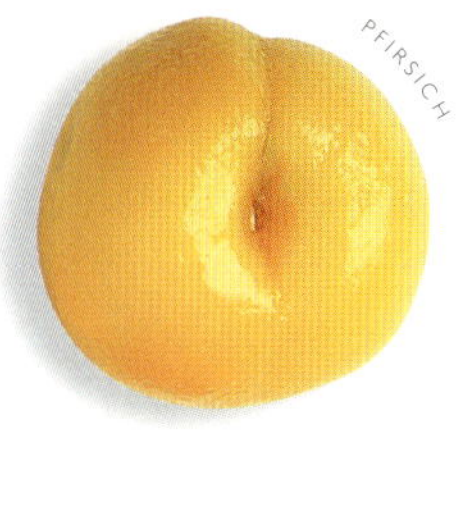

NEKTARINEN UND PFIRSICHE

NEKTARINEN

251 kJ/60 kcal je 100 g

PFIRSICHE

180 kJ/43 kcal je 100 g

Reich an Vitamin C und Eisen

Pfirsiche und Nektarinen werden oft für verschiedene Fruchtarten gehalten, doch tatsächlich ist die Nektarine nur eine genetische Variation des Pfirsichs. Beide gehören genau wie Kirschen, Pflaumen und Aprikosen zur Gattung *Prunus*. Der botanische Name der Art lautet *persica*, da frühere Botaniker glaubten, die Pfirsiche würden aus Persien stammen. Heute sieht man den Ursprung des Pfirsichs in China, von wo ihn Handelsreisende nach Persien brachten.

SCHNELLE HILFE

● Falls Sie Besitzer eines Pfirsichbaums sind: Die Blätter ergeben einen ausgezeichneten Umschlag zur Behandlung von Furunkeln und Eiterbeulen. Blätter in siedendem Wasser einweichen, bis sie geschmeidig werden, ausdrücken, etwas abkühlen lassen, vorsichtig auf die betroffene Hautpartie legen und mit einem sauberen Tuch abdecken.

Was den Nährwert angeht, bestehen zwischen den beiden Fruchtsorten kaum gravierende Unterschiede: Beide enthalten reichlich Vitamin C – eine Nektarine deckt den Tagesbedarf eines Erwachsenen –, kleine Mengen an Ballaststoffen, etwas Beta-Karotin und einige Mineralstoffe.

Getrocknete Pfirsiche haben deutlich mehr Kalorien; dafür decken 100 g fast den Tagesbedarf an Eisen und ein Drittel des Kaliumbedarfs eines Erwachsenen. Dosenpfirsiche enthalten kaum noch Vitamin C und sind meist in stark gezuckertem Sirup eingelegt und damit sehr kalorienreich. Pfirsiche und Nektarinen sind praktisch fett- und natriumfrei und damit ideal für Menschen mit Cholesterin- oder Blutdruckproblemen.

- ⊕ *Gut während der Schwangerschaft.*
- ⊕ *Ein sehr mildes Abführmittel.*
- ⊕ *Geeignet bei salzarmer Diät oder zu hohem Cholesterinspiegel.*
- ⊕ *Getrocknete Pfirsiche helfen gegen Blutarmut, Müdigkeit, Verstopfung.*

ZITRUSFRÜCHTE

Wertvoll durch hohen Vitamin-C-, Ballaststoff- und Kaliumgehalt

Zitrusfrüchte schützen den Körper durch ihren besonders hohen Vitamin-C-Gehalt vor Infektionen und enthalten darüber hinaus wasserlösliche und -unlösliche Ballaststoffe sowie Kalium.

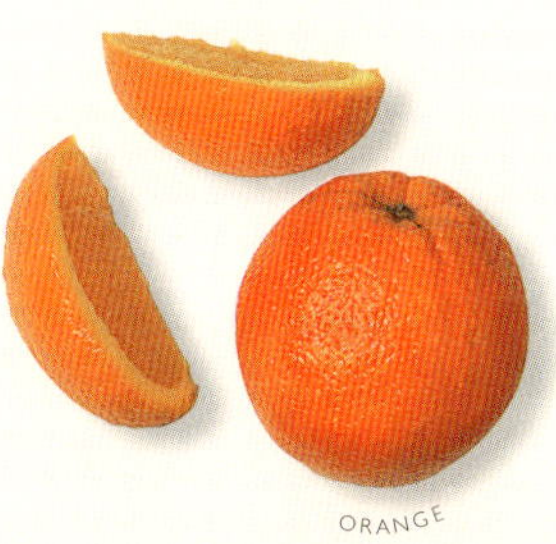
ORANGE

Unter den heilkräftigen Nahrungsmitteln gehören Zitrusfrüchte mit zu den wichtigsten. Wegen ihres hohen Vitamin-C-Gehalts wurden sie schon früh zur Vorbeugung gegen die Mangelerkrankung Skorbut genutzt, denn Vitamin C unterstützt die Körperabwehr im Kampf gegen Bakterien und Viren.

Das US National Cancer Institute sieht einen möglichen Zusammenhang zwischen dem starken Rückgang der Magenkrebsfälle in den USA und dem gestiegenen Verzehr von Zitrusfrüchten und -säften.

Weltweit werden jährlich Millionen Tonnen Zitrusfrüchte produziert. Die bei uns angebotenen Früchte stammen meist aus Südeuropa und den USA, doch der größte Einzelproduzent ist Brasilien, wo ein Großteil der Ernte zu Saft verarbeitet, konzentriert, eingefroren und in alle Welt exportiert wird. Zitrusfrüchte sind eine natürliche Schatzkammer voller Nähr- und Inhaltsstoffe, die nicht nur nachweislich vor Krankheiten schützen, sondern auch in hohem Maße heilsam und gesundheitsfördernd wirken.

ROSA GRAPEFRUIT

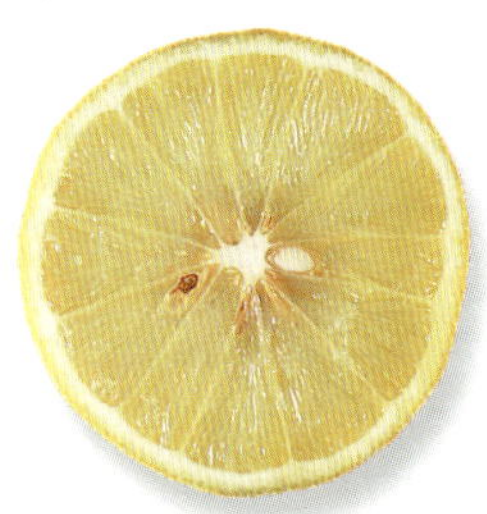

BERGAMOTTE

Nur zur äußeren Anwendung

Nur wenige kennen die Bergamotte oder Bitterorange als Mitglied der Gattung Zitrusfrüchte. Sie wird fast ausschließlich in der kalabrischen Küstenregion in Süditalien angebaut, um aus ihrer Schale das intensiv duftende Bergamottöl zu gewinnen, das Limonen, Linalool und Bergapten enthält.

Bergamottöl ist ein viel verwendeter Aromastoff, am bekanntesten wohl als Zusatzstoff des Earl-Grey-Tees, dem es sein typisches Aroma verleiht. Es erhöht die Lichtempfindlichkeit der Haut und wird daher in manchen Sonnenlotionen verarbeitet.

- ⊕ *Verströmt einen sehr typischen und intensiven Wohlgeruch.*
- ⊖ *Kann in Kombination mit Sonnenbestrahlung Überempfindlichkeit und sehr unangenehmen Ausschlag hervorrufen.*
- ⊖ *Nicht zur inneren Anwendung; kann aber zur Aromatherapie eingesetzt werden.*

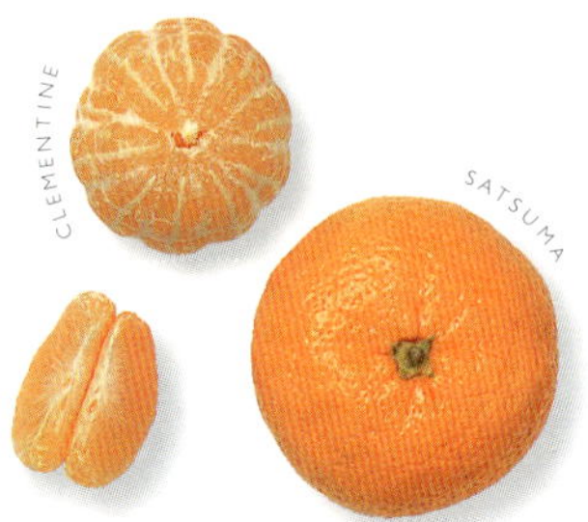

CLEMENTINEN UND SATSUMAS

CLEMENTINEN

193 kJ/46 kcal je 100 g

SATSUMAS

193 kJ/46 kcal je 100 g

Reich an Vitamin C und Folsäure

Beide Früchte gehören zur Familie der Mandarinen, von denen die Satsuma, die Mittelmeermandarine und die gewöhnliche Mandarine die bedeutendsten Zuchtsorten sind. Zu den gewöhnlichen Mandarinen gehören Clementine, Tangor (Kreuzung aus Mandarine und Orange) und Tangelo (Kreuzung aus Mandarine, Grapefruit und Pommelo). Clementinen und Satsumas sind weniger säurehaltig als Zitronen, Limetten und Grapefruits. Sie enthalten immer noch recht viel Vitamin C, jedoch deutlich weniger Kalium und etwas weniger von den B-Vitaminen, dafür aber reichlich Folsäure. Clementinen und Satsumas lassen sich leichter schälen als Orangen und sind besser für Kinder geeignet.

- ⊕ *Gut für die Abwehrkräfte und bei Erkältungen und Grippe.*
- ⊕ *Günstig zur Krebsvorsorge.*
- ⊕ *Am besten frisch und roh, mit etwas weißer Innenhaut und Segmenthäuten verzehren.*

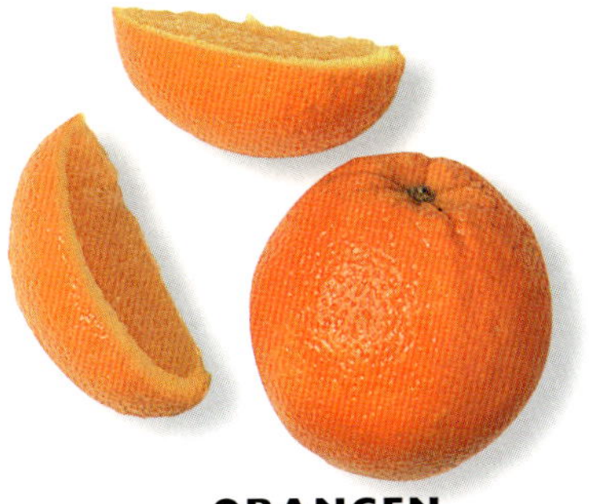

ORANGEN

205 kJ/49 kcal je 100 g
Reich an Vitamin C und Beta-Karotin

Der hohe Vitamin-C-Gehalt frisch geernteter oder ausgepreßter Orangen macht einen guten Teil ihrer gesundheitsfördernden Wirkung aus, die besonders bei der Bekämpfung von Infektionen und in der allgemeinen Gesundheitspflege zum Tragen kommt. Außerdem enthalten Orangen Beta-Karotin und Bioflavonoide in der weißen Innenhaut und den Segmenthäutchen. Diese Stoffe kräftigen die Wände der kapillaren Blutgefäße.

Nach den geltenden Ernährungsempfehlungen deckt ein Glas (0,2 l) Orangensaft den Tagesbedarf eines Erwachsenen an Vitamin C zu 50 %, an Kalzium und Eisen zu 6 %, an Magnesium zu 5 %, an Thiamin und Folsäure zu je 2,5 %, an Vitamin B6 zu 2 %, an Eiweiß, Vitamin A, Riboflavin, Nikotinsäure zu knapp 1,5 % und an Phosphor zu 1 %. Zu einer Mahlzeit getrunken, steigert es die Eisenaufnahme um das bis zu Zweieinhalbfache.

Früchte, Blüten und Schale der Orange werden seit langem in der Kräutermedizin verwendet. Die Schale enthält Hesperidin und Limonen, die zur Behandlung chronischer Bronchitis dienen. Ein Tee aus getrockneten Blüten wirkt leicht anregend.

SCHNELLE HILFE

● Aus Orangenblüten gewinnt man das ätherische Neroliöl, das in der Aromatherapie als leichtes Beruhigungsmittel eingesetzt wird. Fünf Tropfen auf 25 ml Basisöl, in Rücken, Nacken und Schultern einmassiert, wirken entkrampfend und schlaffördernd. Neroli ist ein Hauptbestandteil von Kölnisch Wasser, das, auf Stirn und Schläfen getupft, bei Kopfschmerzen sofortige Linderung verschafft.

- ⊕ *Hervorragend gegen Infektionen und zur Kreislaufanregung.*
- ⊕ *Orangensaft wirkt günstig bei Herzleiden, Bluthochdruck und zur Entwässerung.*
- ⊕ *Am besten frisch und roh mit etwas weißer Innenhaut und Segmenthäuten verzehren.*
- ⊖ *Manche Migränepatienten reagieren auf einige Zitrussorten empfindlich; schon das Einatmen der Öle aus der Schale kann einen Anfall auslösen.*

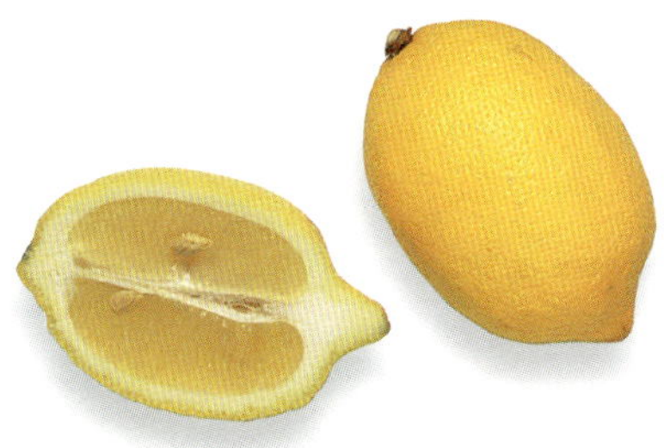

ZITRONEN

 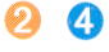

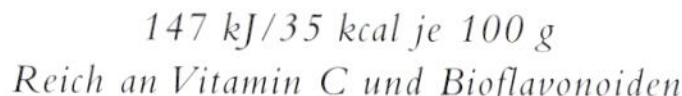

147 kJ/35 kcal je 100 g
Reich an Vitamin C und Bioflavonoiden

Zitronen erwarben ihren Ruf als Heilmittel gegen Skorbut, lange bevor das Vitamin C entdeckt wurde. Sie enthalten eine üppige Dosis dieses Vitamins – 100 g decken fast den Tagesbedarf – sowie kleinere Mengen einiger B-Vitamine, Vitamin E, einiges an Kalium, Magnesium, Kalzium und Phosphor und die wichtigen Spurenelemente Kupfer, Zink, Eisen und Mangan. Außerdem unterstützen Zitronen das Immunsystem.

Zitronen sind reich an Bioflavonoiden, Limonen und Schleimstoffen; letztere sind gut für Magen- und Darmwände. Auch auf Bauchspeicheldrüse und Leber wirkt Zitronensaft anregend. Seine ausgeprägte antibakterielle Wirkung macht ihn zum idealen Gurgel- oder Mundspülmittel bei Halsentzündungen, Aphten (Entzündungen der Mundschleimhaut) und Zahnfleischentzündungen.

WISSENSWERTES

● Zitronen sind das klassische Hausmittel bei Atemwegsinfektionen. Heiße Zitrone, mit 1 TL Honig vor dem Schlafengehen getrunken, ist ein altbewährtes Husten- und Erkältungsmittel.

- *Regt das Immunsystem an.*
- *Hilfreich bei Verdauungsstörungen, Aphten sowie bei Zahnfleischproblemen.*
- *Am besten frisch und roh oder als Saft verzehren.*

SCHNELLE HILFE

● Mit Watte auf Eiterpusteln aufgetragener Zitronensaft ist ein wirksames Bakterizid und besonders bei Akne hilfreich; zur Hälfte mit heißem Wasser verdünnt, ergibt er eine optimale Gesichtswaschlotion. Zitronensaft kann direkt auf Fieberbläschen oder einen Gürtelroseausschlag aufgetragen werden, sofern die Haut keine offenen Stellen aufweist.

● Bei Frostbeulen bringt es Linderung, die betroffene Partie mit einer in grobes Meersalz getauchten Zitronenscheibe abzureiben – jedoch nur, wenn die Hautoberfläche unversehrt ist.

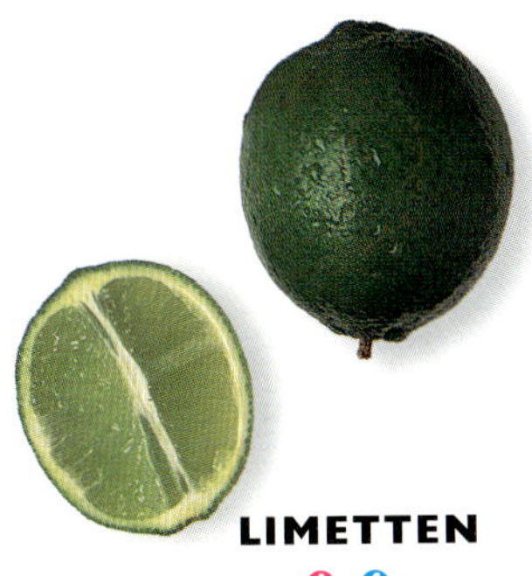

LIMETTEN

1 4

134 kJ/32 kcal je 100 g
Reich an Vitamin C
und Bioflavonoiden

Limetten enthalten mehr Vitamin C als Grapefruits und Orangen, aber weniger als Zitronen. Man baut sie vor allem ihres Saftes wegen an, der als Aromastoff für andere Nahrungsmittel dient, besonders für Getränke. Auch Limetten haben einen hohen Gehalt an Bioflavonoiden. Limettensaft hat die gleichen medizinischen Eigenschaften wie Zitronensaft.

- *Gut zur Behandlung von Erkältungen und Grippe.*
- *Günstig zur Krebsvorsorge.*
- *Am besten als Saft verzehren.*

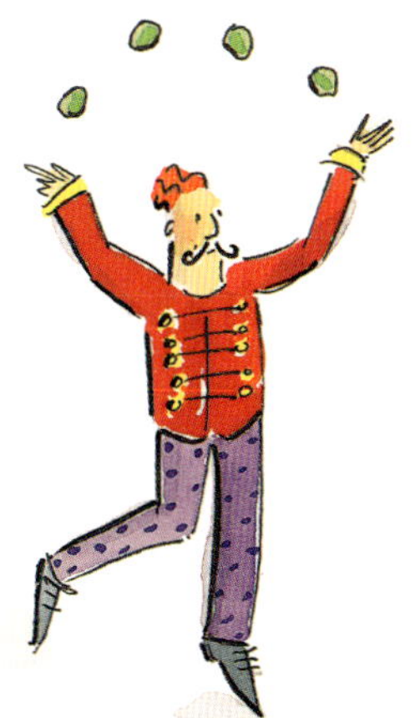

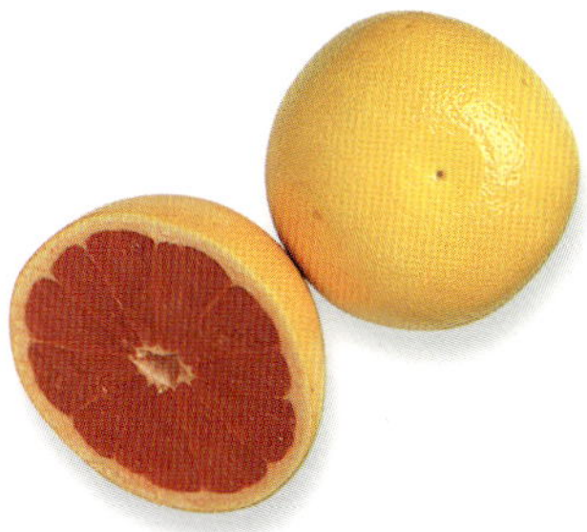

GRAPEFRUITS

171 kJ/41 kcal je 100 g
Reich an Vitamin C, Kalium
und Beta-Karotin

Grapefruits haben einen hohen Vitamin-C-Gehalt – eine Grapefruit deckt fast 60 % des Tagesbedarfs eines Erwachsenen – und versorgen uns großzügig mit Kalium (10 % des Tagesbedarfs). Rosa oder rote Grapefruits enthalten geringfügig mehr Vitamin C als die helle Sorte.

Grapefruits sind außerdem reich an verschiedenen Karotinoiden, u. a. Beta-Karotin, und enthalten in der weißen Innenhaut und den Segmenthäuten reichlich Pektin und Bioflavonoide. Den maximalen Nutzen für Ihre Gesundheit erhalten Sie also, wenn Sie die ganze (geschälte) Frucht essen.

- *Gut für die Abwehrkräfte und bei Kreislaufproblemen.*
- *Hilfreich gegen Halsentzündungen und Zahnfleischbluten.*
- *Am besten frisch und roh mit etwas weißer Innenhaut und Segmenthäuten verzehren.*

BEEREN

Mit hohem Vitamin-C- und Ballaststoffgehalt

Diese erstaunlich geschmacksintensiven kleinen Früchte sollte man frisch gepflückt genießen, damit sich Aroma und Nährwert optimal entfalten können. Letzterer besteht vor allem in ihrem hohen Vitamin-C-Gehalt und einem wertvollen Anteil des Ballaststoffs Pektin. Mineralstoffe sind zwar in sehr geringen Mengen enthalten, werden jedoch durch die Kombination mit Vitamin C besonders gut aufgenommen.

CRANBERRYS

Manche dieser Beeren – wie Brombeeren, Heidelbeeren, Preiselbeeren, Stachelbeeren, Himbeeren, Erdbeeren und, wenn auch seltener, Johannisbeeren – wachsen in vielen Ländern immer noch wild. Diese sehr alten Früchte wurden schon in ferner Vergangenheit von Reisenden als Vitamin-C-Quelle genutzt, um dem Skorbut vorzubeugen.

Manche Beeren, etwa die Cranberry und die schwarze Johannisbeere, zählen zu den wirksamen Heilpflanzen. Im frischen Zustand liefern sie am meisten Vitamin C, aber da viele Beeren auch säurehaltig sind, können selbst tiefgefrorene oder konservierte Beeren noch einen großen Teil des Tagesbedarfs an Vitamin C decken.

Mit ihren kräftigen Farben und dem hohen Pektingehalt eignen sich viele Beeren gut für Marmeladen und Gelees. Auch zur Zubereitung von Saucen, Puddings, Kuchen, Torten und Fruchtsäften werden sie gern verwendet.

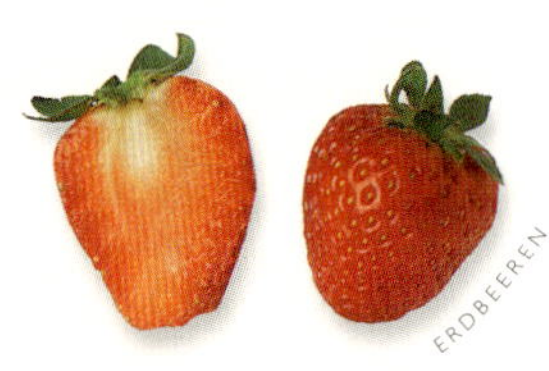

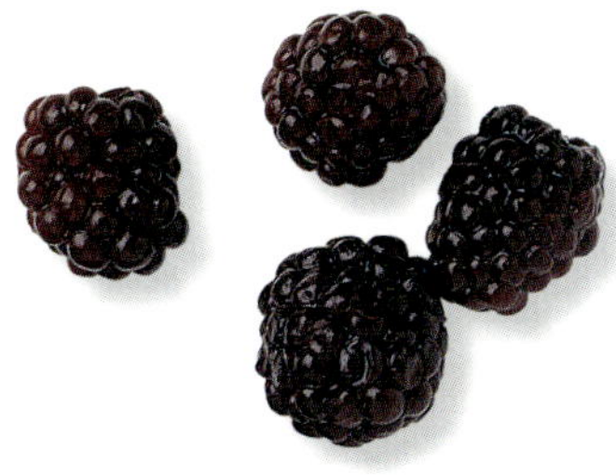

BROMBEEREN

  4

226 kJ/54 kcal je 100 g
Reich an Vitamin C und E

Da Brombeeren reich an Vitamin E sind, eignen sie sich bestens zur Vorbeugung und Behandlung von Herz-Kreislauf-Erkrankungen. Sie sind außerdem gute Vitamin-C-Lieferanten und wirken vorbeugend gegen Krebs, degenerative Erkrankungen und Infektionen. Daneben enthalten Brombeeren auch eine beachtenswerte Menge an Kalium und genug Pektin, um wesentlich zur Deckung des Mindestbedarfs an Ballaststoffen beizutragen.

Brombeerblätter enthalten viel Tannin und wirken stark adstringierend (zusammenziehend), was ihre traditionelle Verwendung als Heilmittel erklärt. Gehackt und als Tee aufgebrüht, ergeben die Blätter der Brombeeren ein ausgezeichnetes Mundspül- und Gurgelmittel bei Zahnfleischproblemen bzw. -entzündungen und Halsentzündungen. Ein Tee aus 30 g getrockneten Blättern, in 600 ml siedendem Wasser eingeweicht, hilft gegen Durchfall – trinken Sie zwei Tassen am Tag.

- *Gut für Herz, Kreislauf und bei Hautproblemen.*
- *Hilfreich bei Durchfall.*
- *Die Blätter helfen bei Verbrühungen, Zahnfleisch- und Halsentzündungen.*
- *Roh oder angedünstet verzehren.*

DIE AMERIKANISCHE BROMBEERE

Die amerikanische Brombeere enthält wesentlich mehr Tannin als unsere Brombeeren. Traditionell wurden der Flüssigextrakt der getrockneten Rinde oder der Wurzel und des Brombeerstrauchs sowie der Brombeersirup zur Behandlung von Durchfall und sogar gegen die Ruhr eingesetzt.

SCHNELLE HILFE

Ein Umschlag aus Brombeerblättern – in siedendem Wasser eingeweicht und dann abgekühlt – ist ein altbewährtes Mittel bei Verbrühungen. Das Tannin in den Blättern wirkt antiseptisch und beugt Infektionen der betroffenen Hautpartien vor.

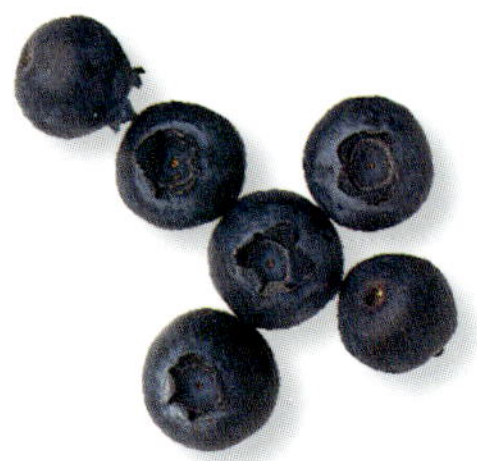

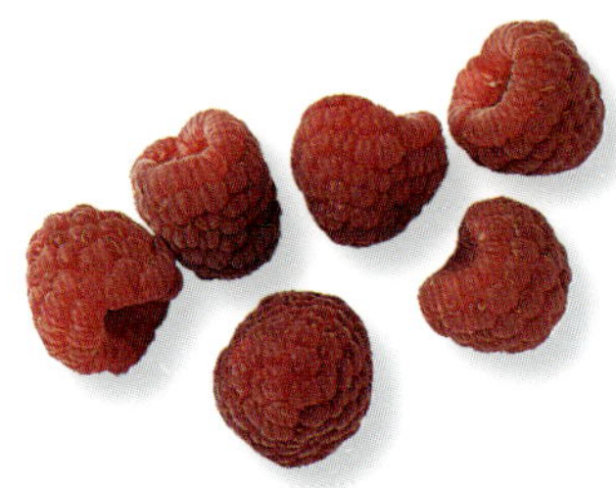

HEIDELBEEREN

234 kJ/56 kcal je 100 g
Reich an Vitamin C

Der Nährstoffgehalt von Heidel- oder Blaubeeren ist gering, auch wenn sie einen passablen Vitamin-C-Gehalt und etwas Vitamin B_1, Beta-Karotin und Kalium aufweisen. Daneben enthalten sie weitere medizinisch wertvolle Inhaltsstoffe, etwa die antibakteriellen Anthocyanoside, die die Blutgefäße kräftigen. Aus diesem Grund sind Heidelbeeren ein wirksames Heilmittel zur Behandlung von Krampfadern, Blasenentzündung und anderen Harnwegsinfektionen.

Getrocknete Heidelbeeren weisen wesentlich höhere Konzentrationen von Tannin und anderen antibakteriellen Stoffen auf.

- ⊕ *Gut bei Lebensmittelvergiftung und Durchfall und als antibakterielles Mittel.*
- ⊕ *Hilfreich bei Blasen- und anderen Harnwegsentzündungen und zur Vorbeugung von Krampfadern.*
- ⊕ *Am besten roh oder gegart verzehren, etwa in Form von Blaubeerpfannkuchen.*
- ⊖ *Ihr Fruchtzucker kann bei übermäßigem Genuß Durchfall hervorrufen.*

HIMBEEREN

   5

209 kJ/50 kcal je 100 g
Reich an Vitamin C und wasserlöslichen Ballaststoffen

Wie Weintrauben sollten auch Himbeeren eigentlich in jedem Krankenhaus auf dem Speiseplan stehen. Diese köstliche Frucht ist eine ausgezeichnete Vitamin-C-Quelle – 100 g decken ein Drittel des Tagesbedarfs. Himbeeren enthalten auch eine gute Portion des wasserlöslichen Ballaststoffs Pektin und etwas Kalzium, Kalium, Eisen und Magnesium – für Genesende und Menschen, die an Herzproblemen, Müdigkeit oder Depressionen leiden, besonders wichtige Stoffe, die zudem dank des Vitamins C gut aufgenommen werden.

Naturheilkundige schätzen an der Himbeere ihre kühlende Wirkung, die bei Fieber hilfreich ist. Außerdem wirken Himbeeren bei Magenverstimmungen und Durchfall.

- ⊕ *Gut für das Immunsystem, zur Krebsvorbeugung und bei Entzündungen im Mundraum.*
- ⊕ *Am besten frisch verzehren.*

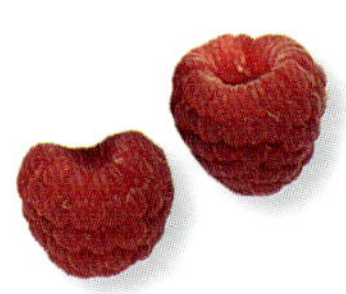

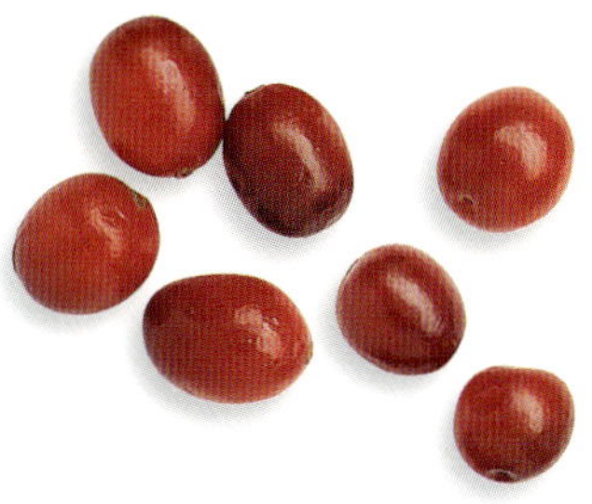

CRANBERRYS

❶ ❽

244 kJ/58 kcal je 100 g
Reich an Vitamin C

Die in Nordamerika heimische Cranberry oder Großfrüchtige Moosbeere diente den nordamerikanischen Indianern schon seit Jahrhunderten als Nahrungs- und Heilmittel.

Sie badeten Verletzungen im Saft der Beeren, und ihre Medizinmänner bereiteten Beerenumschläge, um das Gift aus Pfeilwunden zu ziehen. Das Vitamin C der Cranberry bewahrte die frühen amerikanischen Siedler vor Skorbut, und bald führten die amerikanischen Walfänger die Beeren fässerweise mit sich, ebenso wie englische Schiffe Limetten als Proviant zu laden pflegten. Heute noch begehen die Amerikaner ihr Erntedankfest am vierten Donnerstag im November mit einem Mahl aus Truthahn, Maisbrot, Süßkartoffeln, Kürbiskuchen und Cranberry-Sauce.

Der Saft der Cranberry ist in der amerikanischen Volksmedizin seit Jahrzehnten ein beliebtes Hausmittel zur Behandlung und Verhütung akuter und chronischer Blasenentzündungen – eine alte Volksweisheit, die inzwischen durch verschiedene wissenschaftliche Studien bestätigt wurde. Lange Zeit glaubte man, der Säuregehalt der Beere sei zusammen mit ihrer Hippursäure für diese antibakterielle Wirkung verantwortlich, doch ist man heute fast sicher, daß dies nicht ihr wichtigster Bestandteil ist. Die Cranberry enthält einen Stoff, der die Innenwände von Blase, Nieren und Harnleitern überzieht und Bakterien daran hindert, sich auf diesen empfindlichen Geweben festzusetzen. Es ist mittlerweile erwiesen, daß ein Glas Cranberrysaft am Tag Bakterien im Harntrakt zehnmal so zuverlässig abtötet wie herkömmliche Antibiotika.

Weitere Studien ergaben, daß Patienten, die an chronischen Harnwegsinfektionen litten, fast ausnahmslos entzündungsfrei blieben, solange sie ein Glas Cranberrysaft am Tag tranken. Insgesamt sind diese Ergebnisse besser als die Erfolge bei herkömmlicher Antibiotikabehandlung.

- ✚ *Wirksam gegen Blasen- und andere Harnwegsentzündungen.*
- ✚ *Gut zur Unterstützung des Immunsystems.*
- ✚ *Am besten als ungesüßten Saft verzehren.*

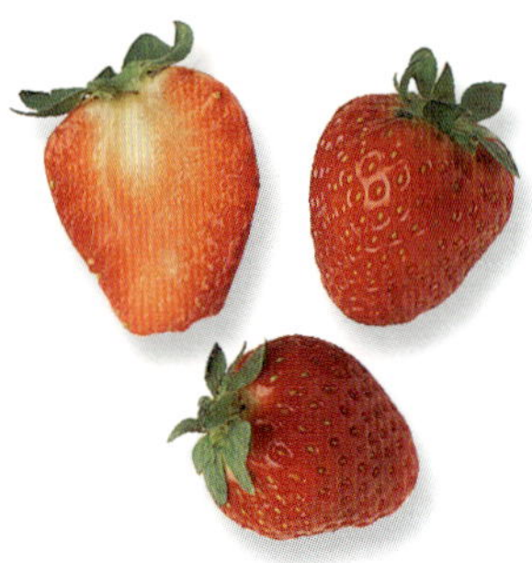

ERDBEEREN

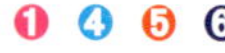

185 kJ/47 kcal je 100 g

Reich an Vitamin C und wasserlöslichen Ballaststoffen

Es kursiert das Gerücht, daß Arthritiskranke die Erdbeere ihres Säuregehalts wegen meiden sollten, doch ist genau das Gegenteil zutreffend. Der schwedische Botaniker Linné empfahl Erdbeeren als ideales Heilmittel gegen Arthritis, Gicht und Rheuma. Er sprach aus persönlicher Erfahrung, nachdem er sich selbst von der Gicht geheilt hatte, indem er von morgens bis abends nichts als Erdbeeren zu sich nahm. Diese Kur funktioniert vermutlich, weil Erdbeeren Harnsäure aus dem Körper schleusen, die Gelenkentzündungen verursacht.

Erdbeeren sollen blutdrucksenkend wirken und werden in der Volksmedizin als Mittel gegen Nierensteine empfohlen. Sie enthalten bescheidene Mengen an Eisen, das aufgrund ihres hohen Vitamin-C-Gehalts sehr gut aufgenommen wird, und sind damit zur Verhütung und Behandlung von Blutarmut und Müdigkeit geeignet – 100 g Erdbeeren enthalten 80 % des täglichen Vitamin-C-Bedarfs eines Erwachsenen.

Erdbeeren sind reich an dem wasserlöslichen Ballaststoff Pektin, der cholesterinsenkend wirkt. Das macht sie in Verbindung mit ihrer ausgeprägten antioxidativen Wirkung zu einem sehr effektiven Vorbeugungsmittel gegen Herz- und Kreislauferkrankungen. Außerdem mehren sich die Hinweise darauf, daß diese köstlichen Früchte auch antiviral wirken, also auch Viren bekämpfen. Die schmackhaften Beeren sollten als Zwischenmahlzeit oder Vorspeise verzehrt werden, um ihren therapeutischen Nutzen voll zu entfalten.

WISSENSWERTES

● Essen Sie während der Saison täglich eine Handvoll der preiswerten, köstlichen Früchte. Ihre Gesundheit wird es Ihnen danken.

- ⊕ *Gut als Krebsvorbeugung sowie gegen Gicht, Arthritis und Blutarmut.*
- ⊕ *Am besten frisch und reif verzehren.*
- ⊖ *Können bei manchen Menschen heftige allergische Reaktionen auslösen.*

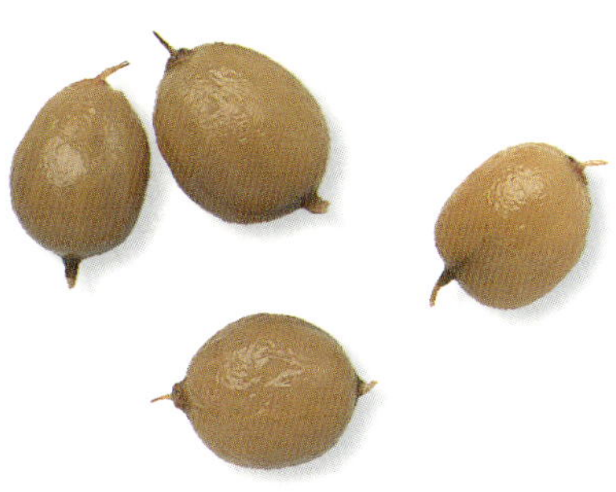

STACHELBEEREN

188 kJ/45 kcal je 100 g
Reich an Vitamin C und Apfelsäure

Stachelbeeren sind ausgezeichnete Vitamin-C-Lieferanten: 100 g frische Beeren enthalten etwa die Hälfte des Tagesbedarfs. Infolge ihres hohen Säuregehalts bleibt das Vitamin C im Unterschied zu vielen anderen Obstsorten auch beim Garen oder Konservieren weitgehend erhalten.

Leider wird die Stachelbeere oft unterschätzt, denn sie ist nicht nur gesundheitsfördernd, sondern auch sehr wohlschmeckend, ob man sie nun roh genießt oder zu Kuchen, Sauce oder zum traditionellen ländlichen Beerenwein verarbeitet. Besonders beliebt ist die Stachelbeere bei Engländern und Franzosen, und ihr französischer Name *groseille à macquerau* geht auf die delikate Stachelbeersauce zurück, die man in Frankreich zur Makrele reicht. In England wird die gleiche Sauce traditionell zu fettem Fleisch, besonders Gans, serviert.

Dank ihres hohen Apfelsäuregehalts sind Stachelbeeren bei Behandlung von Harnwegsinfektionen hilfreich, da sie den Urin ansäuern, ohne Magenbeschwerden hervorzurufen. Außerdem enthalten die wohlschmeckenden Beeren ausreichend wasserlösliche Ballaststoffe, die für die Verdauung wichtig sind und der Verstopfung entgegenwirken.

- *Gut zum Aufbau der natürlichen Abwehrkräfte.*
- *Wirksam gegen Verstopfung.*
- *Hilfreich bei Harnwegsinfektionen.*
- *Am besten roh (Dessertsorten) oder leicht angedünstet (Kochsorten) verzehren.*

SCHNELLE HILFE

- Bei hartnäckigen Erkältungen 1 TL Stachelbeermarmelade, 1 TL schwarze Johannisbeermarmelade und den Saft einer halben Zitrone in eine Tasse kochendes Wasser einrühren und dreimal täglich eine Tasse trinken.

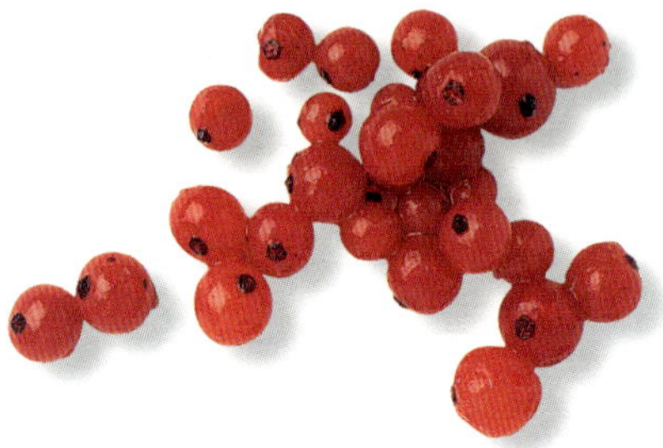

ROTE JOHANNISBEEREN

1

188 kJ/45 kcal je 100 g
Reich an Vitamin C und Kalium

Die rote Johannisbeere ist eng verwandt mit der schwarzen Johannisbeere, doch bestehen beim Nährwert erhebliche Unterschiede zwischen den beiden. Diese Pflanze ist anspruchslos und äußerst robust und gedeiht in so unterschiedlichen Klimaregionen wie Großbritannien, Nordeuropa, Sibirien und den USA. Oft findet man wildwachsende Sträucher in Hecken und Straßengräben, deren Beeren stets rot sind, obwohl es auch Zuchtformen mit weißen Beeren gibt (die kein Vitamin A enthalten).

Auch wenn rote Johannisbeeren nur etwa ein Viertel des Vitamin-C-Gehalts der schwarzen Johannisbeere aufweisen, decken 100 g etwa die Hälfte des Tagesbedarfs ab. Damit sind sie ein wertvolles Nahrungsmittel zur Unterstützung der körpereigenen Immunabwehr. Obwohl beim Garen der Vitamin-C-Gehalt abnimmt, stellen rote Johannisbeeren als Gelee, Saft oder mit anderen Früchten gedünstet eine Bereicherung der Genesungskost dar. Die rote Johannisbeere liefert auch bescheidene Mengen an Eisen und Ballaststoffen und reichlich Kalium, wovon beim Garen nichts verlorengeht.

Naturheilkundige empfehlen roten Johannisbeersaft von jeher als fiebersenkendes Getränk. Die Engländer reichen rotes Johannisbeergelee zu stark abgehangenem Federwild, weil es angeblich durch seinen hohen Säuregehalt vor etwaigen schädlichen Bakterien schützt.

SCHNELLE HILFE

- **Rotes Johannisbeergelee wirkt antiseptisch. Auf Verbrennungen aufgetragen, die zuvor mit reichlich kaltem Wasser gekühlt wurden, lindert es den Schmerz und verhindert Blasenbildung.**

- *Stärkt das Immunsystem.*
- *Der Saft dient als kühlendes, erfrischendes Getränk bei Fieber.*
- *Am besten roh, gedünstet, als Gelee oder Saft verzehren.*

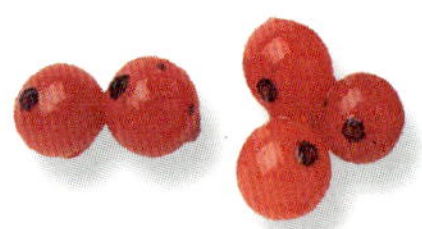

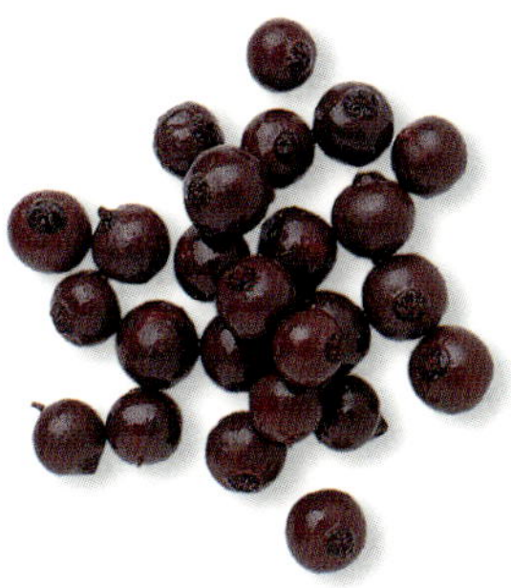

SCHWARZE JOHANNISBEEREN

243 kJ/58 kcal je 100 g
Reich an Vitamin C

Schwarze Johannisbeeren sind außergewöhnlich ergiebige Vitamin-C-Lieferanten, von dem sie fast viermal so viel enthalten wie die entsprechende Gewichtsmenge Orangen. 60 g Beeren enthalten 100 mg dieses lebenswichtigen Vitamins. Das Vitamin C dieser winzigen Beere ist ein hochwirksames Antioxidans, das vor Herz-Kreislauf-Erkrankungen und Infektionen jeder Art schützt. Außerdem enthalten schwarze Johannisbeeren reichlich Kalium und sehr wenig Natrium. Sie wirken damit entwässernd und sind auch bei der Behandlung von Bluthochdruck hilfreich.

SCHNELLE HILFE

Auch die Blätter der schwarzen Johannisbeere sind medizinisch wirksam. Sie enthalten flüchtige Öle, Tannin und noch mehr Vitamin C. Der aus ihnen bereitete Tee kann als Mundspülung gegen Aphten (Entzündung der Mundschleimhaut) dienen. Der Tee wirkt auch auf die Nebennieren und regt das vegetative Nervensystem an, was bei Streß und Angstzuständen Linderung bringt.

Die Anthocyanoside genannten Pigmente der schwarzroten Fruchtwand wirken keimtötend und entzündungshemmend. Das macht sich ein altes Hausmittel gegen Halsentzündungen zunutze: heißer schwarzer Johannisbeersaft, schlückchenweise getrunken. Dazu läßt man eine halbe Tasse schwarze Johannisbeeren 10 Minuten in zwei Tassen heißem Wasser köcheln, gibt den Saft durch ein Sieb und rührt etwas Honig unter. Alternativ: 1 TL schwarzes Johannisbeergelee mit kochendem Wasser übergießen. Die antibakterielle Wirkung ist auch zur Behandlung und Verhütung von Lebensmittelvergiftungen hilfreich, da viele Erreger von den Anthocyanosiden abgetötet werden.

- *Gut zur Stärkung des Immunsystems, gegen Erkältung, Grippe und Halsentzündungen.*
- *Hilfreich zur Krebsvorbeugung, Entwässerung, gegen Bluthochdruck, Streß und Angstgefühle.*
- *Gut gegen Durchfall und Lebensmittelvergiftung.*
- *Als Saft, Gelee oder mit anderen Früchten angedünstet verzehren.*

TROPENFRÜCHTE

Wertvoll durch Vitamin A, C und Ballaststoffe

Viele der in den Tropen angebauten Früchte bereichern unsere Mahlzeiten durch ihre Aroma- und Farbvielfalt. Da sie aus diversen tropischen Ländern und verschiedenen Kontinenten kommen, sind sie heute in unseren Supermärkten ganzjährig als importiertes Frischobst verfügbar. Ein Optimum an Geschmack, Nährwert und Qualität sichern Sie sich, indem Sie Tropenfrüchte in fast reifem Stadium kaufen und auf natürliche Weise ausreifen lassen. Viele Früchte, wie Banane und Mango, werden seit alters kultiviert; andere – wie Kiwi, Papaya und Guave – haben erst in neuerer Zeit weite Verbreitung gefunden.

Tropenfrüchte in intensiven Gelb- und Orangetönen sind gute Vitamin-A-Lieferanten. Der Vitamin-C-Gehalt der Tropenfrüchte ist unterschiedlich, doch enthält z.B. die Kiwi viel mehr Vitamin C als eine Orange. Bananen und andere Tropenfrüchte sind bekannt für ihren hohen Kaliumgehalt, viele dieser Früchte liefern zusätzlich kleinere Mengen anderer Mineralstoffe und decken einen Teil des täglichen Ballaststoffbedarfs.

Manche Tropenfrüchte, etwa Ananas, Mango und Guave, findet man häufig als Obstkonserven, doch sollte man möglichst eine Sorte wählen, die im eigenen Saft – nicht in Sirup – eingelegt ist, oder zumindest den stark gezuckerten Sirup wegschütten.

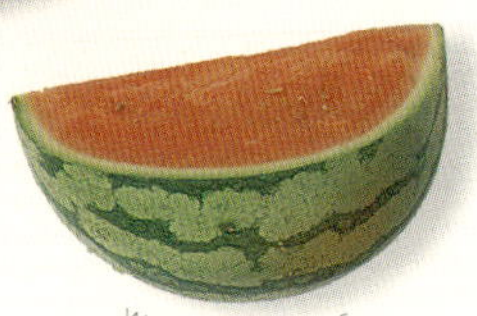

WASSERMELONE

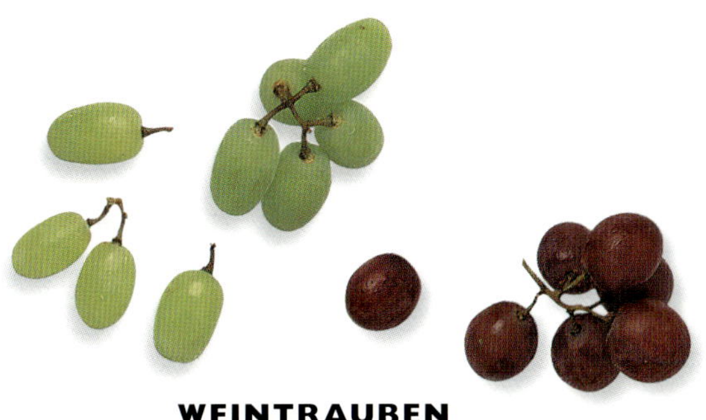

WEINTRAUBEN

1 2 3 5 6 8

318 kJ/70 kcal je 100 g
Reich an Aromaten

Die Verarbeitung von Trauben zu Wein und Rosinen hat eine lange Tradition. Der größte Teil der heutigen Traubenproduktion geht auf die Rebenart *Vitis vinifera* zurück. Kolumbus brachte sie 1492 mit in die Neue Welt; auch die Spanier und Portugiesen, die Nord- und Südamerika erkundeten, führten sie mit sich. Heute sind die USA weltweit zweitgrößter Produzent von Weintrauben und Rosinen.

Weintrauben sind ein nährstoffreiches, kräftigendes, entschlackendes und aufbauendes Nahrungsmittel, ideal für Genesende und hilfreich bei Blutarmut, Erschöpfung und Leiden wie Arthritis, Gicht und Rheuma.

Ihr hoher Nährwert wurde durch Mahatma Gandhi belegt, der während seines Hungerstreiks Traubensaft trank. Traubenfastenkuren werden seitdem bei einer Vielzahl von Beschwerden eingesetzt, u.a. bei Hautproblemen, Harnwegserkrankungen, Arthritis und Gicht. Zur Gewichtsreduzierung wird empfohlen, alle zehn Tage zwei Traubenfastentage einzulegen. Viele Naturheilkundler raten, Trauben separat zu verzehren, da sie im Magen rasch vergären. Bei Zahnfleischentzündungen soll es helfen, Trauben zu kauen.

Trauben enthalten eine Fülle aromatischer Verbindungen – viel mehr als irgendeine andere Frucht. Die wichtigsten sind die adstringierenden Tannine, Flavone, rote Anthocyanine, Linalool, Geraniol und Nerol. Die krebsvorbeugende Wirkung der Weintrauben wird vor allem diesen Inhaltsstoffen zugeschrieben.

- ⊕ *Gut für Genesende, zum Abnehmen, gegen Blutarmut und Erschöpfung.*
- ⊕ *Hilfreich zur Krebsvorbeugung.*
- ⊕ *Am besten roh verzehren.*
- ⊖ *Da die meisten Trauben stark gespritzt sind, müssen sie unbedingt unter warmem, laufendem Wasser gründlich abgewaschen werden.*

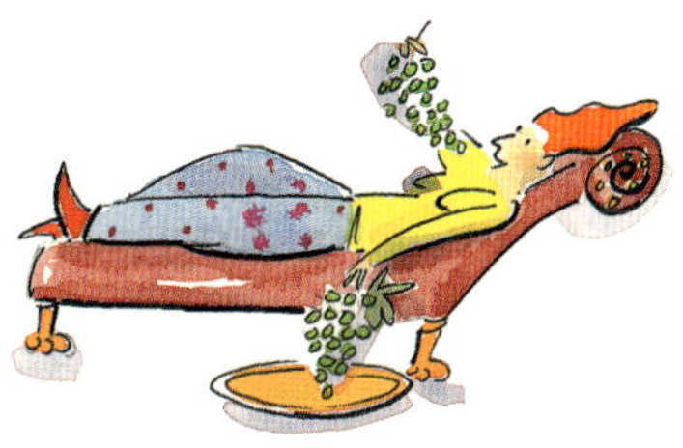

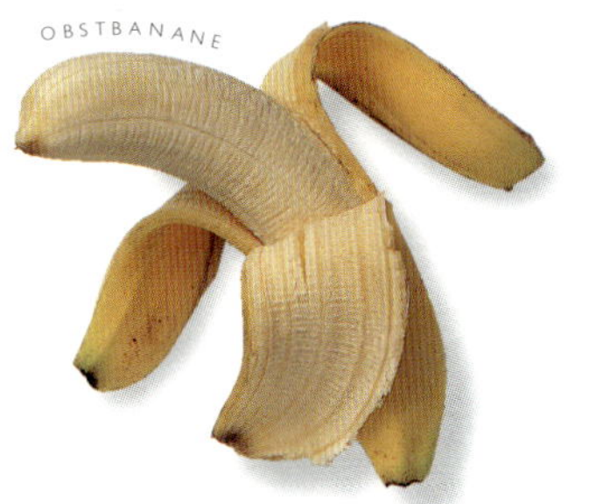

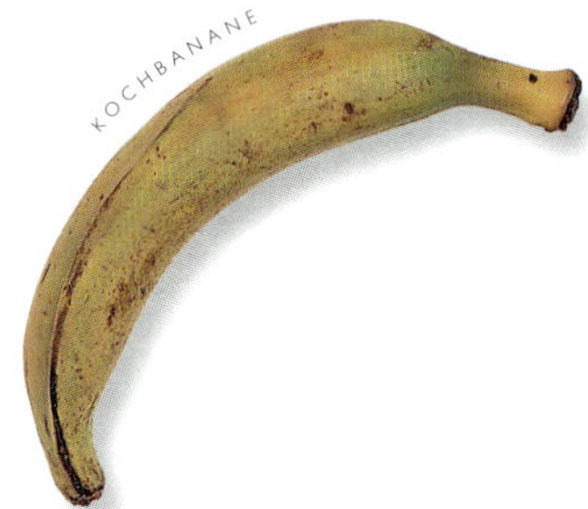

BANANEN

 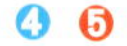

2 4 5 9

OBSTBANANE

398 kJ/95 kcal je 100 g

KOCHBANANE

490 kJ/117 kcal je 100 g

Reich an Kalium, Vitamin B_6 und Folsäure

Obstbananen sind ein kleines Wunder der Natur – das perfekte Fertiggericht voller wichtiger Nährstoffe in praktischer Verpackung. Bei Schlankheitskuren werden Bananen oft ausgespart, weil man sie irrtümlich für Dickmacher hält. Dabei liefern sie den höchsten Nährwert zu durchschnittlich 95 Kalorien je Frucht.

Die Stärke in Bananen ist nicht leicht verdaulich. Deshalb sollten sie nur in reifem Zustand verzehrt werden; die Stärke ist dann bereits größtenteils in Zucker umgewandelt. Kochbananen werden erst durch Garen genießbar, in rohem Zustand kann ihre Stärke erhebliche Verdauungsbeschwerden hervorrufen. Reife Obstbananen können zur Behandlung von Verstopfung und Durchfall dienen und die Cholesterinausscheidung unterstützen. Kochbananen enthalten eine spezielle Stärke, die bei Vorbeugung und Behandlung von Magengeschwüren hilft. In Indien, Südostasien, Südamerika und Ostafrika dienen sie seit Jahrhunderten als Grundnahrungsmittel und wichtige Energiequelle.

Der hohe Kaliumgehalt der Bananen beugt Krämpfen vor und macht sie zusammen mit ihrem gut verwertbaren Energiegehalt zur idealen Zwischenmahlzeit für aktive Sportler. Da eine Banane rund ein Viertel des Tagesbedarfs an Vitamin B_6 enthält, sind diese Früchte auch für Frauen, die an PMS leiden, sehr empfehlenswert.

WISSENSWERTES

● Vergraben Sie rund um Ihre Himbeersträucher ein paar Bananenschalen im Boden; ihr Magnesiumgehalt verhilft Ihnen zu besonders saftigen, tiefroten Beeren.

- *Gut für körperlich Aktive und zur Cholesterinsenkung.*
- *Hilfreich bei Magengeschwüren, in der Rekonvaleszenz, bei chronischer Müdigkeit und Drüsenfieber.*
- *Obstbananen am besten reif und roh, Kochbananen leicht unreif und gegart verzehren.*

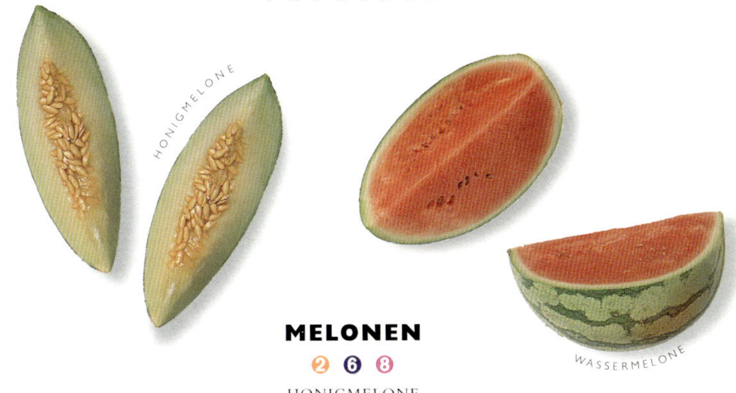

MELONEN

2 6 8

HONIGMELONE

126 kJ/30 kcal je 100 g

WASSERMELONE

120 kJ/29 kcal je 100 g

Reich an Vitamin C und Kalium

Melonen gehören zur selben Pflanzenfamilie wie Kürbisse und Gurken. Sie werden in Asien seit Urzeiten kultiviert; auch die alten Ägypter, Griechen und Römer wußten sie zu schätzen. In Westeuropa wurden sie zuerst von den Franzosen angebaut und seit dem 16. Jahrhundert in der Kräuterheilkunde eingesetzt.

Die erfrischendste aller Melonen ist die ursprünglich vom Malaiischen Archipel und aus Afrika stammende Wassermelone, die von alters her auch medizinisch genutzt wurde. Ihre Kerne galten als wirksames Mittel gegen Würmer und Harnwegsinfektionen.

Melonen sind bei heißem Wetter ein köstlich kühlender Genuß – eine große Scheibe knackig frische, rosa Wassermelone ist ein besserer Durstlöscher als jede Limonade. Wassermelonen – oder ein Tee aus ihren Kernen, die man 30 Minuten in Wasser köcheln läßt – werden in der Volksmedizin als natürliches Heilmittel bei Nieren- und Blasenbeschwerden empfohlen. Tatsächlich wirken alle Melonenarten leicht anregend auf Nieren und Verdauung und sind damit hilfreich für Menschen, die an Gicht oder Verstopfung leiden.

- *Gut gegen leichte Verstopfung, Harnwegserkrankungen, Gicht und Arthritis.*
- *Am besten roh und reif als Zwischenmahlzeit verzehren.*

SCHNELLE HILFE

Naturheilkundler empfehlen, Melonen als eigene Mahlzeit oder zumindest als Vorspeise zu essen, da sie im Magen rasch vergären. Zu den bewährtesten naturheilkundlichen Entschlackungskuren gehört eine zweitägige Melonenfastenkur – mit jeder Melonensorte eine erfreuliche Sommerpause für den gesamten Organismus.

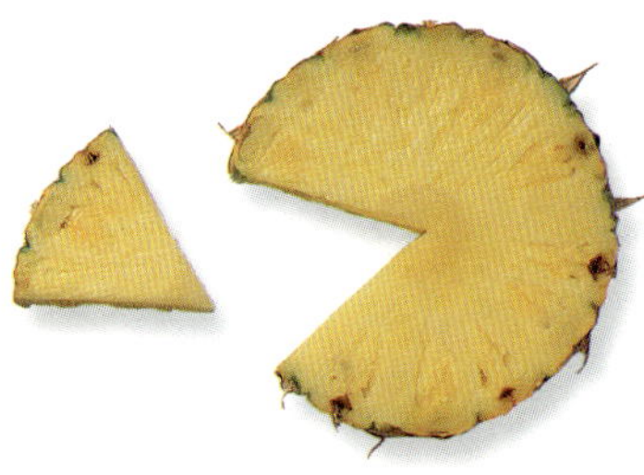

ANANAS

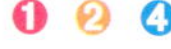

209 kJ/50 kcal je 100 g
Reich an Ballaststoffen und Bromelin

Obwohl die Ananas an Nährstoffen außer etwas Vitamin C wenig zu bieten hat, ist sie durch ihren Ballaststoffgehalt und ihre Fähigkeit, Blutgerinnsel aufzulösen, ein ausgezeichnetes Herzmittel. Der Saft der frischen Ananas wird in der Volksmedizin als Gurgelmittel bei Halsentzündungen geschätzt und war in der Naturheilkunde früher ein beliebtes Mittel gegen Diphterie. Einige der medizinischen Wirkstoffe bleiben selbst bei industrieller Verarbeitung erhalten.

- *Gut bei Verdauungsproblemen, Fieber, Halsentzündungen.*
- *Ausgezeichnete Herzschutzwirkung.*
- *Am besten vollreif oder als Saft verzehren.*

WISSENSWERTES

Das nur in frischen Ananas zu findende Enzym Bromelin hilft, die geronnenen Blutzellen in Blutergüssen aufzulösen – bei Boxern hat die Ananas seit langem das frische Steak zur Behandlung des blauen Auges abgelöst.

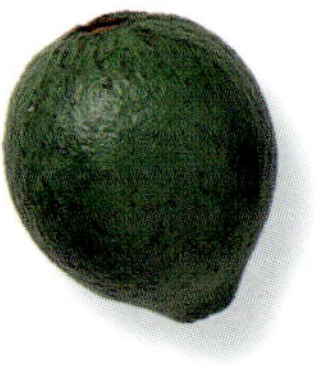

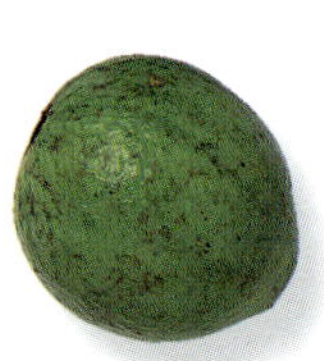

GUAVEN

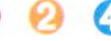

209 kJ/50 kcal je100 g
Reich an Vitamin C, Kalium und wasserlöslichen Ballaststoffen

Die Guave (vor allem die rosafleischige) ist ein ausgesprochen ergiebiger Vitamin-C-Lieferant – eine mittelgroße Frucht enthält das Fünffache des Mindesttagesbedarfs. Der Vitamin-C-Gehalt ist bei reifen grünen Früchten am höchsten und nimmt bei weiterer Nachreifung wieder ab. Guaven enthalten außerdem etwas Nikotinsäure, Phosphor und Kalzium sowie eine üppige Menge gut löslicher Ballaststoffe. Selbst bei Dosenguaven, die bei der Verarbeitung bis zu einem Drittel ihres Vitamin-C-Gehalts verlieren, bleiben die Ballaststoffe erhalten, doch sollte man den stark gezuckerten Sirup nicht verzehren. Der beliebte Guavennektar ist eine Mischung aus 25 % Fruchtmus mit 10 % Zucker und 65 % Wasser.

- *Gut zur Stärkung des Immunsystems, zur Senkung des Cholesterinspiegels und gegen Verstopfung.*
- *Schützt gegen Herzleiden und Krebserkrankungen.*
- *Am besten roh und nicht ganz ausgereift verzehren.*

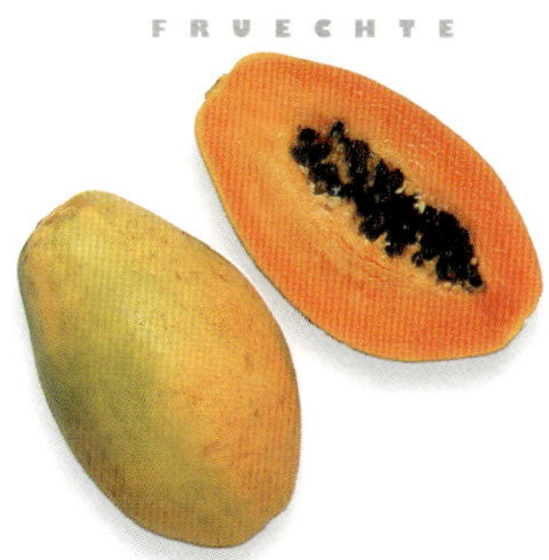

PAPAYAS

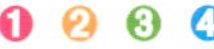

138 kJ/33 kcal je 100 g

Reich an Vitamin C, Ballaststoffen und Beta-Karotin

Diese köstliche und nahrhafte Tropenfrucht ist ursprünglich im südlichen Mexiko und in Costa Rica heimisch. Nachdem die Spanier sie Mitte des 16. Jahrhunderts nach Manila brachten, wird sie heute überall in den Tropen angebaut. Der bei weitem größte Produzent der Welt sind die USA.

Ernährungsphysiologisch ist die Papaya in den Entwicklungsländern von großer Bedeutung, da sie das ganze Jahr über Früchte trägt und eine ausgezeichnete Vitamin-C-Quelle ist. Wie die meisten orangefarbenen Früchte und Gemüse enthält sie reichlich Beta-Karotin, das vom Körper zu Vitamin A umgewandelt wird. Papayas sind daher ausgezeichnet zur Behandlung von Hautproblemen und zur Anregung der körpereigenen Abwehrkräfte geeignet.

Sie sind auch als Krankenkost beliebt, da ihr Fleisch weich und leicht zu kauen ist. Der Nährwert von Dosenpapayas ist wesentlich geringer als der frischer Papayas, da der größte Teil des Vitamins C und über die Hälfte des Beta-Karotins bei der Verarbeitung verlorengehen.

Eine mittelgroße Papaya enthält 3 g Ballaststoffe, womit die Früchte auch zur Senkung des Cholesterinspiegels und zur Regelung der Darmfunktion beitragen. Ihr wichtigster Inhaltsstoff ist das stark verdauungsfördernde Enzym Papain.

In der südamerikanischen Küche umwickelt man Fleisch häufig mit Papayablättern, damit es besonders zart und saftig bleibt. Die Samen der Papaya können als pikantes Gewürz an Essiggemüse, Essige und Öle gegeben werden und sind ein traditionelles Wurmmittel. Die Blätter wurden zur Förderung der Wundheilung bei Verletzungen, Furunkeln und Beingeschwüren verwendet.

- ✚ *Gut bei Verdauungsstörungen.*
- ✚ *Günstig für die Haut und zur Stärkung des Immunsystems.*
- ✚ *Am besten roh und reif verzehren.*

WISSENSWERTES

● Eine Papaya liefert das Doppelte des Mindesttagesbedarfs an Vitamin C und ein gutes Viertel des Vitamin-A-Bedarfs.

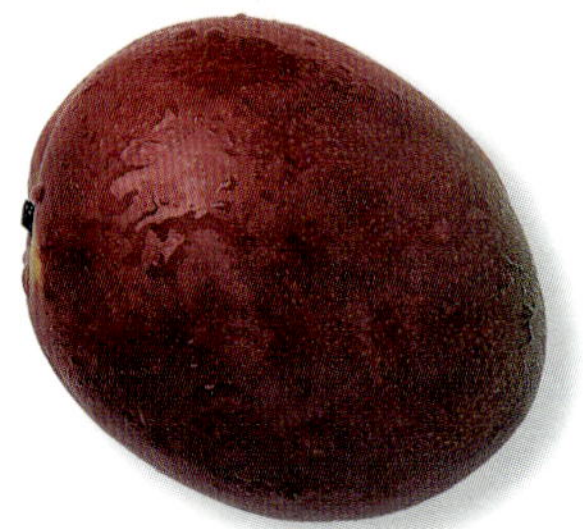

MANGOS

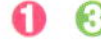

264 kJ/63 kcal je 100 g
Reich an Vitamin A, C, E und Ballaststoffen

Mangos sind überaus nährstoffreich. Eine Mango liefert mehr als einen Tagesbedarf an Vitamin C, zwei Drittel des Vitamin-A-Bedarfs, fast die Hälfte des Vitamins E, nahezu ein Viertel des Ballaststoffbedarfs sowie brauchbare Mengen an Kalium, Eisen und Nikotinsäure. Diese hervorragende Kombination von Antioxidantien in leicht verdaulicher Form ist ein einleuchtendes Argument, die Mango auf den wöchentlichen Einkaufszettel zu setzen.

In ihrem Ursprungsland Indien sind Mangos ganzjährig Teil der täglichen Nahrungsaufnahme – in der heißen Jahreszeit in Form von Getränken aus pürierter Mango zum Ausgleich des Mineralstoff- und Flüssigkeitsverlusts, vorzugsweise als Panna, d.h. abgeseiht und mit Salz, Melasse und Kreuzkümmel gewürzt.

Zu Zeiten, in denen Mangos preisgünstig sind, kann man sie auch zu Milchshakes, Kuchenfüllungen, Saucen oder Marmelade verarbeiten.

Die einfachste Methode, frische Mangos zu servieren: Das Fruchtfleisch in Scheiben möglichst dicht am längs verlaufenden Kern entlang abtrennen und es dann mit einem scharfen Messer kreuzweise einschneiden. Das ganze Stück ausstülpen, so daß Sie die kleinen Mangowürfel leicht abschneiden oder -essen können. Den Mittelteil mit Kern kann man schälen und dann das Fruchtfleisch abessen oder -schneiden.

WISSENSWERTES

● In der ayurvedischen Heilkunst verwendet man Mangopüree zur Behandlung von Bluthochdruck und Diabetes, die antiseptischen Zweige als Zahnbürstenersatz und die Rinde des Mangobaums als Mittel gegen Durchfall. Das Pulver aus dem Kern hemmt vaginalen Ausfluß.

- ⊕ *Gut für Genesende, bei Hautproblemen, zur Stärkung des Immunsystems und zur Krebsvorbeugung.*
- ⊕ *Am besten roh verzehren.*
- ⊖ *Die Mango gehört zur gleichen Familie wie der Giftsumach. Ihre Schale kann, vor allem bei unreifen Früchten, starke Beschwerden auslösen.*

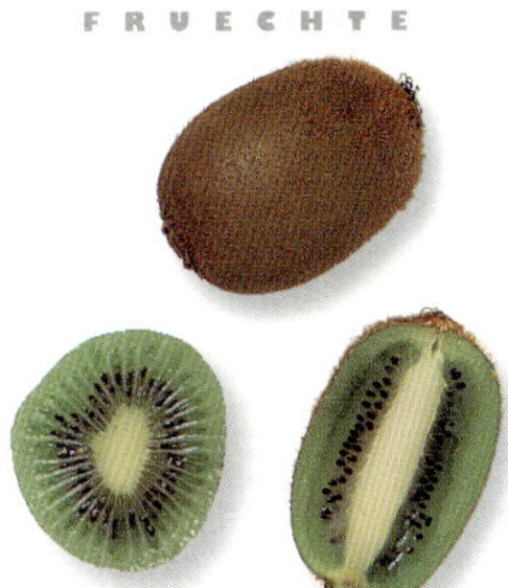

KIWIS

❶ ❷ ❸

239 kJ/57 kcal je 100 g
Reich an Vitamin C, Ballaststoffen und Kalium

Die Kiwi ist mehr als nur dekoratives Beiwerk zu Gerichten der Nouvelle cuisine. Diese kleine Frucht mit der pelzigen Schale ist prall gefüllt mit Nährstoffen. Ursprünglich stammt sie aus China, doch erst neuseeländische Pflanzer verschafften ihr weltweite Popularität, so daß sie bald nach Neuseelands Nationalvogel benannt wurde.

Die Kiwi enthält fast doppelt soviel Vitamin C wie eine Orange und mehr Ballaststoffe als ein Apfel. Eine Kiwi versorgt Sie mit der Ration Vitamin C, die Sie für den Tag brauchen. Im Unterschied zu den meisten Früchten ist ihr Vitamin-C-Gehalt sehr stabil: Obwohl er kurz nach der Ernte etwas absinkt, sind doch selbst nach sechsmonatiger Lagerung noch 90% des Vitamins C erhalten.

Die Kiwi hat auch einen besonders hohen Gehalt an Kalium, an dem es unserer westlichen Kost mit ihrer hohen Natriumzufuhr aus Fertigprodukten oft mangelt. Ein Mangel an diesem Mineralstoff, den alle Körperzellen benötigen, kann zu Bluthochdruck, Depressionen, Müdigkeit und Verdauungsschwäche führen. Eine mittelgroße Kiwi liefert etwa 250 mg Kalium bei nur 4 mg Natrium.

Suchen Sie beim Einkauf Kiwis aus, deren Fruchtfleisch auf Fingerdruck leicht nachgibt. Die Früchte sollten im Kühlschrank aufbewahrt und erst unmittelbar vor dem Verzehr geschält werden.

Der Ballaststoffgehalt der Kiwi und ihre speziellen Schleimstoffe machen sie zu einem ausgezeichneten, aber äußerst milden Abführmittel. Damit ist sie die ideale Frucht für ältere Menschen, die oft an Vitamin-C-Mangel und chronischer Verstopfung leiden. Die Kiwi enthält außerdem ein Enzym namens Actinidin, das ähnlich wie das Papain der Papaya die Verdauung wirksam fördert.

- ⊕ *Gut für das Immunsystem und bei Haut- und Verdauungsproblemen.*
- ⊕ *Am besten roh verzehren – die Kiwi halbieren und auslöffeln.*

TROCKENOBST

Mit hohem Mineral- und Ballaststoffgehalt

Die große Auswahl an Trockenobstsorten reicht von der vertrauten Rosine bis zur exotischen Mango. Als hochkonzentrierte Quelle schnell verfügbarer Energie sind sie bei Sportlern, Wanderern und Bergsteigern besonders beliebt. Sie sind aber nicht nur gute Energiespender, sondern enthalten auch überdurchschnittlich viel Eisen, Kalium und Selen, kleinere Mengen anderer Mineralstoffe sowie Ballaststoffe und Vitamin A (in gelben / orangefarbenen Obstsorten).

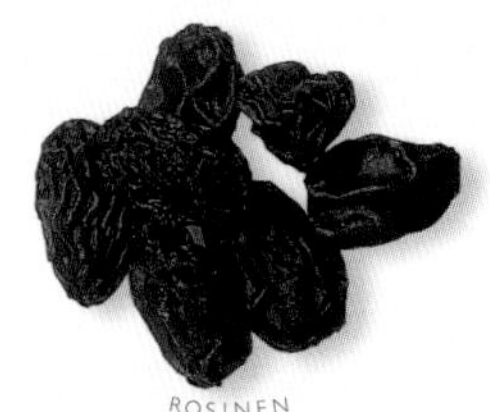

ROSINEN

Abgesehen davon, daß sie durch ihren hohen Eisengehalt wesentlich zur Vermeidung von Blutarmut beitragen, sind Trockenfrüchte aufgrund ihres Ballaststoffgehalts auch als Abführmittel hilfreich.

Immer mehr Eltern sehen Trockenfrüchte mit ihrer aromatischen Süße und ihrem Nährstoffreichtum als sinnvolle Alternative zu den üblichen Süßigkeiten für ihre Kinder an. Durch ihre klebrige Konsistenz können Trockenfrüchte jedoch kariesfördernd wirken, weshalb man sie maßvoll genießen sollte. Trockenobst kann man auch kleingehackt unter Salate mischen, als Kompott dünsten oder in köstlichen Saucen für herzhafte Fleisch- oder Wildgerichte verarbeiten. Beim Backen können Trockenfrüchte als Zuckerersatz dienen.

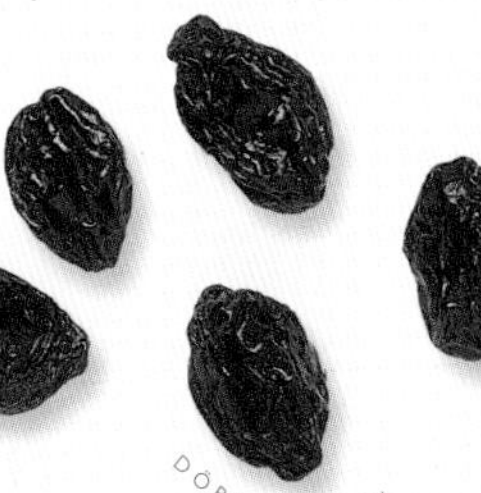

DÖRRPFLAUMEN

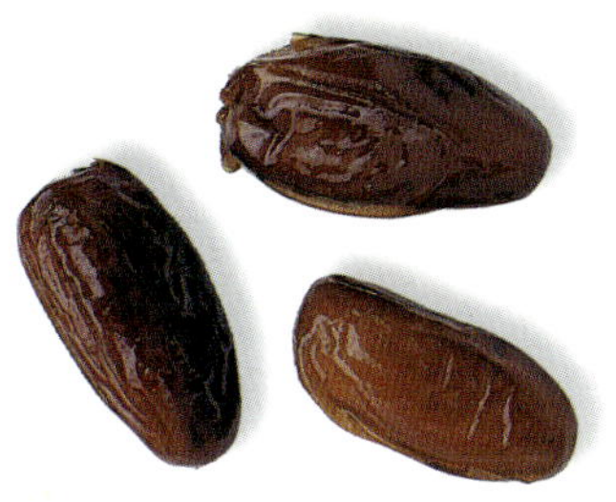

DATTELN

FRISCHE DATTELN
401 kJ/96 kcal je 100 g
GETROCKNETE DATTELN
1038 kJ/248 kcal je 100 g
Reich an Eisen und Kalium

Datteln werden im Orient seit mindestens 5 000 Jahren kultiviert und sind in dieser Region eine äußerst wichtige Nährstoffquelle. Sie dienen als Zuckerersatz und Grundnahrungsmittel und werden zu alkoholischen Getränken vergoren. Aus getrockneten Datteln kann man auch Mehl gewinnen.

Frische Datteln haben einen viel geringeren Kaloriengehalt als getrocknete; sie enthalten auch etwas Vitamin C, das beim Trocknen jedoch verlorengeht. Am interessantesten sind aber die Mineralstoffe der Datteln: Es gibt ein oder zwei eisenarme Dattelarten, doch die große Mehrzahl kann einen erheblichen Beitrag zur Deckung unseres Eisenbedarfs leisten. Das macht sie in Verbindung mit ihrem leicht verwertbaren Energiegehalt zu einem idealen Nahrungsmittel für Menschen, die an Blutarmut oder krankheitsbedingter chronischer Müdigkeit leiden. Alle Datteln sind gute Ballaststofflieferanten, enthalten viel Kalium, kleinere Mengen an B-Vitaminen und eine mittlere Dosis an Folsäure. Die Araber genießen getrocknete Datteln traditionell zum Tee oder Kaffee, reichen sie aber auch in Buttermilch oder Joghurt – ein Gericht mit hervorragendem Nährwert. Ein aus Trockendatteln zubereitetes Dessert, mit Sesam bestreut, der ungesättigte Fettsäuren und Eiweiß beisteuert, ist eine köstliche und nährstoffreiche Nascherei.

- ✚ *Ausgezeichnet gegen Blutarmut und bei durch Virusinfektionen bedingte oder chronische Müdigkeit.*
- ✚ *Günstig bei Verstopfung.*
- ✚ *Am besten als Zwischenmahlzeit oder Vorspeise genießen.*

WISSENSWERTES

● Hat Ihr Liebesleben etwa an Schwung verloren? Im Orient gelten Datteln als hochwirksames Aphrodisiakum.

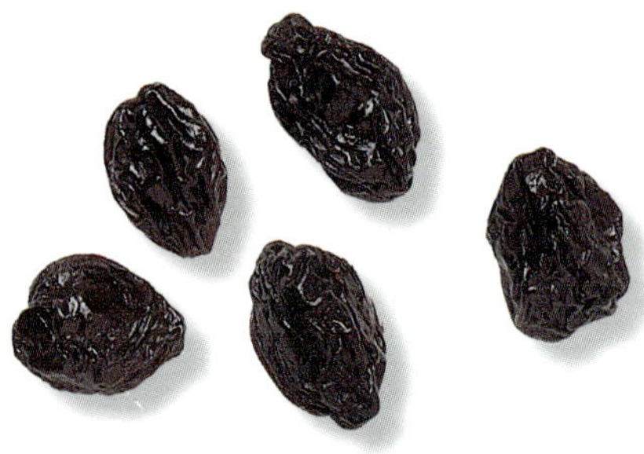

DÖRRPFLAUMEN

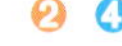

1004 kJ/240 kcal je 100 g
Reich an Kalium, Eisen und Ballaststoffen

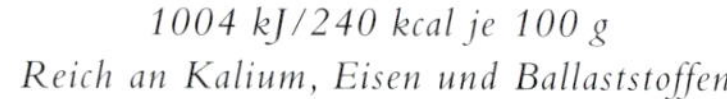

Dörrpflaumen sind die getrockneten Früchte einer bestimmten Pflaumenbaumart, für deren Anbau das französische Städtchen Agen südöstlich von Bordeaux besonders bekannt ist. Dörrpflaumen haben eine lange Geschichte: Die Kreuzritter brachten sie aus dem Orient mit nach Europa, doch waren es die Araber, die die ersten *pruneaux d'Agen* pflanzten – eine ähnlich traditionsreiche Bezeichnung wie die *Appelation Contrôlée* hochwertiger Weine. Heute jedoch erzeugt Kalifornien doppelt so viele Dörrpflaumen wie der Rest der Welt: 70 % der Gesamtproduktion.

WISSENSWERTES

● Wer seinen Fettkonsum reduzieren möchte, kann zum Backen pürierte Dörrpflaumen als Fettersatz nehmen. Das Püree kann anstelle von Butter, Margarine oder Öl verwendet werden. Aufgrund der natürlichen Süße von Dörrpflaumen kann man bei den meisten Kuchenrezepten auch den Zuckerzusatz reduzieren.

Dörrpflaumen sind reich an Kalium und damit wertvoll für Menschen mit zu hohem Blutdruck; sie sind reich an Ballaststoffen und Eisen und enthalten außerdem Nikotinsäure, Vitamin B_6 und Vitamin A. Mit ihren 240 kcal pro 100 g sind sie ausgezeichnete, leicht verdauliche Energiespender. Darüber hinaus enthalten sie einen Stoff namens Hydroxyphenolisatin, der die Muskeln des Dickdarms anregt und als sehr sanfte Verdauungshilfe ohne abführende Wirkung fungiert.

⊕ *Gut gegen Verstopfung, bei Bluthochdruck, Müdigkeit und bei Lethargie.*

⊕ *Am besten trocken oder eingeweicht verzehren oder zum Kochen verwenden; Dörrpflaumensaft ist sehr nahrhaft.*

⊖ *Industriell hergestellte Dörrpflaumen sind oft geschwefelt und mit Schwefeldioxid überzogen – entfernen Sie diese Zusatzstoffe durch mehrmaliges Abwaschen mit warmem Wasser.*

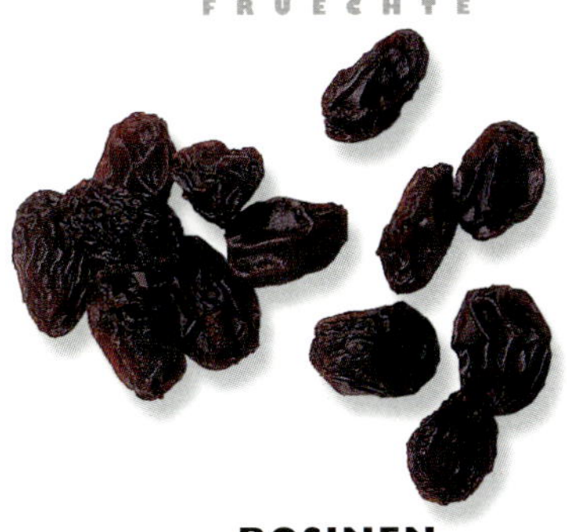

ROSINEN

  5

1213 kJ/290 kcal je 100 g

Reich an natürlichen Zuckern, Ballaststoffen und Kalium

Rosinen sind getrocknete Trauben. Die besten Qualitäten läßt man auf natürliche Weise am Rebstock trocknen. Bei der traditionellen Methode legt man die Trauben auf großen Stellagen in der Sonne aus und wendet die Früchte drei Wochen lang alle 7–10 Tage. Moderne Produktionsbetriebe in Australien und Kalifornien arbeiten mit seitlich offenen Trockenschuppen und maschineller Ernte.

Rosinen enthalten den gesamten Nährwert der Trauben in konzentrierter Form, was sie zu hervorragenden, schnell verwertbaren Energiespendern macht – 100 g Rosinen enthalten fast 70 g der natürlichen Zucker Glucose und Fructose. Damit sind sie ideal als energiereiches Nahrungsmittel für Sportler, Wanderer, Bergsteiger und Menschen, die an chronischer Müdigkeit leiden.

Im Unterschied zu zuckerhaltigen Süßigkeiten sind Rosinen auch mit anderen Nährstoffen gut ausgestattet: mit Ballaststoffen (sie senken den Cholesterinspiegel und fördern die Verdauung), Eisen (100 g liefern fast 25 % der für Frauen empfohlenen Tagesaufnahme), Selen und viel Kalium (wirkt entwässernd und blutdrucksenkend). Rosinen enthalten außerdem Vitamin A und kleine, aber nicht unbedeutende Mengen der B-Vitamine.

- ⊕ *Gut gegen Bluthochdruck, zur Entwässerung, bei Antriebslosigkeit, Blutarmut und Verstopfung.*
- ⊕ *Am besten gut gewaschen als Zwischenmahlzeit, in Salaten und Obstgerichten verzehren.*
- ⊖ *Rosinen sind oft geschwefelt und mit Schwefeldioxid überzogen – entfernen Sie diese Zusatzstoffe durch mehrmaliges Waschen mit warmem Wasser.*

WISSENSWERTES

● Die Kombination aus hochwertigen, schnell verfügbaren Kalorien und B-Vitaminen macht Rosinen zur idealen Nascherei für alle, die an Depressionen, Ängsten und Nervosität leiden.

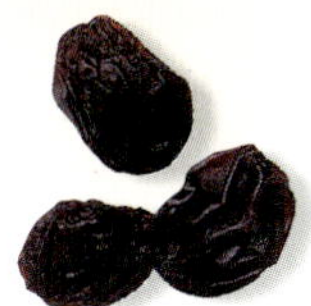

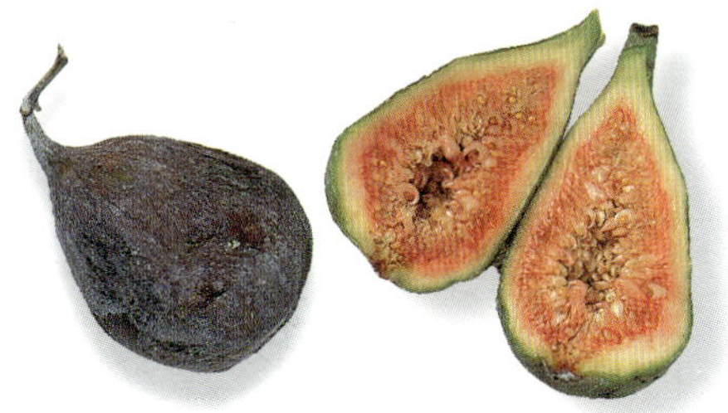

FEIGEN

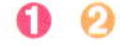

FRISCHE FEIGEN

293 kJ/70 kcal je 100 g

GETROCKNETE FEIGEN

1130 kJ/270 kcal je 100 g

Reich an Beta-Karotin und Ballaststoffen

Seit Beginn der geschichtlichen Überlieferung wird die Feige als Nahrungsmittel erwähnt. Neben den Feigenblättern, mit denen Adam und Eva ihre Blöße bedeckt haben sollen, zeugen andere biblische Erwähnungen der Feige von ihrer Bedeutung als Nahrungsmittel, Arznei und Wohlstandssymbol. Die olympischen Athleten der griechischen Antike aßen Feigen, um ihre Ausdauer zu steigern. Den Hindus ist der Feigenbaum heilig.

Die moderne Forschung hat bewiesen, daß Feigen reich an krebshemmendem Benzaldehyd sind. Außerdem enthalten sie heilkräftige Enzyme, Flavonoide und das Enzym Ficin, das die Eiweißverdauung unterstützt. Überhaupt sind Feigen eine ausgezeichnete Quelle leicht verdaulicher Nährstoffe; sie liefern auch Eisen, Kalium, Beta-Karotin, wasserlösliche und unlösliche Ballaststoffe und Energie in Form von Kohlenhydraten. Im Orient und in Asien gelten sie neben den Datteln als hochwirksames Aphrodisiakum.

- ✚ *Hilft bei Verstopfung, Verdauungsproblemen, Blutarmut und wirkt vorbeugend gegen Krebs.*
- ✚ *Frische Feigen roh und reif verzehren; getrocknete Feigen zwischendurch essen oder als Zutat zu einem Kompott verwenden.*

SCHNELLE HILFE

- Zur Behandlung von Furunkeln und Abszessen (auch des Zahnfleischs) eine frische Feige eine halbe Stunde im Ofen backen, halbieren und die Masse auf die entzündete Stelle auftragen, um den Eiter herauszuziehen.
- Bei Warzen hilft der milchige Saft, den man aus einem geknickten Feigenblatt oder -stiel drücken kann. Die umgebende Haut mit Vaseline schützen, dann die Warze mit dem Saft bestreichen. Innerhalb weniger Stunden bildet sich ein leicht entzündeter Hautring um die Warze, die allmählich einschrumpft und nach ein paar Tagen abfällt.

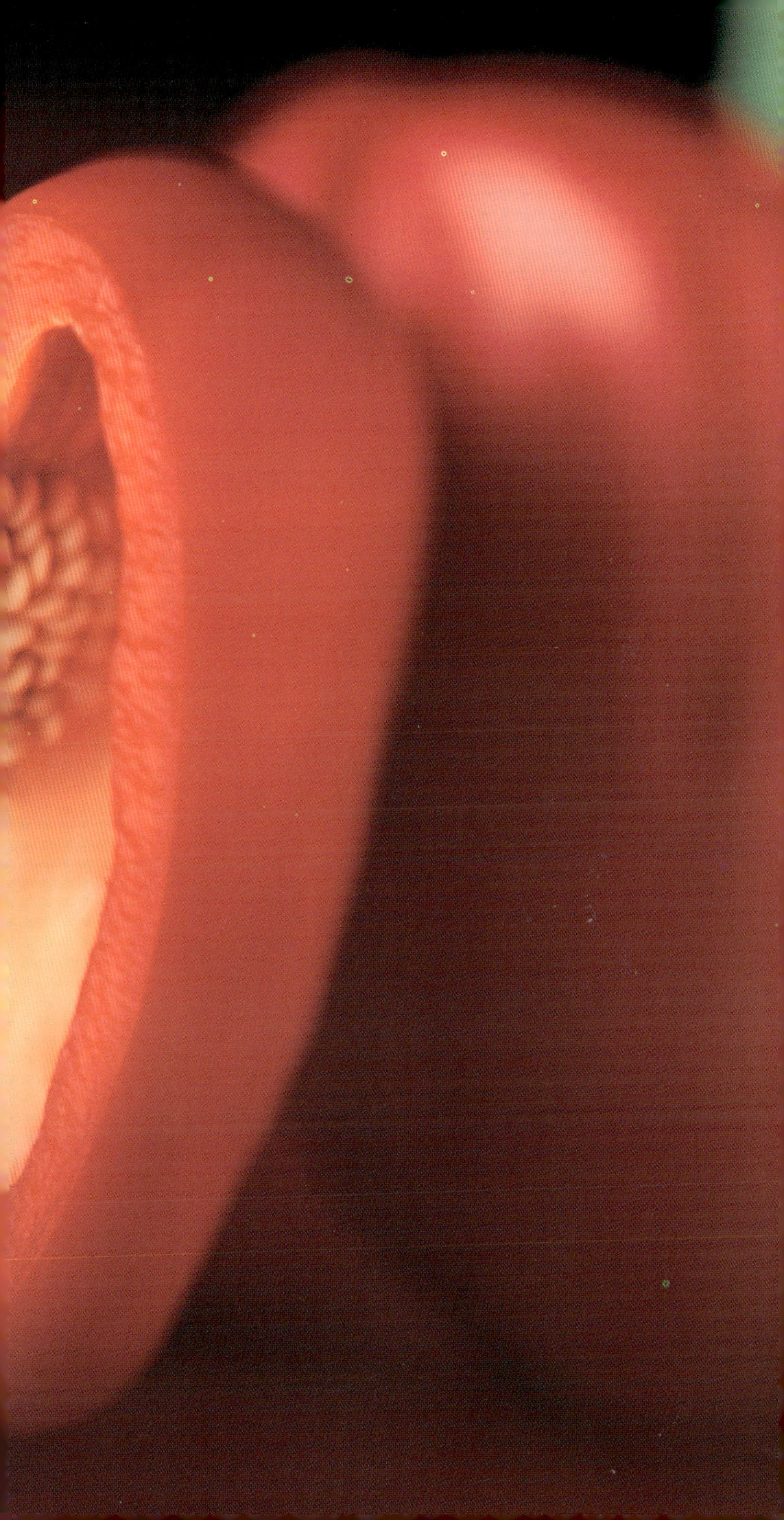

GEMÜSE

Seit langem schätzt man die Gemüse als gesunde Nahrungsmittel, die vor koronaren Herzkrankheiten, Verstopfung und nach neuesten Erkenntnissen auch Krebs schützen können. Gemüse – von den biederen Wurzel- und Kohlgemüsen über die Salatpflanzen bis hin zu den exotischeren mediterranen Gemüsen und eßbaren Algen (nicht zu vergessen die heilkräftigen Lauchgewächse wie Zwiebeln und Knoblauch) – sind bekannt für ihren hohen Gehalt an Vitaminen und Mineralstoffen. Viele Gemüse verzehrt man am besten roh oder nur kurz gegart, damit ihre gesundheitsfördernden Inhaltsstoffe erhalten bleiben.

PAK-CHOI

Der internationale Krebsforschungsbericht von 1998 liefert deutliche bevölkerungsbezogene Hinweise auf die Rolle, die der Obst- und Gemüseverzehr bei der Krebsverhütung spielt. Neuere Studien aus Italien und anderen Ländern deuten ebenfalls darauf hin, daß der Verzehr von Gemüse, besonders als Frischgemüse und Rohkost, das Risiko vieler Krebserkrankungen mindert. Die Forschung hat dabei die Karotinoide, die Vitamine C und E, Selen, Ballaststoffe, Flavonoide, Phenole, Pflanzenstenole und Proteasehemmer als diejenigen Inhaltsstoffe von Früchten und Gemüsen ermittelt,

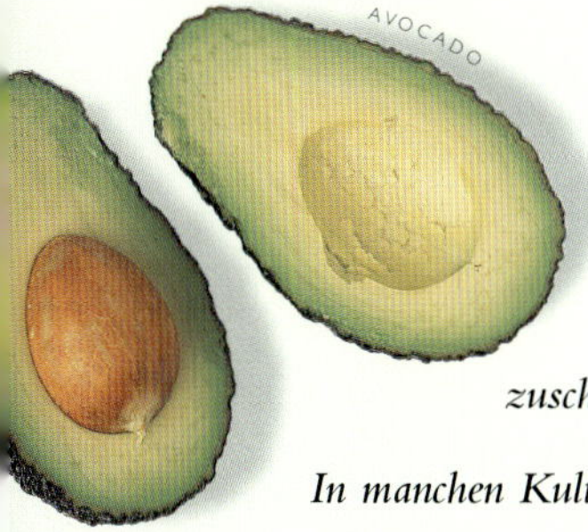

AVOCADO

denen diese Schutzwirkungen wohl am ehesten zuzuschreiben sind.

In manchen Kulturen stehen traditionell auch reine Gemüsemahlzeiten auf dem Speiseplan; andere betrachten Gemüse leider in erster Linie als Beilage zu Fleisch oder Fisch. Doch mit zunehmender Einsicht in den ernährungsphysiologischen Wert pflanzlicher Kost entdekken die Verbraucher immer vielfältigere und raffiniertere Möglichkeiten, aus Gemüse Mahlzeiten für jeden Geschmack zu bereiten: ob als Rohkost, gedünstet, als Salate, Suppen und Eintöpfe, gebacken, püriert oder auch in Form schmackhafter Gemüsesäfte. Naturheilkunde und Volksmedizin empfehlen Gemüsesäfte seit langem gegen vielerlei Beschwerden, u.a. bei Magengeschwüren und Verdauungsstörungen und auch zur Anregung der Lebertätigkeit.

Kartoffel und Yamswurzel sind in vielen Ländern Grundnahrungsmittel und Hauptlieferanten von Kohlenhydraten sowie einigen Vitaminen und Mineralstoffen. Bei den empfohlenen fünf Portionen Obst und Gemüse pro Tag ist die Kartoffel jedoch nicht zu berücksichtigen, weil man sie in diesem Zusammenhang zu den stärkehaltigen Nahrungsmitteln rechnet.

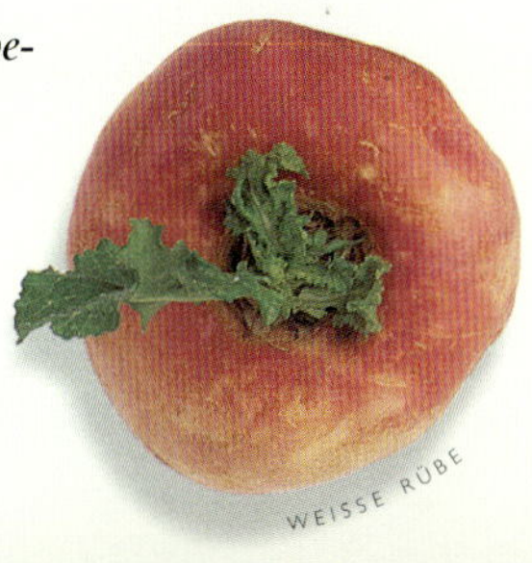

WEISSE RÜBE

WURZELGEMÜSE

Wertvoll durch Vitamin- und Ballaststoffgehalt

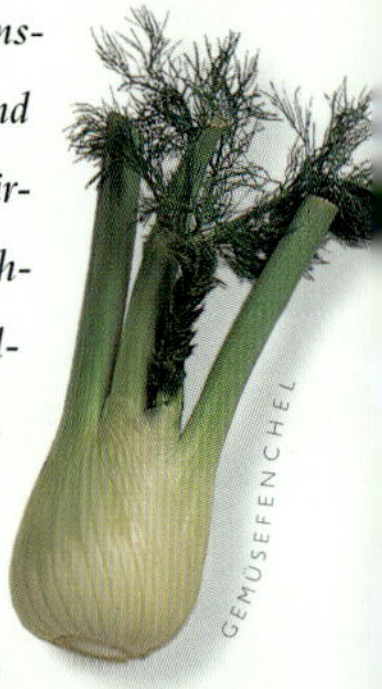

Viele Wurzelgemüse – wie Kartoffeln, Yamswurzeln, Süßkartoffeln, Kohlrüben und Möhren – sind als gesunde und sättigende Stärkelieferanten sehr zu empfehlen. Leider verzichten kalorienbewußte Menschen oft auf Wurzelgemüse, weil sie sie für kalorienreich halten. Dabei sind es eher die dazu gereichten Saucen bzw. die Fettzugabe, die dick machen. Diese Gemüsesorten enthalten auch die Vitamine A, B, C, E und kleine Mengen an Spurenelementen und sind eine gute Ballaststoffquelle – besonders, wenn man die Schale mit verzehrt.

GEMÜSEFENCHEL

Wurzelgemüse in kräftigen Rot- und Gelbtönen – wie rote Bete, Möhren, Süßkartoffeln und Kohlrüben – enthalten außer Spurenelementen auch nennenswerte Mengen an Vitamin A.

In der Saison sind dies preiswerte, schmackhafte und sättigende Nahrungsmittel. Auch weniger bekannten oder verbreiteten Wurzelgemüsen, wie Topinambur, Pastinaken und Fenchel, sollte man einen Platz auf dem Speisezettel einräumen, da sie ebenfalls wichtige Vitamine und Mineralstoffe beisteuern.

RADIESCHEN

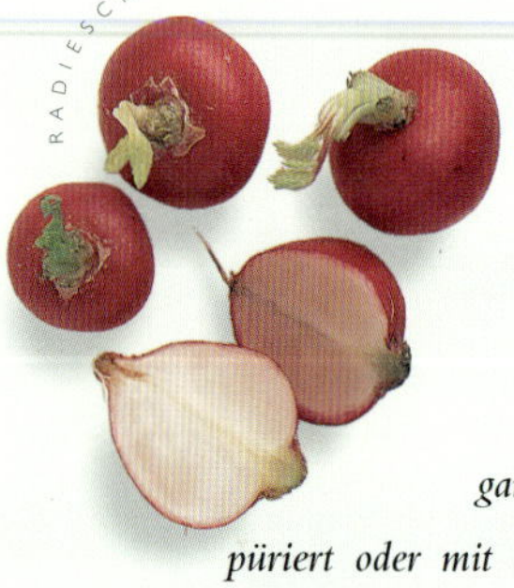

Wurzelgemüse verzehrt man meist in gegarter Form – ob gekocht, gebraten, gebacken, püriert oder mit anderen Zutaten zu Suppen und Eintöpfen kombiniert –, wobei ihre Nährstoffe weitgehend erhalten bleiben. Manche Sorten – wie Möhren, weiße Rüben, Radieschen, frische junge Topinambur und Fenchel – kann man in der Saison auch roh genießen.

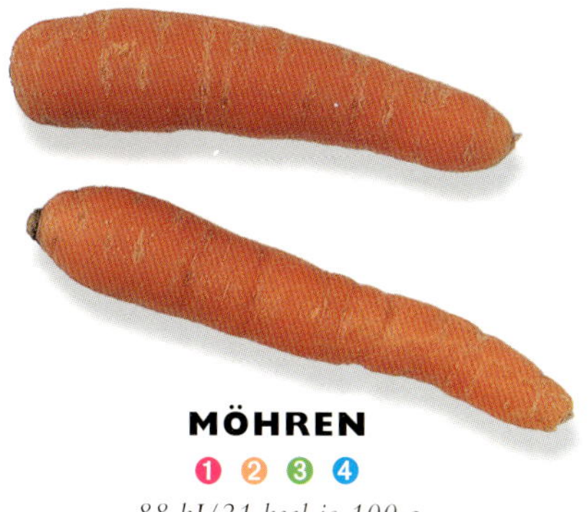

MÖHREN

❶ ❷ ❸ ❹

88 kJ/21 kcal je 100 g
Reich an Beta-Karotin

Schon eine einzige Möhre enthält so viel Beta-Karotin, daß Ihr Körper daraus eine ganze Tagesdosis Vitamin A produzieren kann. Vitamin A ist wichtig für eine gesunde Haut und fördert die Widerstandskraft der Schleimhäute gegen Krankheitserreger. Deshalb sind Möhren so wertvoll zur Gesunderhaltung der Lungen und des gesamten Atmungsapparates. Vitamin-A-Mangel kann zu Nachtblindheit führen. Das Beta-Karotin wird aus älteren, dunkleren, gegarten Möhren – besonders, wenn man sie mit etwas Fett oder Öl zubereitet, das die Resorption unterstützt – wesentlich besser aufgenommen als aus den zarten Frühsorten. Wählen Sie möglichst biologisch angebaute Möhren, um hohe Schadstoffrückstände zu vermeiden.

Von über 40 veröffentlichten Studien ergaben 75 % einen eindeutigen Rückgang des Krebsrisikos bei häufigem Verzehr von Möhren. Außerdem schützen Möhren vor ultravioletter Strahlung und damit auch vor Hautschäden und vorzeitiger Faltenbildung.

Möhren enthalten die antioxidativ wirkenden Vitamine C und E. Daher ist ihr Verzehr Menschen, die an Arterienverkalkung leiden, besonders anzuraten.

Alte Hausrezepte empfehlen Möhren zur Behandlung von Durchfall, besonders bei Kleinkindern und Säuglingen, für die Möhrenbrei gesunde Kost und wirksame Arznei zugleich ist. Naturheilkundler verordnen eine zweitägige Fastenkur, bei der man nur frischen Möhrensaft und reichlich Mineralwasser zu sich nimmt, zur Anregung der Lebertätigkeit und Linderung von Gelbsuchtsymptomen.

- *Wertvoll bei der Krebsverhütung, für Herz, Kreislauf und Sehvermögen.*
- *Gut für Haut und Schleimhäute.*
- *Am besten gegarte ältere Möhren verzehren.*

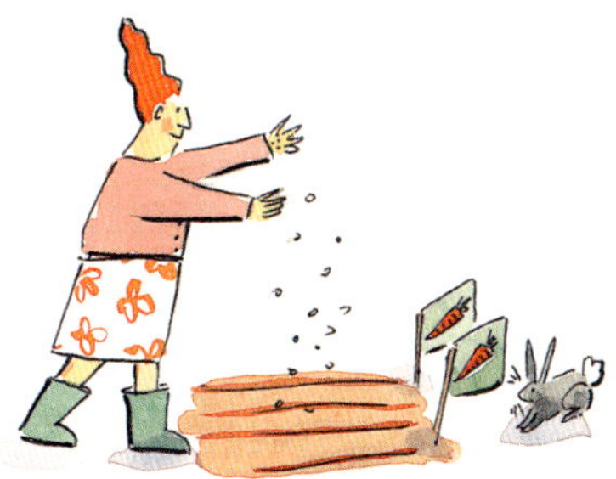

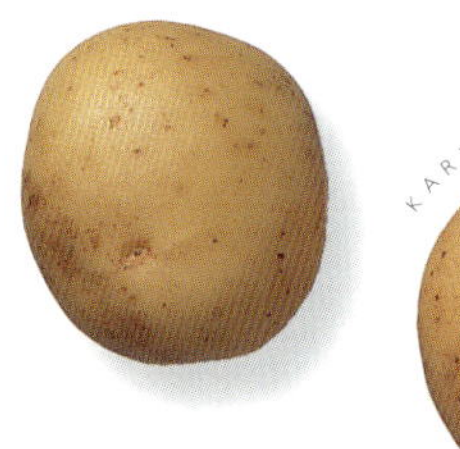

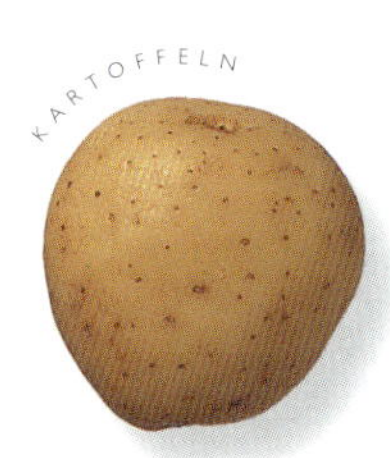

KARTOFFELN

 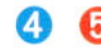

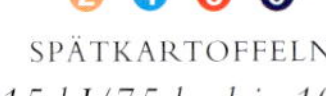

SPÄTKARTOFFELN

315 kJ/75 kcal je 100 g

POMMES FRITES

1172 kJ/280 kcal je 100 g

Reich an Ballaststoffen und Vitamin C

Die Kartoffel ist mit ihrem außerordentlichen Nährstoffgehalt eines der wichtigsten Grundnahrungsmittel. Sie liefert uns Ballaststoffe, Vitamine der B-Gruppe, wertvolle Mineralstoffe und – selbst gekocht oder gebacken – noch ausreichend Vitamin C, um Mangelerscheinungen vorzubeugen. Backofenkartoffeln sind eine besonders günstige Zubereitungsform, da viele wichtige Nährstoffe, u. a. Kalium, in der Schale sitzen.

Jahrelang haben Ärzte die Kartoffel vom Speiseplan übergewichtiger Patienten gestrichen, doch wissen wir heute, daß Kartoffeln wertvoller Bestandteil einer Schlankheitsdiät sind. Ihr gesundheitlicher Nutzen ist vor allem eine Frage der Zubereitung.

Brät man sie mit Fleisch in der Pfanne, muß man 5 g Fett je 100 g Kartoffeln hinzurechnen. Selbstgemachte Pommes frites enthalten schon 15 g Fett je 100 g; Kartoffelchips bringen es sogar auf 36 g Fett je 100 g (etwa 26 g bei fettarmen Sorten!). Zum Vergleich: Gekochte oder gebackene Kartoffeln sind nicht weniger köstlich, enthalten aber nur 0,1 g Fett je 100 g.

Auch wenn ihr Nährwert im einzelnen von Sorte und Bodenbeschaffenheit abhängt, ist die Kartoffel nahezu der beste Energie- und Eiweißlieferant von allen Nutzpflanzen. ▶

WISSENSWERTES

● Naturheilkundler in Nord- und Osteuropa setzen rohen Kartoffelsaft erfolgreich zur Behandlung von Magengeschwüren und Osteoarthritis ein. Die Kur ist simpel: ein halbes Gläschen Kartoffelsaft viermal täglich trinken – einen Monat lang. Der unangenehme Geschmack kann durch Zugabe von Apfel- und Möhrensaft oder etwas Honig gemildert werden. Sie können den frischen Kartoffelsaft auch unmittelbar vor dem Verzehr in Suppen geben – nicht mitkochen!

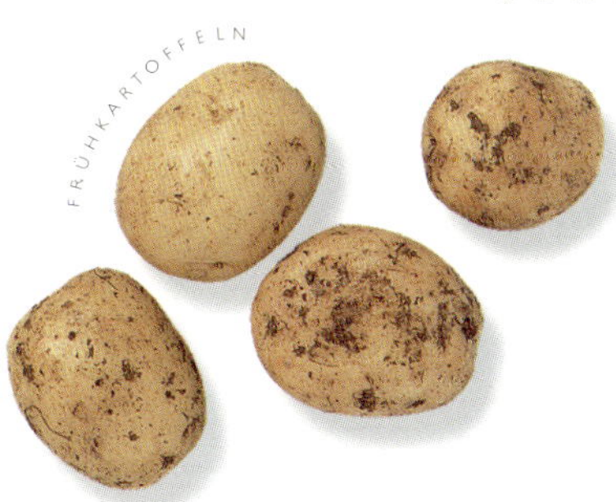

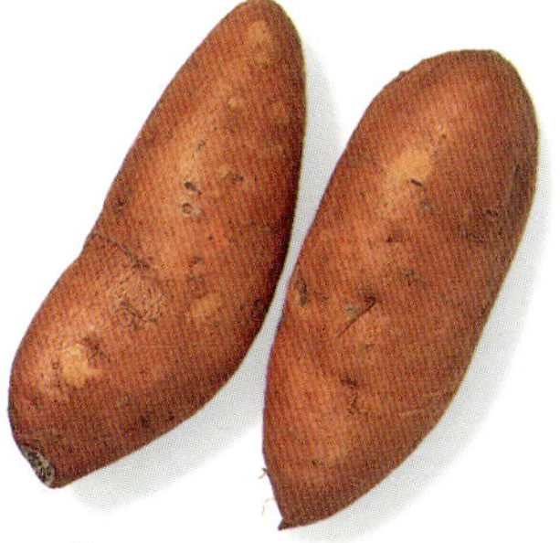

Fortsetzung Kartoffeln

Gegarte Kartoffelstärke ist sehr leicht verdaulich und damit für Kranke, Menschen mit Verdauungsproblemen und als Säuglingsnahrung geeignet. Das Kartoffeleiweiß hat eine genauso hohe biologische Wertigkeit wie das der Sojabohne, was die Kartoffel zur idealen Kost für Kinder, Kranke und Vegetarier macht. Sie liefert auch etwa ein Fünftel der empfohlenen Tagesaufnahme an Vitamin C.

- ⊕ *Gut bei Verdauungsstörungen, chronischer Müdigkeit, Blutarmut.*
- ⊕ *Am besten in der Schale gebacken, in wenig Wasser gedämpft oder gekocht verzehren.*
- ⊖ *Beschädigte, grüne oder keimende Kartoffeln enthalten das giftige Solanin, das Unwohlsein hervorruft und – in größeren Mengen gegessen – lebensgefährlich ist.*

SCHNELLE HILFE

● Ein Tee aus den besonders kaliumreichen Kartoffelschalen wird in der Volksmedizin als Mittel bei Bluthochdruck empfohlen.

SÜSSKARTOFFELN

440 kJ/105 kcal je 100 g
Reich an Stärke und Karotinoiden

Die Süßkartoffel oder Batate wird oft mit der Yamswurzel (siehe S. 56) verwechselt, doch handelt es sich tatsächlich um ganz verschiedene Arten, von denen die Yamswurzel den geringeren Nährwert bietet.

Süßkartoffeln sind ausgezeichnete Stärke- und damit Energielieferanten. Sie enthalten außerdem Eiweiß, Vitamin C und E und eine beachtliche Menge an Karotinoiden, u. a. auch Beta-Karotin. Diese und andere pflanzlichen Wirkstoffe der Knolle machen die Süßkartoffel zu einem hochwirksamen Vorbeugungsmittel gegen Krebs. Schon 100 g Süßkartoffeln am Tag können das Risiko, an Lungenkrebs zu erkranken, drastisch senken.

- ⊕ *Unterstützt das Sehvermögen und beugt Nachtblindheit vor.*
- ⊕ *Gut bei Hautproblemen und als Krebsvorbeugung.*
- ⊕ *Am besten gekocht, püriert oder gebacken verzehren.*

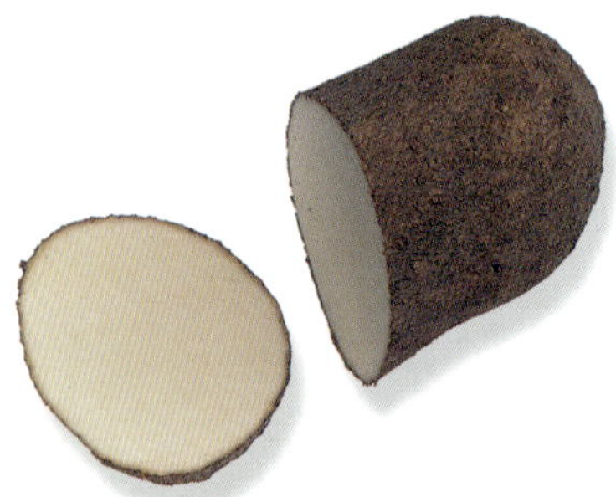

YAMSWURZELN

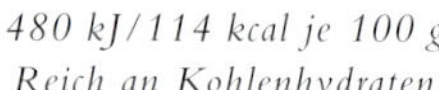

480 kJ/114 kcal je 100 g
Reich an Kohlenhydraten

Yamswurzeln sind extrem kohlenhydratreich und dienen vor allem in Afrika als Grundnahrungsmittel. Sie enthalten wenig Eiweiß, aber viel Vitamin C, jedoch praktisch kein Vitamin A oder E und viel weniger Ballaststoffe als Süßkartoffeln. Yamswurzeln sind jedoch eine Quelle pflanzlicher Östrogene und wirken möglicherweise schützend gegen hormonell beeinflußbare Krebsarten. Sie sind darüber hinaus hilfreich für Frauen in den Wechseljahren.

Als Energiespender sind sie besser als die Süßkartoffel, enthalten aber etwas weniger Eiweiß.

- ⊕ *Gute Energiespender.*
- ⊕ *Am besten gekocht, gebacken oder püriert verzehren.*

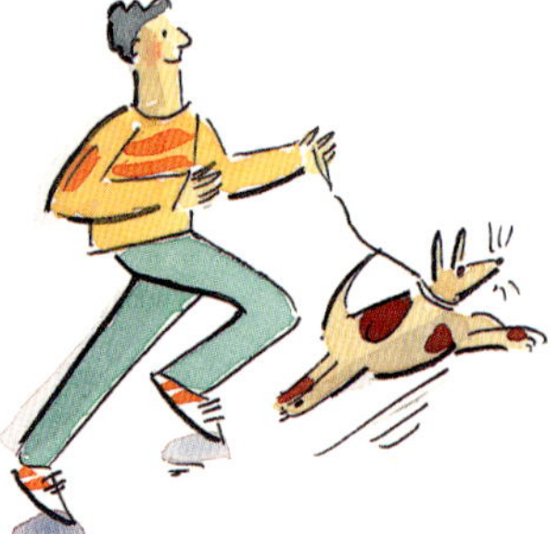

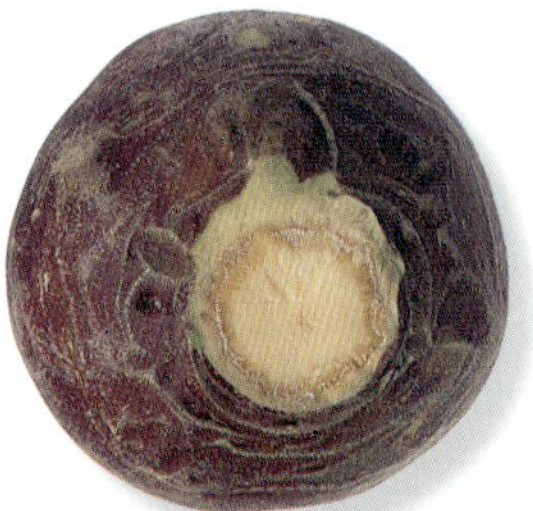

KOHLRÜBEN

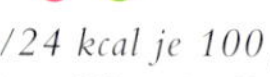

100 kJ/24 kcal je 100 g
Reich an Vitamin C

Die Kohlrübe oder Steckrübe, eine weitere Angehörige der Kreuzblütlerfamilie, wird von vielen als bloßes Viehfutter angesehen, ist jedoch ein vorzügliches Gemüse von delikatem Geschmack und mit allen krebsvorbeugenden Eigenschaften dieser Pflanzengruppe ausgestattet. Sie enthält viel Vitamin C – 100 g decken die Hälfte des empfohlenen Mindesttagesbedarfs eines Erwachsenen –, viel Kalium, praktisch kein Natrium, ein paar Ballaststoffe und je nach Bodenqualität kleine Mengen an Spurenelementen. 100 g Kohlrüben liefern bei nur 24 Kalorien eine magenfüllende Mahlzeit – für Schlankheitsbewußte ein wichtiger Pluspunkt. Mit Kartoffeln püriert, ist die Kohlrübe eine ausgezeichnete Säuglingsnahrung.

- ⊕ *Gut zur Krebsverhütung, bei Hautproblemen und als Babynahrung.*
- ⊕ *Am besten gekocht – in Eintöpfen, Aufläufen und Suppen – verzehren.*
- ⊖ *Kohlrüben sollten von Menschen mit Schilddrüsenproblemen oder bei Dauerbehandlung mit Thyroxin nur maßvoll verzehrt werden.*

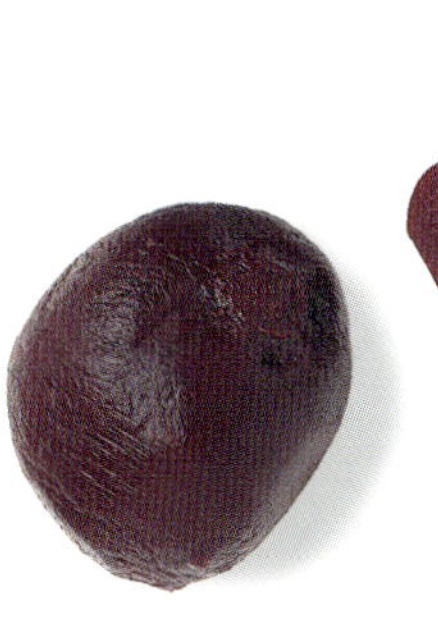
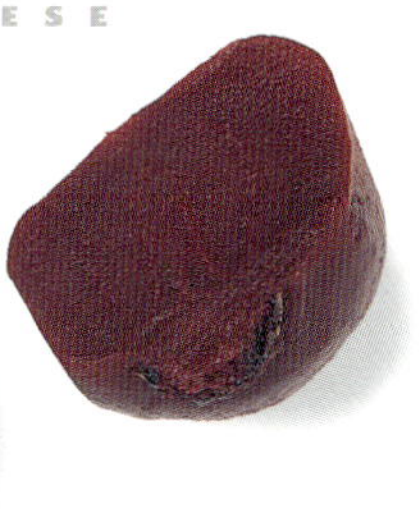

ROTE BETE

151 kJ/36 kcal je 100 g
Reich an Karotinoiden und Folsäure

Den Zigeunern diente der Saft der roten Bete als blutbildendes Mittel bei Bleichsucht und Mattigkeit. In Osteuropa setzt man sie zur Stärkung der Widerstandskraft und zur Behandlung Genesender ein. Der schweizerische Pionier des biologischen Gartenbaus, Dr. Hugo Brandenberger, entwickelte eine Technik der Milchsäuregärung, um biologisch erzeugten Rote-Bete-Saft zur Behandlung der Leukämie in seiner nährstoffreichsten Form zu konservieren. Rote Bete wird heute in Mitteleuropa in der Krebsbehandlung eingesetzt. Neuere Forschungsergebnisse erklären ihre Wirksamkeit teilweise: An den roten Farbstoff sind spezifische Antikarzinogene gebunden; außerdem erhöht rote Bete die Sauerstoffaufnahme der Zellen um bis zu 400 %.

Das Blattgrün enthält Beta-Karotin und andere Karotinoide, Folsäure, Kalium, etwas Eisen und Vitamin C. Damit sind Knollen und Blätter eine ideale Kost für Frauen – besonders während einer Schwangerschaft. Der frische Saft der rohen Knolle ist ein wirksames Blutreinigungs- und Stärkungsmittel. Er wird auch seit Jahrhunderten als Verdauungshilfe und zur Anregung der Lebertätigkeit geschätzt.

- *Gut bei Blutarmut und Leukämie.*
- *Wertvoll bei chronischer Müdigkeit und für Genesende.*
- *Gut für Frauen im gebärfähigen Alter; die Blätter sind besonders wirksam gegen Osteoporose.*
- *Die Blätter als Gemüse gekocht, Knollen am besten roh geraspelt im Salat oder gekocht in Suppe oder Eintopf verzehren.*

WISSENSWERTES

Ein ausgezeichnetes Mittel gegen Müdigkeit, Drüsenfieber oder bei Genesung von anderen schwächenden Krankheiten ist eine Mischung aus Rote-Bete-, Möhren-, Apfel- und Selleriesaft. Trinken Sie vor jeder Mahlzeit ein kleines Weinglas dieser wohlschmeckenden Mischung. Erschrecken Sie nicht, wenn es so aussieht, als hätten Sie Blut im Urin oder Stuhl – das ist nur der Farbstoff der roten Bete!

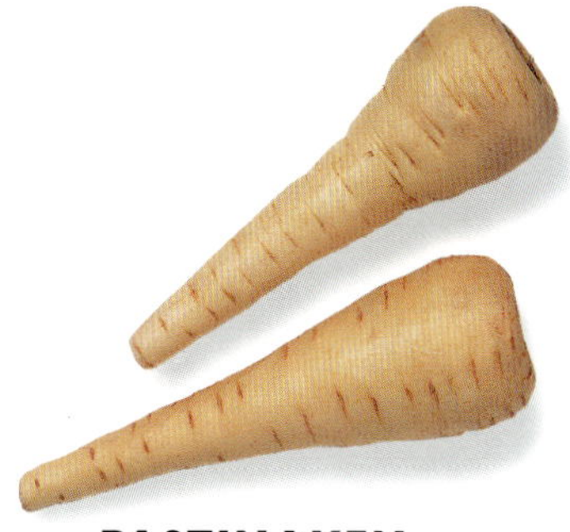

PASTINAKEN

268 kJ/64 kcal je 100 g
Reich an Ballaststoffen, Folsäure und Kalium

Dieses wenig beachtete und oft verunglimpfte Gemüse hat eine bessere Behandlung verdient. Es eignet sich mit seinem einzigartigen delikaten Aroma für interessante Zubereitungen und sollte nicht nur kleingewürfelt im Eintopf landen.

Die wilde Pastinake ist in weiten Teilen Europas seit langem bekannt; sie wächst hier auf kalkigen Böden an Straßenrändern und Feldrainen. Pastinaken wurden genau wie die Möhren schon in der Antike kultiviert – der römische Kaiser Tiberius ließ eigens frische Pastinaken vom Rhein nach Rom bringen. Bei uns aß man sie oft in der Fastenzeit zu gesalzenem Fisch, die Holländer bereiten aus ihnen Suppe, in Irland braut man Bier aus Pastinaken, und in England verarbeitet man sie sogar zu Marmelade und Wein.

Die großen Kräuterkundler Culpeper, Gerard, Tournefort und sogar John Wesley wußten nur Gutes über die Pastinake zu sagen: Sie betonten ihren hohen Nährwert für Rinder und Schweine – und auch für den Menschen.

Die Pastinake ist ein typisches Saisongemüse, das man essen sollte, wenn es frisch ist. Der Ehrgeiz moderner Supermärkte, Nahrungsmittel aus aller Welt das ganze Jahr über vorrätig zu halten, führt dazu, daß immer mehr überzüchtete, mit Kunstdünger im Treibhaus gezogene Erzeugnisse auf unseren Tellern landen – oft mit wenig Geschmack und geschmälertem Nährwert.

Pastinaken sind eine gute und reichhaltige Quelle an Ballaststoffen, Kalium, Folsäure, Vitamin E und enthalten Spuren von Mineralstoffen und B-Vitaminen. Am besten und süßesten schmecken sie nach den ersten strengen Winterfrösten.

- ✚ *Gut gegen Müdigkeit und Verstopfung.*
- ✚ *Am besten gekocht, püriert oder (in Pflanzenöl) gebraten verzehren.*

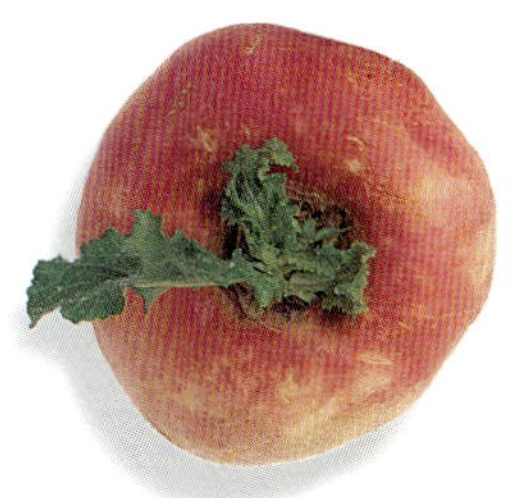

WEISSE RÜBEN

96 kJ/23 kcal je 100 g
Reich an Vitamin C und Ballaststoffen

Die weiße Rübe ist ein weiterer Kreuzblütler mit allen heilsamen Eigenschaften dieser Pflanzenfamilie. Wer seine Rüben selbst zieht, weiß ihr Blattgrün als delikates saftiges Frühgemüse zu schätzen. Es wird in der Volksmedizin seit langem zur Behandlung von Gicht und Arthritis eingesetzt, da es die Harnsäureausscheidung fördert.

Ein dünnes Püree aus in Milch gekochten weißen Rüben ist ein altes Hausmittel gegen Bronchitis. Weiße Rüben sind im übrigen gute Ballaststofflieferanten und enthalten kleine, aber gut verwertbare Mengen an Kalzium, Phosphor, Kalium, B-Vitaminen sowie einiges an Vitamin C.

- ⊕ *Gut bei Gicht, Arthritis und Infektionen der oberen Atemwege.*
- ⊕ *Hilfreich als Krebsvorbeugung.*
- ⊕ *Am besten roh als Salat, kurz gekocht oder als Einlage in Suppen und Eintöpfen verzehren.*
- ⊖ *Weiße Rüben sollten von Menschen, die an Schilddrüsenproblemen leiden oder unter Thyroxin-Dauerbehandlung stehen, nur maßvoll gegessen werden.*

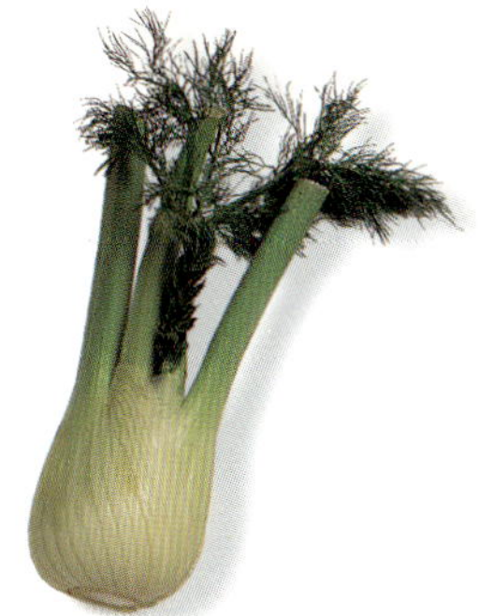

GEMÜSEFENCHEL

113 kJ/27 kcal je 100 g
Reich an ätherischen Ölen, Kalium und Vitamin C

Seit über 2 000 Jahren werden Fenchelsorten wegen des delikaten Aromas ihrer zarten Blätter angebaut. Auch die Fenchelsamen werden seit Jahrhunderten medizinisch genutzt (siehe S. 174). Der Gemüsefenchel wird jedoch ebenso seiner großen und wohlschmeckenden Knolle wegen angebaut. Es sind ätherische Öle wie Anissäure, Limonen, Fenchon und Anethol, die ihm unverwechselbaren Geschmack und heilkräftige Eigenschaften verleihen. Die Fenchelknolle enthält viel Kalium und Vitamin C, Folsäure und Magnesium.

- ⊕ *Hilfreich bei Verdauungsbeschwerden, vor allem bei starken Blähungen.*
- ⊕ *Ein mildes harntreibendes Mittel.*
- ⊕ *Am besten roh, geschmort oder gekocht essen.*

SCHNELLE HILFE

● Ein paar Scheiben Fenchel im Salat oder auf dem Sandwich können Ihnen neuen Schwung verleihen.

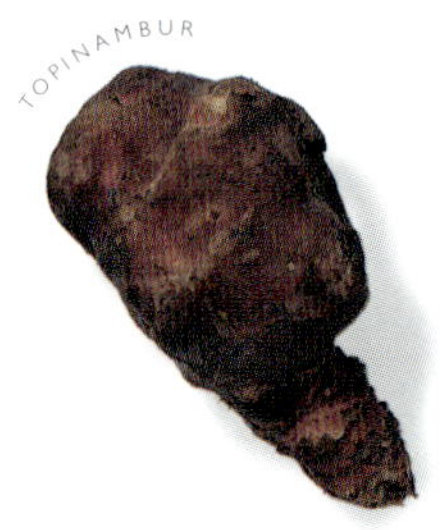

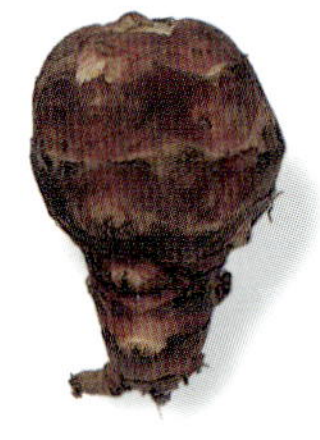

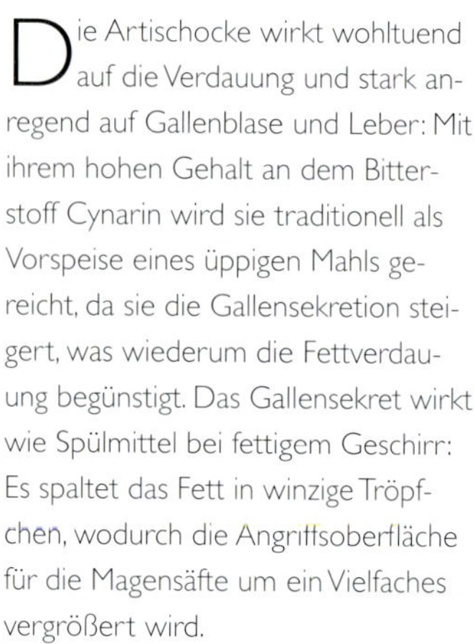

ARTISCHOCKEN

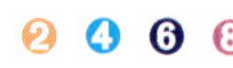

ARTISCHOCKEN

209 kJ/50 kcal je 100 g

TOPINAMBUR

172 kJ/41 kcal je 100 g

Reich an Cynarin bzw. Kalium

Die Artischocke wirkt wohltuend auf die Verdauung und stark anregend auf Gallenblase und Leber: Mit ihrem hohen Gehalt an dem Bitterstoff Cynarin wird sie traditionell als Vorspeise eines üppigen Mahls gereicht, da sie die Gallensekretion steigert, was wiederum die Fettverdauung begünstigt. Das Gallensekret wirkt wie Spülmittel bei fettigem Geschirr: Es spaltet das Fett in winzige Tröpfchen, wodurch die Angriffsoberfläche für die Magensäfte um ein Vielfaches vergrößert wird.

Naturheilkundler setzen Extrakte der Artischocke traditionell gegen Bluthochdruck ein; man weiß auch, daß sie die Cholesterinausscheidung fördert. Das macht die Artischocke in Verbindung mit ihrer entwässernden Wirkung zu einem nützlichen Entschlackungs- und Entgiftungsmittel, besonders bei Gicht, Arthritis oder Rheuma.

Essen Sie frische, ganz junge Artischocken am besten roh, mit etwas Olivenöl oder kurz angebraten zu Nudeln. So schöpfen Sie ihre Heilwirkung optimal aus.

Die gewöhnliche Artischocke ist eine Distelart aus dem europäischen Mittelmeerraum. Die sogenannte Topinambur oder Erdartischocke ist hingegen eine nordamerikanische, im 17. Jahrhundert nach Frankreich eingeführte Pflanze, die reichlich Kalium sowie Eisen und Vitamin B_1 enthält. Beide Gemüsearten enthalten jedoch anstelle von Stärke einen Zuckerstoff namens Inulin, der wie die Ballaststoffe nicht durch den Verdauungsvorgang abgebaut, sondern im Dickdarm durch Bakterientätigkeit vergoren wird, was Blähungen hervorrufen kann. Erdartischocken ißt man am besten gekocht in der Suppe.

- ✚ *Gut bei Leber- und Gallenproblemen, Gicht, Arthritis und Rheuma.*
- ✚ *Cholesterinspiegelsenkend.*
- ✚ *Ganz junge Artischocken roh verzehren; große Artischocken kochen und heiß oder kalt verzehren.*

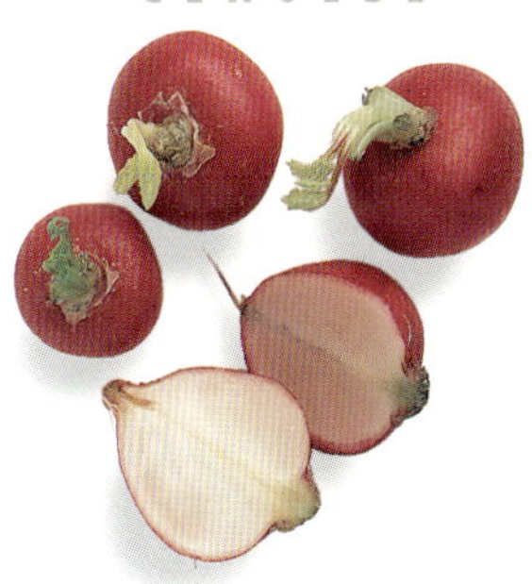

RADIESCHEN

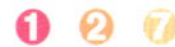

71 kJ/17 kcal je 100 g
Reich an Kalium, Vitamin C und Schwefel

Schon die alten Pharaonen kultivierten Radieschen. Sie betrachteten sie als derartig wertvolle Nahrungsquelle, daß sie die Pyramidenarbeiter in Knoblauch, Zwiebeln und Radieschen entlohnten. In der chinesischen Medizin werden die Radieschen schon gegen Mitte des 7. Jahrhunderts schriftlich erwähnt. Sie stammen ursprünglich aus dem südlichen Asien, sind aber heute in weiten Teilen Europas und Ostasiens heimisch, obwohl sie in Europa erst im 16. Jahrhundert eingeführt wurden und in England erstmals in einem Kräuterbuch von 1597 verzeichnet sind.

Die Radieschen enthalten als Angehörige der Kreuzblütlerfamilie u.a. Glucosinolate und andere Schwefelverbindungen, die wertvoll für Menschen mit erhöhtem Krebsrisiko sind. Naturheilkundler empfehlen dieses knackige Gemüse jedoch vor allem bei Gallenblasen- und Leberproblemen. Wie französische Studien nachgewiesen haben, wirkt Radieschensaft stark anregend auf die Bildung des Gallensekrets.

Radieschen enthalten jedoch noch mehr Gutes – viel Kalium, etwas Kalzium, reichlich Schwefel und Vitamin C sowie ein wenig Folsäure und Selen. Man sollte es mit dem Genuß der beißend scharfen Knollen jedoch nicht übertreiben, sonst werden Leber, Nieren und Gallenblase nicht mehr angeregt, sondern gereizt.

Radieschen möglichst frisch, jung und knackig verzehren. Der besseren Verdaulichkeit wegen sollte man das Kraut mitessen.

- ⊕ *Gut zur Krebsvorbeugung.*
- ⊕ *Hilfreich bei Leber- und Gallenproblemen, Verdauungsbeschwerden, Problemen der oberen Atemwege.*
- ⊖ *Bei Magengeschwüren, Magenschleimhautentzündung oder Schilddrüsenproblemen auf Radieschen verzichten.*

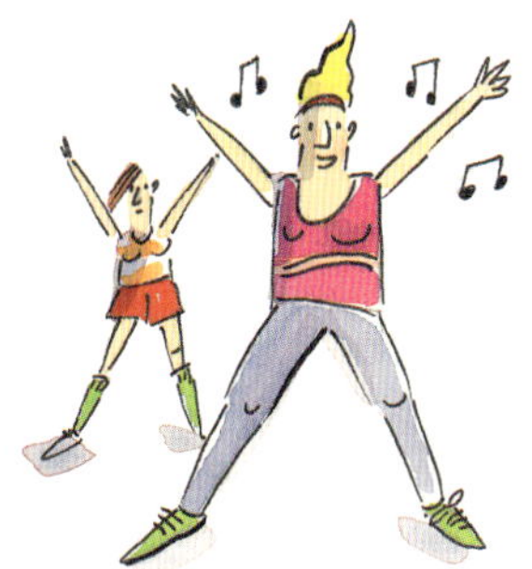

WEICHGEMÜSE

Wertvoll durch ihren Vitamin-, Beta-Karotin- und Ballaststoffgehalt

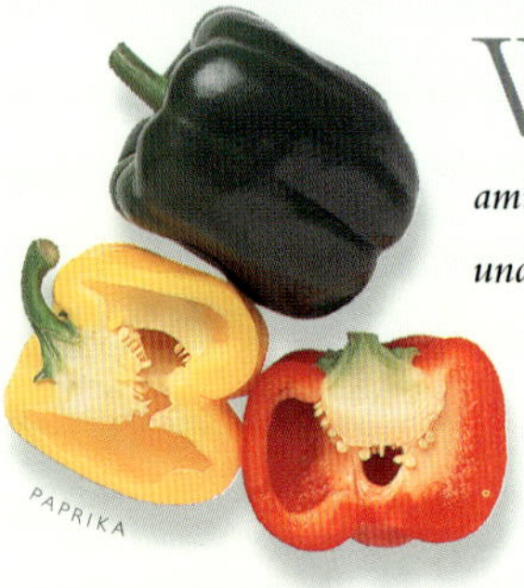

PAPRIKA

Weichgemüse sind gute Lieferanten der antioxidativ wirkenden Vitamine A, C und E und des Beta-Karotins und enthalten kleine Mengen Folsäure und ausreichend Ballaststoffe.

Ein besonderes Gemüse ist die Avocado mit ihrem milden Aroma, das auf ihren einfach ungesättigten Fettsäuren beruht. Sie hat einen relativ hohen Kaloriengehalt, liefert dafür aber auch reichlich Antioxidantien, die vorbeugend gegen Krebs und koronare Herzkrankheiten wirken.

Avocados und Paprikaschoten verzehrt man am besten roh. Zucchini kann man roh oder kurz angebraten reichen, während die weder besonders nährstoffreichen noch geschmacksintensiven Eierkürbisse ein schmackhaftes, kalorienarmes Gericht ergeben, wenn man sie backt oder mit anderen Gemüsen füllt.

Speisekürbis und Zuckermais sind in Afrika, der Karibik und Nordamerika wesentlich verbreiteter als in Europa. Frisch geerntete und gegarte Maiskolben sind ein wahres Festmahl, süßlich im Aroma und mit hohem Nährwert. Dosenmais ist eine gesunde Ballaststoffquelle; man sollte aber auf den Salzgehalt achten. Der Speisekürbis gewinnt auch in Europa an Beliebtheit, da er sich sehr vielseitig in Suppen, Eintöpfen und Kuchen verwenden läßt; er ist ein ausgezeichneter Beta-Karotin-Lieferant.

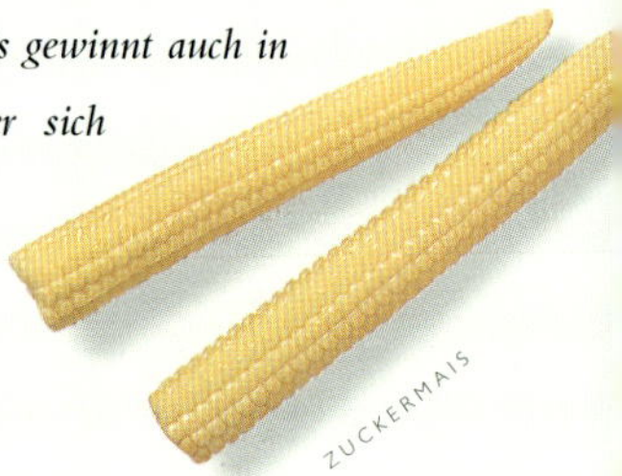

ZUCKERMAIS

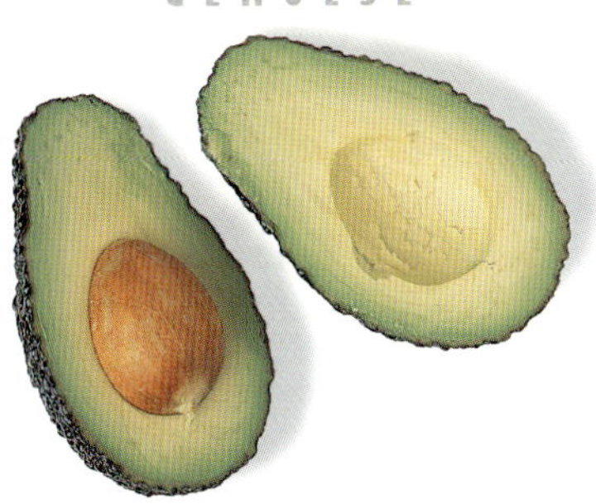

AVOCADOS

1 3 4 5 9

887 kJ/212 kcal je 100 g
Reich an Kalium und Vitamin E

Der Ursprung der Avocado liegt wohl in Peru; dort soll man sie schon vor 8000 bis 9000 Jahren kultiviert haben. In Guatemala werden Frucht, Blätter – frisch oder getrocknet –, Schale, Stein und sogar die Rinde von den Indianern als Heilmittel eingesetzt.

Die Avocado ist reich an Kalium, außerdem enthält sie Vitamin B_6, das die häufig im Zusammenhang mit dem prämenstruellen Syndrom bei Frauen auftretenden Stimmungsschwankungen ausgleichen kann. Durch ihren Gehalt an Vitamin E und B sind Avocados auch hilfreich gegen Streß und bei sexuellen Problemen wie Unfruchtbarkeit und Impotenz.

Bei kalorienbewußten Menschen gilt die Avocado als Dickmacher, dabei bietet sie umgerechnet auf die Anzahl der Kalorien einen hervorragenden Nährstoffgehalt. Ihr hoher Gehalt an einfach ungesättigten Fettsäuren – besonders die auch in Olivenöl enthaltene Ölsäure – macht sie zu einem der wirksamsten antioxidativen Lebensmittel. Darin begründet sich ihre Schutzwirkung gegen Herzerkrankungen, Schlaganfälle und Krebs.

Fruchtfleisch und Öl der Avocado sind in der Volksmedizin seit langem beliebte Hautpflegemittel; heute weiß man, daß bestimmte Inhaltsstoffe der Avocado die Produktion von Kollagen anregen, das Falten glättet und die Haut jünger aussehen läßt. Ob als Nahrungsmittel oder Gesichtsmaske, die Avocado ist auch ein guter Lieferant der Vitamine A und E, die ebenfalls für gesunde Haut sorgen.

Da die Fette der Avocado leicht verdaulich sind und sie fungizid und antibakteriell wirkende Stoffe enthält, ist Avocadopüree eine ausgezeichnete Kost für Kranke und Genesende, besonders für kranke Kinder. So ist auch Guacamole nicht einfach nur ein Avocadodip zu Tacos, sondern ein eiweiß- und energiereicher Snack.

- *Gut für Herz, Kreislauf und Haut.*
- *Wirkt lindernd bei PMS.*
- *Krebsvorbeugend.*
- *Am besten roh und reif verzehren.*

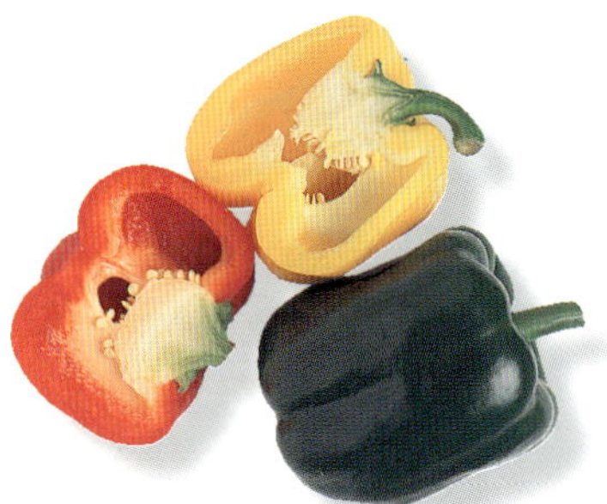

PAPRIKA

❶ ❸ ❹

105 kJ/25 kcal je 100 g
Reich an Vitamin A und C

Gemüsepaprika, Peperoni und Chilischoten gehören zur Gattung *Capsicum* und damit zur Familie der Nachtschattengewächse, die auch Kartoffeln, Auberginen und Tomaten umfaßt. Gemüsepaprika sind zunächst grün und werden mit zunehmender Reife rot oder gelb. Die Gattung *Capsicum* ist in Amerika beheimatet und kam mit Kolumbus nach Europa, von wo sie sich nach Afrika und Asien verbreitete. Den nordamerikanischen Indianern diente der Paprika seit über 5000 Jahren als Nahrungsmittel und Arznei (siehe S. 179).

Gemüsepaprika sind eine wichtige Nährstoffquelle. Sie haben wenig Kalorien und viel Vitamin C (120–140 mg je 100 g). Vor allem die roten Paprika enthalten viel Vitamin A – 100 g dekken fast den gesamten Tagesbedarf. Hinzu kommen kleine Mengen an Folsäure und einiges an Ballaststoffen und Kalium. Wachsartige Stoffe in der Schale der Gemüsepaprika schützen diese vor Oxidation, so daß ihr Vitamin-C-Gehalt auch Wochen nach der Ernte noch weitgehend erhalten ist, vor allem, wenn man sie im Kühlschrank aufbewahrt. Ernährungsphysiologisch wertvoll sind auch die Bioflavonoide des Paprika mit ihrer stark antioxidativen Wirkung. Damit wirken Paprika vorbeugend gegen Herz-Kreislauf-Erkrankungen und manche Krebsarten.

- *Hilfreich bei Hautproblemen und für die Schleimhäute.*
- *Gut für das Nacht- und Farbensehen.*
- *Unterstützen die körpereigenen Abwehrkräfte.*
- *Am besten roh oder gegrillt verzehren.*

WISSENSWERTES

● Paprika enthalten außer Beta-Karotin noch andere wichtige Karotinoide, insbesondere Lutein und Zeaxanthin, die vor altersbedingter Makula-Degeneration schützen – die häufigste Ursache von Sehbehinderungen im Alter.

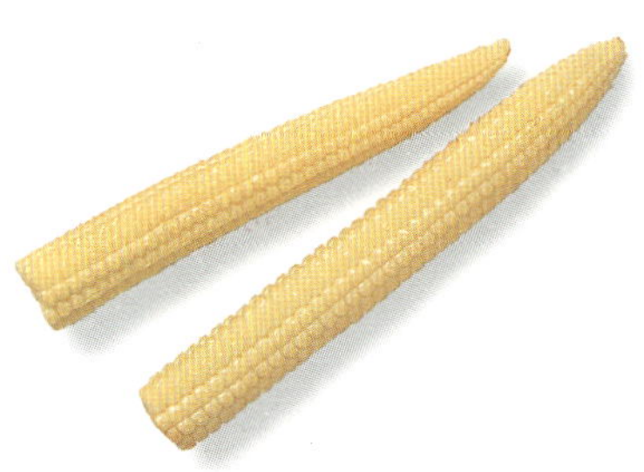

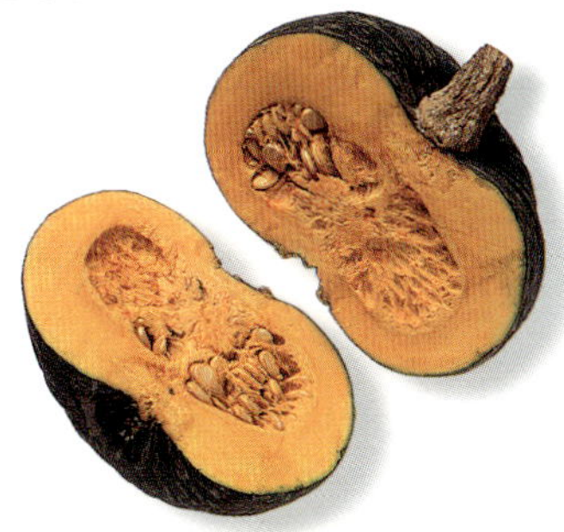

ZUCKERMAIS

435 kJ / 104 kcal je 100 g
Reich an Ballaststoffen und Eiweiß

Zuckermais ist eine Maissorte, die speziell zum Verzehr als Gemüse und nicht zur Herstellung von Maismehl angebaut wird. Bei dieser Maissorte erfolgt die Umwandlung des Zuckers in Stärke – während des Ausreifens und auch nach der Ernte – verzögert, weshalb sie viel süßer schmeckt als andere Maissorten. Der süßeste Mais bleibt aber immer noch der, den man im eigenen Garten erntet und sofort gart und verzehrt. Dosenmais enthält nur ein Drittel der Stärke und fünfmal soviel natürlichen Zucker wie frischer Zuckermais. Aber Vorsicht: Er enthält auch eine Menge Salz, während frische Maiskolben praktisch salzfrei sind.

Zuckermais ist eine gute Eiweiß- und Mineralstoffquelle und enthält außerdem reichlich Ballaststoffe, etwas Vitamin A und E und kleine Mengen der B-Vitamine einschließlich der Folsäure.

- *Gut als Energie- und Ballaststoffquelle bei vegetarischer Ernährung.*
- *Am besten gegart verzehren – am Kolben oder lose. Empfehlenswert als Salatzutat.*

KÜRBISSE

71 kJ / 17 kcal je 100 g
Reich an Beta-Karotin und Kalium

Speisekürbisse enthalten viel Beta-Karotin, die Vorstufe des Vitamins A, das vorbeugend gegen Krebs, Herz- und Atemwegserkrankungen (insbesondere zur Verhütung von Lungenkrebs) wirkt. Ihr Vitamin-A-Gehalt macht Kürbisse auch für Vegetarier sehr wertvoll. Die Kürbiskerne sind gute Eiweiß- und Zinklieferanten (siehe S. 105).

- *Gut als Krebsvorbeugung.*
- *Hilfreich bei Atembeschwerden.*
- *Am besten gegart als Gemüsebeilage verzehren, eignet sich auch für Suppen oder Kuchen.*

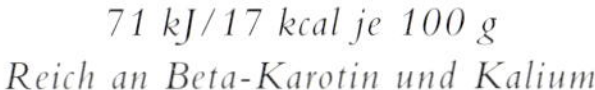

SCHNELLE HILFE

- Als Mittel gegen Bandwürmer 60 g frische Kürbiskerne abbrühen und schälen, das grüne Mark mit etwas Milch zu einer Paste zerstampfen. 12 Stunden nichts essen, dann diese Paste einnehmen, zwei Stunden später 4 TL Rizinusöl mit etwas Fruchtsaft schlucken. Der Bandwurm sollte innerhalb von drei Stunden ausgeschieden werden. Rizinusöl nur für medizinische Zwecke verwenden.

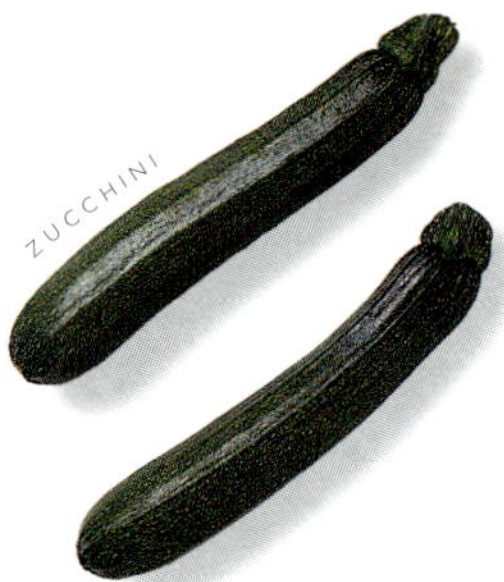

ZUCCHINI UND EIERKÜRBISSE

3

ZUCCHINI

75 kJ/18 kcal je 100 g

EIERKÜRBISSE

50 kJ/12 kcal je 100 g

Reich an Folsäure und Kalium

Zucchini und Eierkürbisse gehören zur gleichen Pflanzenfamilie wie Melonen, Kürbisse und Gurken. Die delikate und vielseitige Zucchini ist eine Kürbissorte, die dem Eierkürbis sehr ähnlich sieht, wenn man sie lang genug wachsen läßt. Sie ist jedoch nährstoffreicher als dieser, weil man die Schale, die reich an Beta-Karotin ist, mitessen kann. Eierkürbisse haben wenig Eigengeschmack und Nährwert, können aber gefüllt, gebacken oder gedünstet als gesunde Beilage zu anderen Nahrungsmitteln dienen.

Zucchiniblüten kann man roh an Salate geben oder als delikate Häppchen mit Ricotta füllen, in Backteig wenden und eine Minute in Olivenöl bzw. reinem Sonnenblumen- oder Distelöl fritieren – diesen Genuß sollte man sich trotz der zusätzlichen Kalorien ab und zu gönnen.

Für einen preiswerten und schnellen Vitamin-A-Schub: Nudeln bißfest kochen, zwei bis drei geraspelte Zucchini, kaltgepreßtes Olivenöl, schwarzen Pfeffer und frische Petersilie dazugeben. Etwas Käse darüber streuen, alles gut vermischen. Dazu passen ein Glas Rotwein und ein frischer Tomaten-Basilikum-Salat.

Zucchini und Eierkürbisse enthalten auch Folsäure – 100 g liefern mehr als ein Viertel des Tagesbedarfs – und sind eine üppige Kaliumquelle, dabei aber kalorienarm.

- ⊕ *Zucchini sind hilfreich bei Hautproblemen.*
- ⊕ *Zucchini am besten roh oder leicht gedünstet mit Schale verzehren; Eierkürbisse dünsten oder gefüllt im Ofen backen.*

SCHNELLE HILFE

● Wenn Sie an Mitessern oder ähnlichen Hautproblemen leiden: Mit ein oder zwei Zucchinischeiben sanft über die betroffene Hautpartie reiben. Dadurch wird die Haut leicht ausgetrocknet und überschüssiges Fett aufgesaugt.

ZWIEBELN, LAUCH UND KNOBLAUCH

Wertvoll durch ihre Schwefelverbindungen

Diese Gemüsesorten wurden schon von den alten Ägyptern, den Römern und den nordamerikanischen Indianern als Heilmittel gegen verschiedene Leiden wie Erkältungen, Bronchitis und Halsschmerzen bis hin zu Arthritis und Gicht geschätzt. Viele ihrer Heilmethoden haben heute noch Gültigkeit; jüngere Untersuchungen haben sich außerdem mit der Bedeutung dieser Pflanzen bei der Verhütung von Krebs und koronaren Herzkrankheiten befaßt.

Zwiebeln, Lauch und Knoblauch gehören wie Schnittlauch und Schalotten zur Gattung Allium *und sind reich an schwefelhaltigen Aromastoffen. Einer davon, das Allizin, wird freigesetzt, wenn man die Gemüse schneidet oder zerdrückt. Es ist für ihren charakteristischen Geruch und Geschmack verantwortlich und fördert zugleich die Cholesterinausscheidung. Zwiebeln enthalten weniger Allizin als Knoblauch, sind aber reich an antioxidativen Flavonoiden, denen eine mögliche Schutzwirkung gegen Krebs und koronare Herzkrankheiten zugeschrieben wird. Empirische Studien und die Ergebnisse klinischer Tests haben bereits dazu geführt, daß die Vorbeugewirkung von Knoblauch und Zwiebeln gegen diese Krankheiten in einigen Ländern von Medizinern offiziell anerkannt wird. Der Kalorien- und Nährstoffgehalt dieser Gemüse ist gering. Die grünen Bestandteile von Frühlingszwiebeln und Lauch liefern kleine Mengen an Vitaminen, Mineralstoffen und Ballaststoffen.*

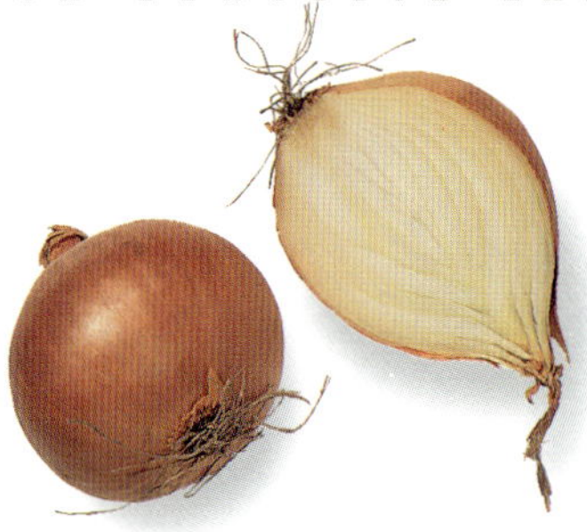

ZWIEBELN

4 6 7 8

147 kJ/35 kcal je 100 g
Reich an Vitamin C

Die Zwiebel ist ein bewährtes Hausmittel gegen Beschwerden wie Blutarmut, Bronchitis, Asthma, Infektionen des Urogenitaltrakts, Arthritis, Rheuma, Gicht und vorzeitige Alterserscheinungen.

Die auf der Nordhalbkugel beheimatete Pflanze wird seit Jahrtausenden nicht nur wegen ihres Geschmacks, sondern ebenso aufgrund ihrer Heilwirkungen kultiviert. Im Mittelalter hängte man Zwiebelbüschel an die Türpfosten, um sich vor der Pest zu schützen. Die wilde Zwiebel dient bei den nordamerikanischen Indianern traditionell zur Behandlung von Erkältungen und Insektenstichen.

Es gibt Hunderte althergebrachter Zwiebelrezepte; das köstlichste ist die berühmte Zwiebelsuppe, die zum Abschluß einer durchfeierten Nacht empfohlen wird und aus der französischen Küche nicht wegzudenken ist. In der chinesischen Naturheilmedizin setzt man Frühlingszwiebeln äußerlich bei Furunkeln und innerlich bei Infektionen der Luftwege ein.

Zwiebeln enthalten das Enzym Alliinase, das beim Zwiebelschneiden freigesetzt wird. Durch die Wechselwirkung zwischen der Alliinase und den enthaltenen Schwefelverbindungen entstehen die Stoffe, die der Zwiebel ihr scharfes Aroma verleihen und uns die Tränen in die Augen treiben. Zwiebeln sind sehr kalorienarm; besonders Frühlingszwiebeln enthalten aber reichlich Vitamin C, kleinere Mengen einiger B-Vitamine und Spuren von Mineralstoffen. ▶

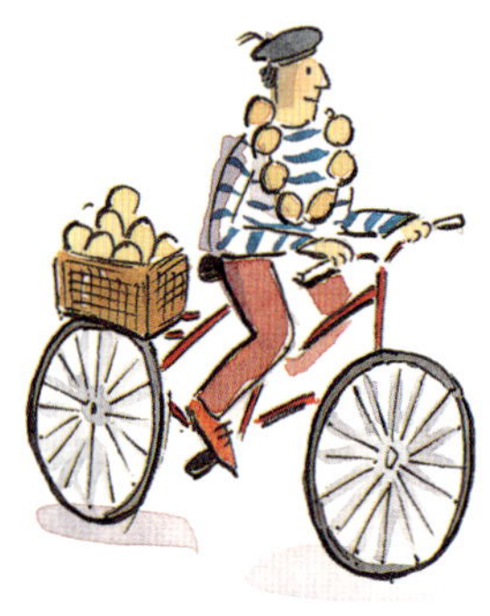

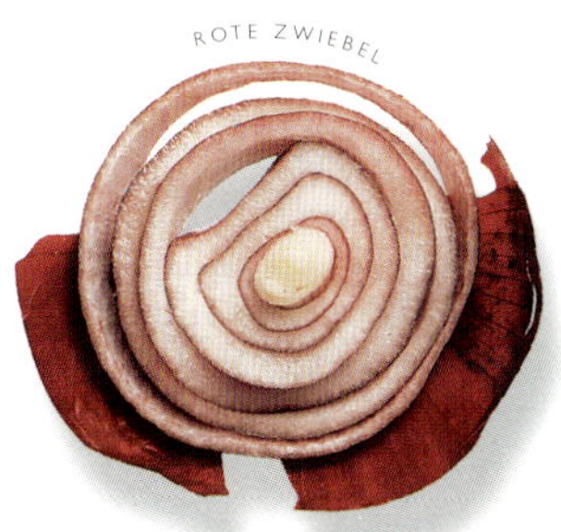

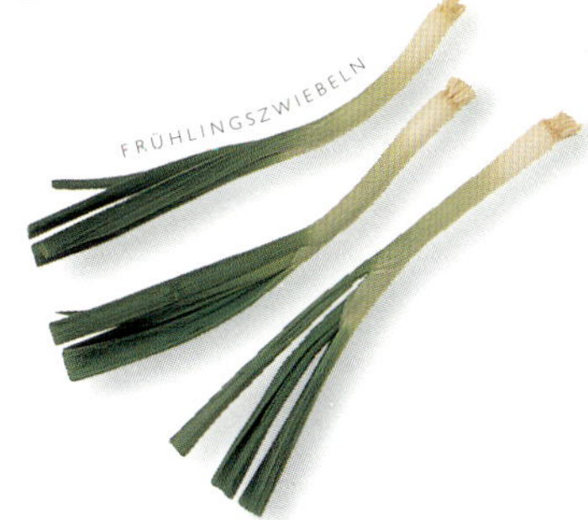

Fortsetzung Zwiebeln

Zwiebeln sind wie der Knoblauch zur Zeit Gegenstand intensiver medizinischer Forschung. Ihr uralter Ruf als Allheilmittel und vor allem ihre kreislaufstabilisierende Funktion wurden inzwischen wissenschaftlich bestätigt. Bei einem Versuch an der Royal Victoria Infirmary in Newcastle zeigten die Blutproben von Probanden, die ein fettreiches Frühstück mit Spiegeleiern und gebratenem Speck ohne Zwiebeln verzehrt hatten, eine erhöhte Gerinnungsneigung, was u. U. zu lebensbedrohlichen Thrombosen führen kann. Das Blut von Versuchspersonen, die gebratene Zwiebeln zu den Eiern mit Speck gegessen hatten, wies eine verminderte Gerinnungsneigung auf. Bei einer ähnlichen Studie in Indien stieg der Cholesterinspiegel durch fettreiche Kost – wurde aber durch Zwiebeln umgehend wieder gesenkt.

Dr. Victor Gurewitch von der Tufts University in Massachusetts fand heraus, daß der tägliche Verzehr einer halben rohen Zwiebel den Spiegel des „guten" HDL-Cholesterins im Blut um etwa 30 % ansteigen läßt. In anderen Versuchen erwies sich die Zwiebel als sehr wirksam gegen Asthma und zur Senkung des Blutzuckerspiegels.

Zwiebeln wirken auch stark entwässernd und harnstofflösend, was sie hilfreich bei der Behandlung von Rheuma, Arthritis und Gicht macht. Ihre Wirksamkeit bei Atemwegserkrankungen beruht auf ihren starken antibakteriellen Eigenschaften.

- *Gut zur Cholesterinspiegelsenkung und zur Vorbeugung von Thrombosen.*
- *Hilfreich gegen Bronchitis, Asthma, Arthritis, Gicht und Frostbeulen.*
- *Am besten roh, in der Schale gebacken oder in traditionellen Zubereitungsformen wie Zwiebelsuppe verzehren.*

SCHNELLE HILFE

- Gegen Koliken bei Babys eine Zwiebel kleinschneiden, einige Minuten in heißem Wasser ziehen, dann abkühlen lassen; dem Baby 1 TL des Suds geben.
- Frostbeulen zur Linderung mit rohen Zwiebelscheiben abreiben.
- Zur Fiebersenkung eine große Zwiebel 40 Minuten im heißen Ofen backen, den Saft auspressen und mit der gleichen Menge Honig mischen. Alle 2–3 Stunden je 2 TL der Mischung einnehmen, bis die Temperatur sinkt.

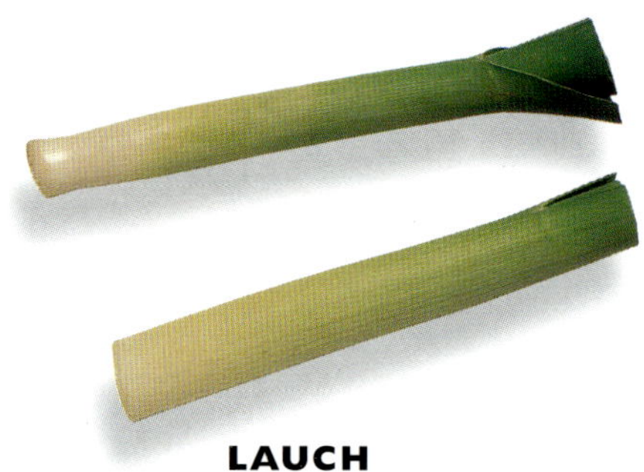

LAUCH

❶ ❹ ❻ ❼ ❽

109 kJ/26 kcal (gekocht: 276kJ/66 kcal) je 100 g
Reich an Eisen und Kalium

Der Lauch blickt auf eine 4000jährige Geschichte als Nahrungs- und Heilmittel zurück. Das vorbiblische Ägypten wurde einmal als ein Land beschrieben, „in dem die Zwiebeln verehrt werden und der Lauch ein Gott ist".

Bei den Griechen und Römern stand der Lauch in höchstem Ansehen, besonders zur Behandlung von Hals- und Kehlkopfproblemen. Der berüchtigte Kaiser Nero aß täglich Lauch zur Verbesserung seiner Stimme.

Lauch wurde zum Nationalemblem der Waliser – nach der siegreichen Schlacht unter ihrem König Cadwaller gegen die Sachsen 690 n. Chr., bei der die keltischen Soldaten Lauchstangen trugen, um Freund von Feind unterscheiden zu können.

Der Lauch gehört wie Knoblauch, Zwiebeln und Schnittlauch der außerordentlich heilkräftigen Gattung *Allium* an und ist ein wichtiges Entgiftungsmittel. Mit seiner antibakteriellen Wirkung trägt er zur Verhütung von Magenkrebs bei, indem er einige der Bakterien abtötet, die im Darm Nitrate in krebserregende Nitrite verwandeln.

Viele Menschen werfen bei Zubereitung des Lauchs die dunkelgrünen Blattenden, die über der Erde wachsen, fort und essen nur den weißen Stiel – ein großer Fehler, da die grünen Teile Beta-Karotin enthalten, aus dem der Körper Vitamin A bildet.

Lauch enthält kleine Mengen an Vitaminen, Mineral- und Ballaststoffen, ist ein guter Lieferant von Folsäure und Vitamin C und eine Eisen- und Kaliumquelle. Er wirkt entwässernd, fördert die Harnsäureausscheidung und ist so ein ausgezeichnetes Nahrungsmittel für Gicht- und Arthritiskranke.

- *Gut für Atemwegs- und Kehlkopfprobleme und bei Halsentzündungen.*
- *Hilfreich zur Blutdruck- und Cholesterinspiegelsenkung und zur Krebsvorbeugung.*
- *Gut gegen Gicht und Arthritis.*
- *Am besten leicht gedünstet – warm oder kalt – mit einer Vinaigrette verzehren.*

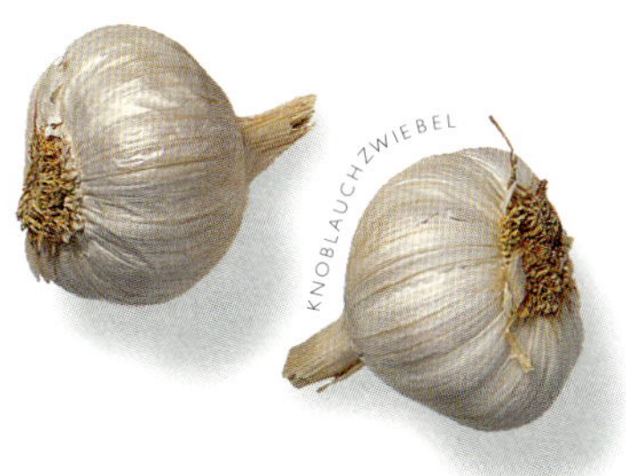

KNOBLAUCH

54 kJ/13 kcal je 100 g
Reich an Allizin

Das erste Kraut, das römische Ärzte bei der Ankunft in einem neuen Land anpflanzten, war der Knoblauch, damals schon ein sehr geschätztes Heilkraut. Nach Norden gelangte er mit den römischen Soldaten, die frische Knoblauchstückchen zwischen ihre Zehen klemmten, um den auf ihren langen, anstrengenden Märschen fast unvermeidlichen Pilzinfektionen vorzubeugen. Im alten Ägypten, in der griechischen und römischen Antike und ab dem Mittelalter bis gegen Ende des 19. Jahrhunderts war der Knoblauch die meistverwandte Heilpflanze. Seine breitgefächerte antibakterielle Wirkung ist seit langem bekannt und wurde 1858 durch Louis Pasteur erstmals wissenschaftlich nachgewiesen. Knoblauch wirkt auch pilztötend und als Gegenmittel gegen manche Körpergifte, besonders Alkohol und Schwermetalle.

Vor einigen Jahren berichteten mir innerhalb einer Woche drei verschiedene Patienten über erstaunliche Veränderungen ihrer Blutwerte. Sie waren alle aus verschiedenen Gründen zu mir gekommen, hatten aber alle Herz- oder Kreislaufprobleme und nahmen Gerinnungshemmer zur „Blutverdünnung" ein – und bei allen konnte die Dosierung dieser Medikamente reduziert werden. Warum ist das so interessant? Weil ich allen dreien empfohlen hatte, viel Knoblauch zu essen.

Jüngste Untersuchungen zur Wirkung des Knoblauchs auf Herz und Kreislauf ergaben, daß er einzigartig zur Verhütung und Behandlung ▶

SCHNELLE HILFE

- **Bei Schnupfen, Bronchitis und Nebenhöhlenproblemen dreimal täglich eine zerdrückte Knoblauchzehe einnehmen – mit 1 TL Honig und etwas Zitronensaft in eine Tasse heißes Wasser eingerührt.**
- **Bei Verdauungsbeschwerden, Verstopfung sowie Magenverstimmungen nach den Mahlzeiten eine Tasse warme Milch mit einer eingerührten zerdrückten Knoblauchzehe trinken.**
- **Bei Blasenentzündungen oder anderen Harnwegsinfektionen morgens und abends je eine zerdrückte Knoblauchzehe, in einen Becher Naturjoghurt eingerührt, essen.**

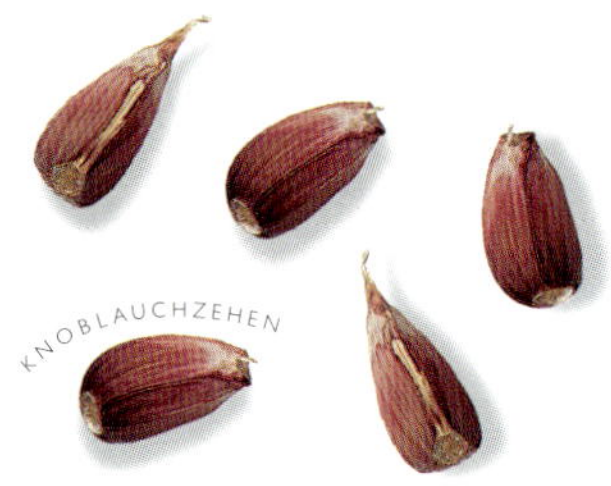

Fortsetzung Knoblauch

einiger der für Herzkrankheiten ursächlichen Faktoren geeignet ist. Wissenschaftler, die das Vorkommen von Krankheiten in verschiedenen Bevölkerungsgruppen untersuchen, konnten beobachten, daß es in Ländern, in denen viel Knoblauch gegessen wird, weniger Todesfälle durch Herzinfarkt gibt, selbst wenn dort viel geraucht und getrunken wird. Großbritannien hat in ganz Europa den geringsten Knoblauchkonsum und zugleich die höchste Rate an vorzeitigen Todesfällen durch Herzkrankheiten.

Die Schwefelverbindung Allizin, die aus zerdrückten Knoblauchzehen freigesetzt wird, fördert die Cholesterinausscheidung und hemmt die Produktion ungesunder Fette durch die Leber. Bei gesunden Versuchspersonen, die fettreich ernährt wurden, hat man eine Cholesterinspiegelsenkung um bis zu 15% nachgewiesen. Einige der interessantesten Vorträge auf einem kürzlich in Berlin abgehaltenen internationalen Knoblauch-Symposium befaßten sich mit Cholesterinspiegel- und Blutdrucksenkungen sowie der Verminderung von Blutgerinnseln – drei der wichtigsten Auslöser von Herzkrankheiten und Schlaganfällen. In einer Studie an Patienten mit zu hohem Cholesterinspiegel erhielt die eine Hälfte ein Placebo, die andere standardisierte Knoblauchtabletten (es erfolgte keine Diätberatung). Nach 16 Wochen war der Zustand der Placebo-Gruppe unverändert, während in der Gruppe der Knoblauchesser der Cholesterinspiegel um 12% gesunken war.

Ein Bericht im *British Medical Journal* bestätigt die herzschützende Wirkung des Knoblauchs, betont aber, wie wichtig es ist, Präparate mit ausreichendem Gehalt des Wirkstoffs Allizin zu verwenden, der in durch Wasserdampfdestillation gewonnenen Extrakten oder Ölen nicht immer vorliegt. Inzwischen haben Untersuchungen an der Universität Aachen, am Transfusionsmedizinischen Institut der Saar-Universität und an der Universität München ergeben, daß Knoblauch die Blutgefäße weitet und die Klumpungsneigung des Blutes reduziert.

Knoblauch kann auch vor Krebs schützen. Auf diesem Gebiet forschen u.a. Professor Kourounakis in Griechenland und Professor Wargovich von der Universität Texas. Die Griechen haben untersucht, auf welche Weise Knoblauch die sogenannten freien Radikale ausschaltet; das sind zerstörerisch wirkende Stoffe, die im Körper zur Entstehung von Krebszellen beitragen. Wargovich untersuchte ▶

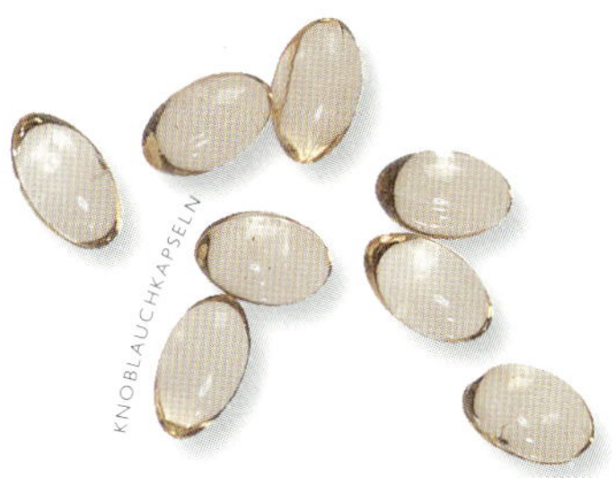

Fortsetzung Knoblauch

eine Vielzahl natürlicher Verbindungen auf ihre krebsvorbeugende Wirkung. Knoblauch konnte in Laborversuchen – wo er sowohl vor als auch nach Einwirkung toxischer Stoffe angewandt wurde – die Entwicklung einiger künstlich ausgelöster Krebsarten hemmen bzw. teilweise sogar verhindern.

- *Gut als Krebsvorbeugung, zur Cholesterinspiegel- und Blutdrucksenkung und zur Kreislaufförderung.*
- *Hilfreich bei Husten, Bronchitis, Schnupfen, Halsentzündungen, Asthma, Verdauungsstörungen, Verstopfung, Durchfall und Magenverstimmungen.*
- *Wirksam gegen Pilzinfektionen, z.B. Fußpilz.*
- *Am besten roh in Salaten oder ganz und im Ofen gebacken verzehren; beim Anbraten nicht bräunen.*

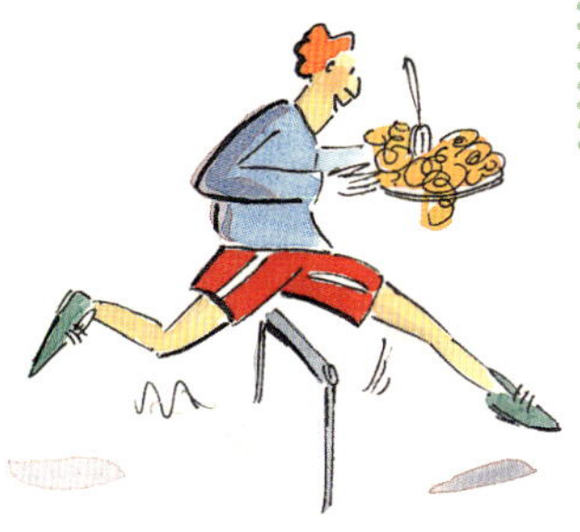

WISSENSWERTES

- Die Qualität des Knoblauchs variiert je nach Bodenbeschaffenheit. Der beste Knoblauch stammt aus biologischem Anbau in China, den USA und Südfrankreich und enthält ein üppiges Quantum des wertvollen Allizins, das jedoch durch zu hohe Gartemperaturen, vor allem beim Braten, zerstört werden kann.
- Wer nicht täglich rohen Knoblauch kauen möchte, kann auf Knoblauchpräparate ausweichen. Am besten sind Tabletten aus Knoblauchtrockenpulver mit dem ganzen Wirkstoffgehalt der frischen Zehe. Das Präparat sollte einen hohen Allizinanteil enthalten und standardisiert sein – d.h., jede Pille enthält eine feste Dosis, die einer mittelgroßen, frischen, hochwertigen Knoblauchzehe entspricht.

KOHLGEMÜSE

Wertvoll durch ihren Vitamin-C- und Beta-Karotin-Gehalt

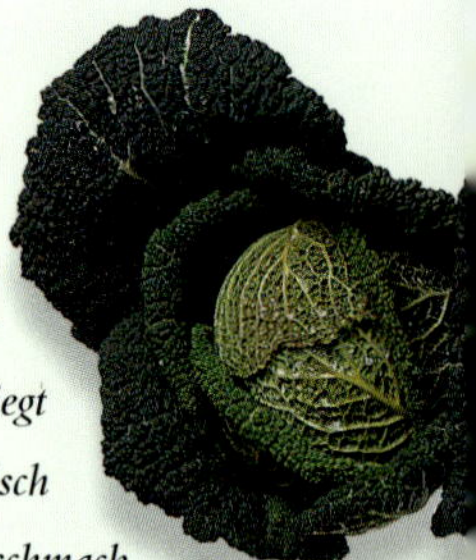

Diese große Pflanzengruppe der Gattung Brassica *aus der Kreuzblütlerfamilie wird weltweit angebaut, doch in ihrer Bedeutung für unsere Ernährung leider oft unterschätzt. Das liegt auch daran, daß diese Gemüse oft falsch zubereitet werden, wodurch sie an Geschmack und Nährstoffen verlieren und schwer verdaulich sind.*

WIRSING

Mögliche Schutzwirkungen der Kreuzblütler werden seit längerem intensiv erforscht, und es gibt jetzt überzeugende Belege für ihre vorbeugende Wirkung gegen viele Krebsarten, u. a. Dickdarm- und Magenkrebs sowie Krebs im Mundhöhlenbereich. Es hat sich gezeigt, daß die Indole, die die Kreuzblütlergemüse aus Glucosinolaten bilden, durch ihren Einfluß auf den Östrogenhaushalt dem Brustkrebs vorbeugen. Für den 1998 vom World Cancer Research Fund vorgelegten Bericht über „Lebensmittel, Ernährung und die Verhütung von Krebserkrankungen" wurden zahlreiche Studien dieser Art ausgewertet.

Kohlgemüse sind generell gute Lieferanten von Vitamin A, Beta-Karotin, Folsäure, Vitamin C, Kalium und Ballaststoffen; vielen Sorten werden darüber hinaus medizinische Eigenschaften zugeschrieben: gute Gründe, diese Gemüse häufiger auf den Tisch zu bringen. Viele von ihnen schmecken auch roh. Kurz im eigenen Saft gegart, etwa als Zutat eines Wok-Gerichts oder einer Suppe, bieten sie preiswerte und reizvolle Möglichkeiten, die Nährstoffaufnahme zu steigern und sich vor Krankheiten zu schützen.

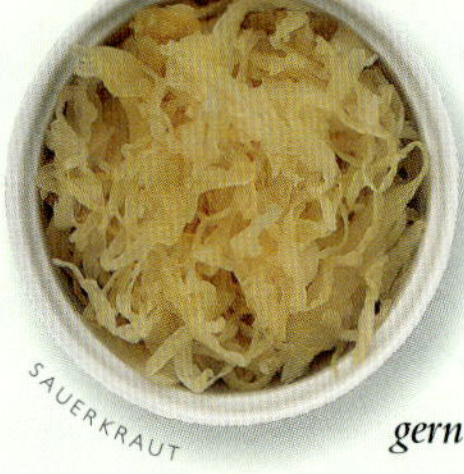

SAUERKRAUT

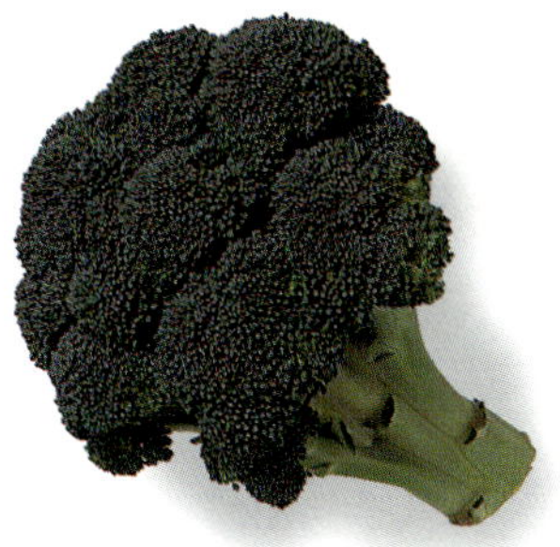

BROKKOLI

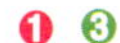  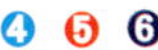 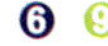

138 kJ/33 kcal je 100 g
Reich an Beta-Karotin

Seit US-Präsident Reagans Darmkrebserkrankung ist der Brokkoli zum Vier-Sterne-Gemüse aufgestiegen. Das amerikanische National Cancer Institute verschrieb dem Präsidenten eine spezielle Diät, die u.a. üppige Mengen Brokkoli enthielt.

Wie bei anderen Angehörigen der Kreuzblütlerfamilie ist für den Brokkoli eine Schutzwirkung gegen Krebs nachgewiesen. Einer 1987 vom National Cancer Institute durchgeführten Analyse zufolge ergaben sechs von sieben großen Bevölkerungsstudien, daß das Darmkrebsrisiko mit zunehmendem Verzehr von Kreuzblütlergemüsen sinkt; auch die Entwicklung anderer Krebsarten scheint gehemmt zu werden.

In Japan, wo Dickdarmkrebs extrem selten auftritt, beträgt die durchschnittliche Tagesaufnahme an Glucosinolaten in Form von Gemüse 100 mg, in Großbritannien, wo Dickdarmkrebs sehr häufig ist, weniger als ein Viertel davon.

Brokkoli ist auch reich an Karotinoiden wie dem Beta-Karotin bzw. Provitamin A, von dem man weiß, daß es die Aktivierung von Krebszellen hemmt. Sein Karotinoidgehalt macht Brokkoli auch zu einem guten Mittel bei Hautproblemen.

Außerdem hilft seine Kombination aus Eisen, Vitamin C und Folat bei Blutarmut, hält das Herz- und Kreislaufsystem gesund und kann bei chronischer Müdigkeit den Energiepegel erhöhen.

Da 100 g Brokkoli fast ein Drittel des Tagesbedarfs an Vitamin E decken, ist dieses Gemüse auch zur Gesunderhaltung des Herz-Kreislaufsystems wertvoll. Darüber hinaus entstehen bei der Verdauung der Kreuzblütlergemüse Stoffe, die die Bildung freier Radikale verhindern, was für Menschen mit Gelenkerkrankungen günstig ist.

- *Hilfreich bei chronischer Müdigkeit, Blutarmut, Streß und geplanter Schwangerschaft.*
- *Wertvoll als Krebsvorbeugung.*
- *Gut bei Hautproblemen, wiederkehrenden Infektionen und Immunschwäche.*
- *Am besten leicht gedünstet verzehren.*

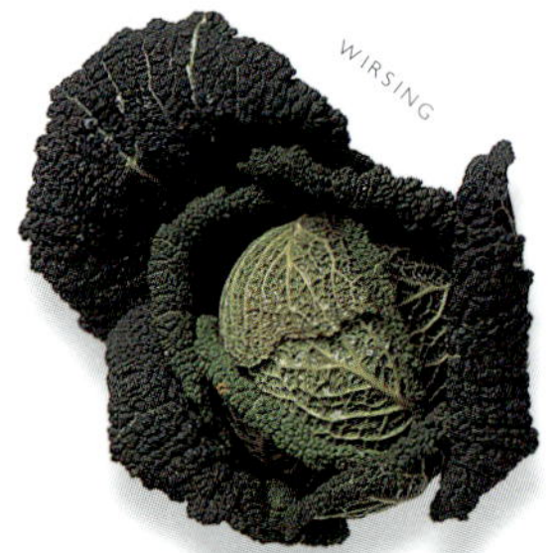

KOPFKOHLE

  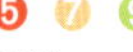

ROTKOHL

79 kJ/19 kcal je 100 g

WEISSKOHL

100 kJ/24 kcal je 100 g

Reich an Eisen, Folat, Vitamin C und Beta-Karotin

Die Kopfkohle stehen im Ruf, die „Medizin der Armen“ zu sein. Schon die alten Römer und die Naturheilkundler des Mittelalters wußten sie zu schätzen. In Europa wurde der Kohlsaft in der Heilkunst des 19. und 20. Jahrhunderts für Umschläge eingesetzt. Doch heutige Zubereitungsmethoden werden diesen König der Gemüse oft nicht gerecht.

Kopfkohle enthalten heilsame Schleimstoffe, ähnlich jenen, die Magen- und Darmschleimhäute zu ihrem eigenen Schutz produzieren. In der Naturheilkunde dient der Kohl von jeher zur Behandlung von Magengeschwüren: Man trinke 10 Tage lang täglich 1 Liter frischen, rohen Kohlsaft über den Tag verteilt. Neueren Erkenntnissen zufolge kann diese Kur zur vollständigen Ausheilung des Magengeschwürs führen.

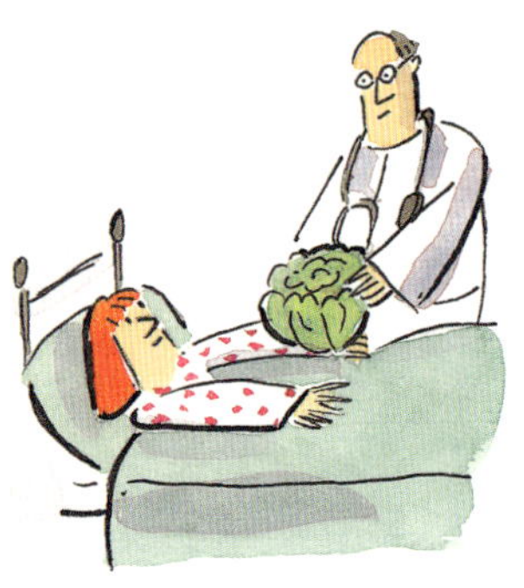

Kohl ist reich an Schwefelverbindungen, die den typischen Geruch von gekochtem Kohl verursachen, ihn aber auch zum wertvollen Mittel gegen Atemwegsinfektionen und Hautleiden machen.

Dunkelgrüner Kohl ist reich an Eisen, das durch seinen hohen Vitamin-C-Gehalt besonders gut aufgenommen wird. Er empfiehlt sich damit für Menschen, die an Blutarmut leiden, und besonders für Frauen, zumal er auch extrem folatreich ist. Er ist ein ausgezeichneter Lieferant des zur Gesunderhaltung der Haut ebenfalls wichtigen Beta-Karotins.

Wie andere Kohlarten haben auch Kopfkohle eine gewisse Schutzwirkung gegen Krebs. Bevölkerungsstudien zeigen, daß Menschen, die Kohl ▶

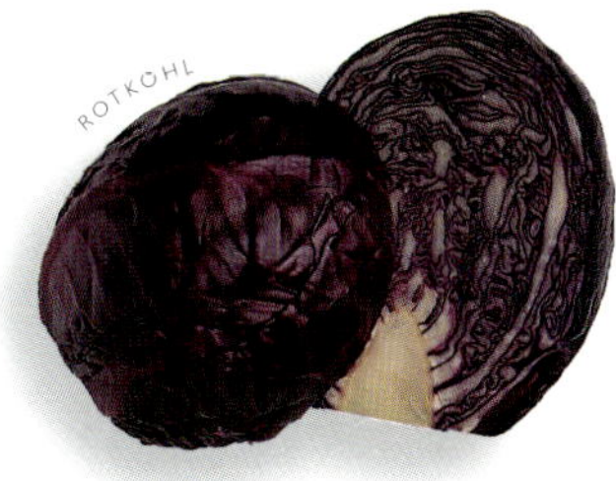

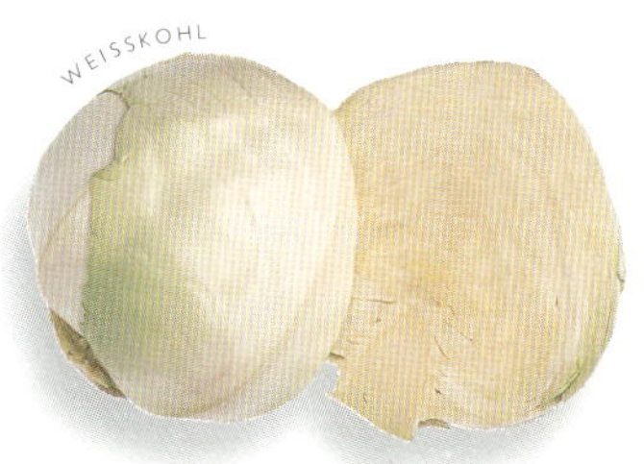

Fortsetzung Kohl

in großen Mengen verzehren, an einigen Krebsarten – besonders Lungen-, Dickdarm-, Brust- und Gebärmutterkrebs – viel seltener erkranken. Beim Zerkleinern, Quetschen, Auspressen oder Garen von Kohlblättern werden Enzyme frei, die die enthaltenen Glucosinolate in Indole umwandeln, denen eine krebsvorbeugende Wirkung zugeschrieben wird.

Wenn man Kohl zu lange kocht, gehen nicht nur Nährstoffe ans Kochwasser verloren, sondern es werden auch viele seiner Wirkstoffe zerstört. Gekochter Kohl ist u.U. auch schlecht verdaulich; er sollte besser möglichst kurz im geschlossenen Topf im eigenen Saft gedünstet werden. Die meisten Nährstoffe sitzen in den dunkleren äußeren Blättern, die man daher nicht wegwerfen sollte.

Erstaunlicherweise hat man bei Tierversuchen auch eine gewisse Strahlenschutzwirkung des Kohls festgestellt, was bei Bildschirmarbeit, Strahlenbehandlung oder häufigen Röntgenuntersuchungen nützlich sein könnte. Außerdem hat sich der Kohl in jahrhundertelangem Gebrauch als Anti-Streß-Mittel bewährt.

- ⊕ *Hilfreich bei Magengeschwüren.*
- ⊕ *Gut bei Blutarmut, Atemwegserkrankungen und Akne.*
- ⊕ *Am besten roh, leicht gedünstet oder in ganz wenig Wasser gekocht verzehren.*
- ⊖ *Bei Menschen mit empfindlicher Haut kann es bei Verarbeitung von Kohl u.U. zu einer Kontaktdermatitis kommen.*
- ⊖ *Bei Schilddrüsenfunktionsstörungen nur in Maßen essen.*

SCHNELLE HILFE

● Kohl kann als Umschlag für arthritische Gelenke dienen. Zwei oder drei große Außenblätter entfernen. Strunkansätze und Mittelrippen herausschneiden. Blätter mit einem Nudelholz oder einem Messergriff gründlich quetschen, dann einige Minuten dünsten oder in die Mikrowelle legen, bis sie angenehm warm, aber nicht brühheiß sind. Blätter um das kranke Gelenk wickeln, mit einer Mullbinde oder einem Geschirrtuch fixieren. 15 Minuten einwirken lassen; Behandlung mehrmals täglich wiederholen. Diese Therapie wirkt ausgezeichnet bei Osteoarthritis, rheumatoider Arthritis, Sportverletzungen, Zerrungen und Verstauchungen.

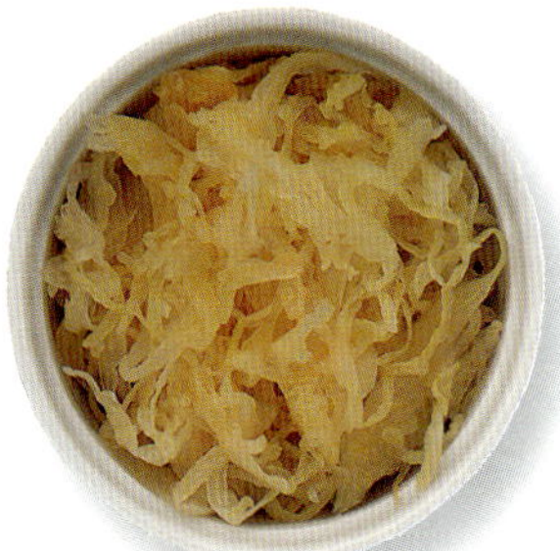

SAUERKRAUT

❶ ❷ ❸ ❻

54 kJ/13 kcal je 100 g
Reich an Vitamin C

Durch Milchsäurevergärung kann Weißkohl als Sauerkraut haltbar gemacht werden. Der rohe Kohl wird fein geraspelt und mit Meersalz und Gewürzen – etwa Wacholderbeeren – in einem Steinguttopf geschichtet. Jede Schicht wird gut festgestampft. Durch die vergärenden Kohlsäfte entsteht dann das typisch säuerliche Aroma. Die industrielle Produktion erfolgt meist in Eichenfässern oder Edelstahlbehältern.

Sauerkraut war jahrhundertelang ein Grundnahrungsmittel der armen Landbevölkerung in ganz Europa, denn es ist eine effektive Methode, den Überfluß der herbstlichen Kohlernte zu konservieren, um sich in den mageren Wintermonaten davon zu ernähren. Es ist ein hervorragendes Nahrungsmittel, da Enzyme und Vitamin C des Kohls gut erhalten bleiben, und hat Millionen Menschen vor dem Tod oder Siechtum durch Skorbut bewahrt.

Es war das Sauerkraut, das die langen Seereisen von Kapitän Cook und die Expansion der niederländischen Kolonialmacht im 17. Jahrhundert ermöglichte. Die holländischen Handelsschiffe waren für ihre langen Reisen in den Fernen Osten und nach Amerika mit vitaminreichem Sauerkraut bestens gerüstet, während die Mannschaften rivalisierender Seemächte an der Vitaminmangelerkrankung Skorbut zugrunde gingen.

Abgesehen von seinem Vitamin-C-Gehalt – 100 g decken ein Viertel des Tagesbedarfs – enthält Sauerkraut auch Kalzium und Kalium. Die traditionell nicht nur als Nahrung, sondern auch als Arznei genutzte Kohlspeise ist hilfreich bei Verdauungsbeschwerden, Magengeschwüren, Hautproblemen, Arthritis und Erkältungen.

Die Milchsäure, die durch den Gärungsprozeß im Kohl entsteht, räumt im ganzen Verdauungstrakt wunderbar auf. Dadurch können sich die darmeigenen Bakterien vermehren, schädliche Bakterien abtöten und eine gesunde Darmfunktion herstellen.

- *Gut als Krebsvorbeugung und zur Stärkung des Immunsystems.*
- *Hilfreich bei Verdauungsstörungen.*
- *Am besten roh verzehren, denn beim Kochen verliert Sauerkraut viele seiner guten Inhaltsstoffe.*

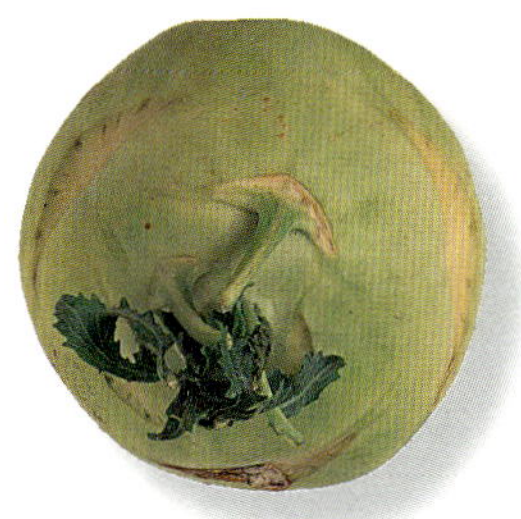

KOHLRABI

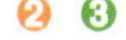  

2 3 4 7

96 kJ/23 kcal je 100 g
Reich an Kalium, Folsäure und Vitamin C

Der Kohlrabi ähnelt in seinem Geschmack der weißen Rübe. Dieses Kreuzblütlergemüse – ein Abkömmling des Wildkohls – gelangte Mitte des 16. Jahrhunderts von Italien nach Deutschland. Bei uns ist er besonders beliebt; doch auch in anderen Weltgegenden wissen Gesundheitsbewußte dieses interessante Mitglied der Pflanzengattung *Brassica* zu schätzen.

Der Nähr- und Gesundheitswert des Kohlrabis ist praktisch identisch mit dem der Kopfkohlarten. Er ist kaliumreich, ein guter Lieferant von Folsäure und Vitamin C; die Blätter enthalten Vitamin A.

- ⊕ *Hilfreich gegen Blutarmut, Atemwegserkrankungen und Akne.*
- ⊕ *Gut bei Magengeschwüren.*
- ⊕ *Am besten roh, kurz gedünstet oder in ganz wenig Wasser gekocht verzehren.*

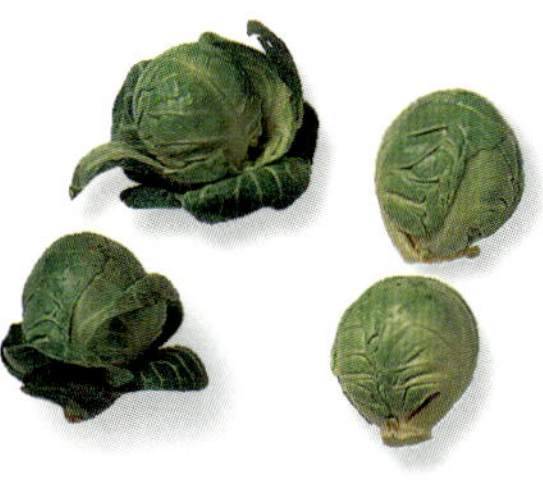

ROSENKOHL

1 2 3 4 9

176 kJ/42 kcal je 100 g
Reich an Vitamin C und Beta-Karotin

Rosenkohl bietet weitgehend den gleichen gesundheitlichen Nutzen wie andere Kohlsorten. Er ist besonders reich an Glucosinolaten, die zu den wirksamsten krebshemmenden Stoffen gehören (siehe S. 76). Sein hoher Vitamin-C-Gehalt fördert die Widerstandskraft gegen Krankheitserreger.

Im übrigen ist Rosenkohl ein guter Lieferant von Beta-Karotin, das bei allen Hautproblemen hilfreich ist. Sein hoher Ballaststoffgehalt macht ihn zu einem guten Mittel gegen Verstopfung, überhöhten Cholesterinspiegel und Bluthochdruck. 100 g Rosenkohl liefern mehr als die Hälfte des Tagesbedarfs an Folsäure, was ihn für schwangere Frauen besonders geeignet macht.

Gegen die blähende Wirkung des Rosenkohls kann man beim Kochen etwas Kümmel- oder Dillsamen zugeben.

- ⊕ *Gut als Krebsvorbeugung und zur Stärkung der Abwehrkräfte.*
- ⊕ *Am besten gedünstet verzehren.*
- ⊖ *Bei Schilddrüsenproblemen nur in mäßigen Mengen verzehren.*

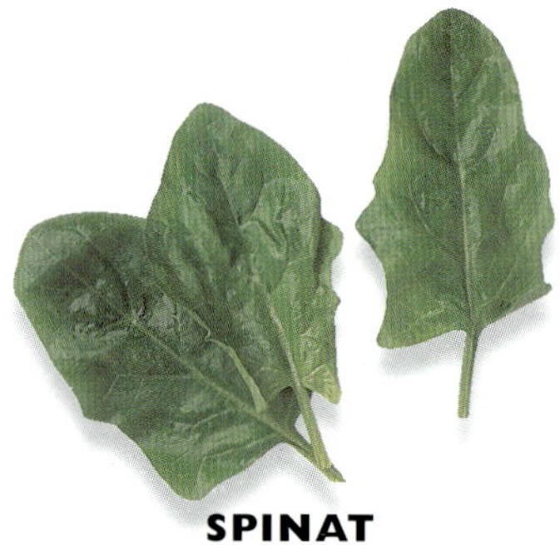

SPINAT

❶ ❸ ❺ ❾

96 kJ/23 kcal je 100 g
Reich an Chlorophyll und Folsäure

Wie jeder Popeye-Fan weiß, enthält Spinat jede Menge Eisen. Doch leider haben Generationen von Müttern, die aus diesem Grund versuchten, ihren Kindern den Spinat hineinzuzwingen, nur ihre Zeit verschwendet. Das Eisen und das Kalzium des Spinats sind für den Körper schwer verwertbar, weil der Spinat zugleich reich an Oxalsäure ist; diese verbindet sich mit den Mineralstoffen zu unlöslichen Salzen, die ausgeschieden werden.

Spinat ist aber auch sehr reich an dem dunkelgrünen Blattfarbstoff Chlorophyll – vor allem für Menschen, die an Blutarmut, Müdigkeit und unter seelischen Belastungen leiden, ein Grund, ihn reichlich zu verzehren, am besten roh als Salat. Er enthält auch besonders viel Folsäure, die gut aufgenommen wird; 100 g liefern ein Sechstel des Tagesbedarfs. Deshalb sollte er auf dem Einkaufszettel jeder schwangeren Frau stehen.

Krebspatienten und Krebsgefährdete, wie etwa starke Raucher, sollten viel Spinat zu sich nehmen. Die Krebsforschung konzentriert sich zunehmend auf die Karotinoide – nicht nur das Beta-Karotin –, die in dunkelgrünen oder leuchtendbunten Früchten und Gemüsen enthalten sind. Der Spinat ist damit sogar noch besser ausgestattet als die Möhre. In Bevölkerungsstudien erwiesen sich dunkelgrüne Gemüse, allen voran der Spinat, als hochwirksame Krebsvorbeugung.

- ⊕ *Gut zur Krebsverhütung und zur Erhaltung der Sehkraft.*
- ⊕ *Hilfreich für Schwangere.*
- ⊕ *Am besten roh oder in ganz wenig Wasser gekocht verzehren.*
- ⊖ *Spinat sollte wegen seines hohen Harnsäuregehalts von Gicht- und Arthritiskranken gemieden werden.*

WISSENSWERTES

● Zu den weniger bekannten Stärken des Spinats gehört seine vorbeugende Wirkung gegen die Augenkrankheit AMD (altersbedingte Makula-Degeneration). Wissenschaftler glauben, daß diese auf zwei Wirkstoffen namens Lutein und Zeaxanthin beruht.

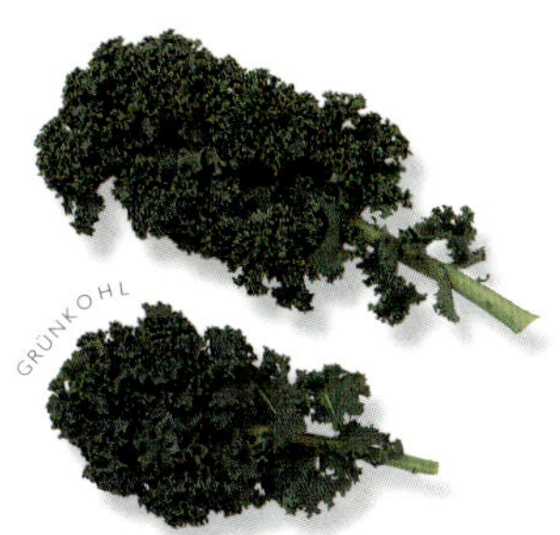

BLATTKOHL

❶

109 kJ/26 kcal je 100 g
Reich an pflanzlichen Wirkstoffen

Dieser glattblättrige Verwandte des Grünkohls – in den USA beliebter als bei uns – ist ein weiteres Kohlgemüse mit einem hohen Gehalt an krebshemmenden Pflanzenstoffen.

Wie andere Kreuzblütler ist auch der Blattkohl reich an Indolen, die eine besondere Schutzwirkung gegen hormonell beeinflußbare Krebsarten wie Brust-, Eierstock-, Prostata- und Hodenkrebs bieten.

- *Gut zur Krebsvorbeugung.*
- *Am besten leicht gedünstet verzehren.*

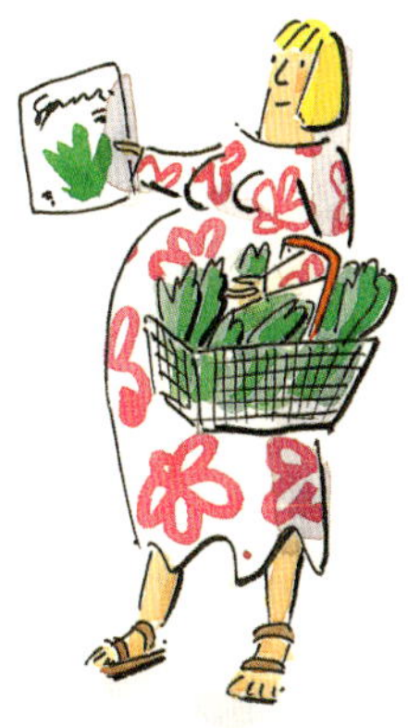

GRÜNKOHL

❶

138 kJ/33 kcal je 100 g
Reich an Beta-Karotin

Vom Grünkohl verwendet man die Sprosse und die grünen Blätter. Sein Ursprung liegt wie der anderer Kohlsorten höchstwahrscheinlich in Europa, am ehesten im östlichen Mittelmeergebiet, doch ist er heute in der ganzen Welt verbreitet.

Der mit allen krebsvorbeugenden Eigenschaften der Gattung *Brassica* und einer üppigen Portion Beta-Karotin (100 g decken nahezu den Tagesbedarf eines Erwachsenen) ausgestattete Grünkohl hätte größere Beliebtheit verdient.

Er hat den Vorzug, extrem winterhart zu sein – Temperaturen bis –15 °C können ihm nichts anhaben – und gewinnt durch Frost noch an Geschmack und Bekömmlichkeit.

Zu den beliebtesten Gerichten der Holländer gehört der Stampot, eine schmackhafte Mischung aus Kartoffelbrei und gehacktem, leicht gedünstetem Grünkohl.

- *Gut zur Krebsvorbeugung und zur Stärkung des Immunsystems.*
- *Am besten leicht gedünstet verzehren.*

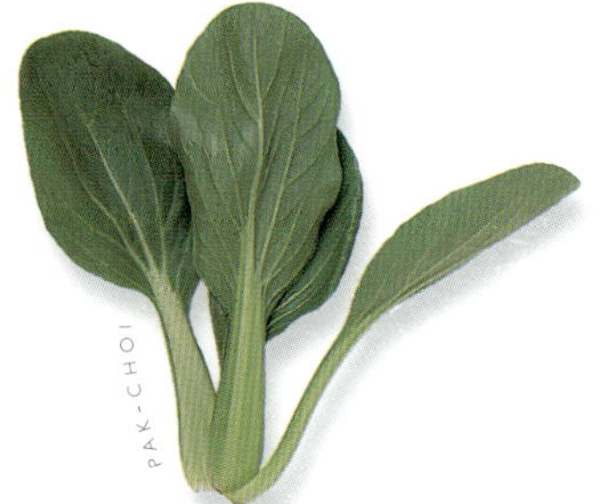

CHINAKOHL/PAK-CHOI

50 kJ/12 kcal je 100 g
Reich an Folsäure, Kalium und Vitamin C

Chinakohl gehört zu den wichtigsten asiatischen Gemüsearten und ist eigentlich ein Oberbegriff für mehrere Sorten dieser Gruppe. Historischen Überlieferungen zufolge werden diese Kohlgemüse in China seit dem 5. Jahrhundert als Nahrungs- und Arzneimittel kultiviert. Im Gegensatz zu vielen anderen Kohlsorten ist Chinakohl leicht verdaulich und bläht nicht.

Chinakohl oder Pak-Choi ist ein äußerst nährstoffreiches Gemüse, das Kalium, Kalzium, Beta-Karotin, Folsäure und Vitamin C sowie kleine Mengen der Vitamine B_1, B_2 und B_6 enthält.

- *Hilfreich zur Stärkung des Immunsystems und zur Krebsvorbeugung.*
- *Am besten roh oder kurz im Wok gegart verzehren.*

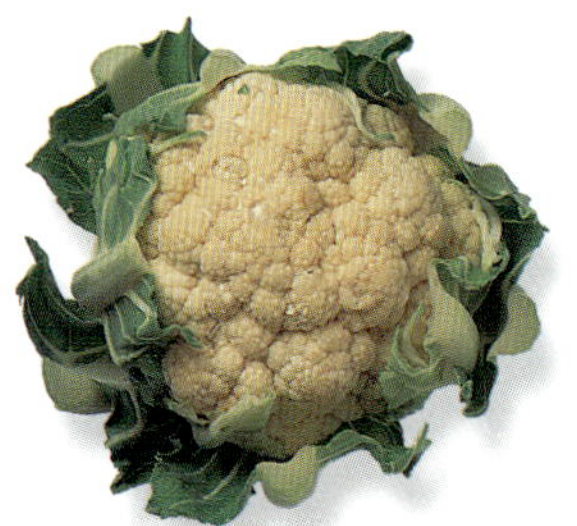

BLUMENKOHL

105 kJ/25 kcal je 100 g
Reich an Vitamin C

Blumenkohl liefert weniger Beta-Karotin, Riboflavin und Folsäure als die meisten Kohlsorten. Da diese Inhaltsstoffe zusätzlich beim Kochen zerstört werden, wäscht man dieses Gemüse am besten in kleine Röschen zerteilt und genießt es als Rohkost.

Der weiße Teil des Blumenkohls ist eigentlich der unterentwickelte Blütenstand. Durch Verzehr einiger der zarten grünen Blättchen direkt um den Blütenstand herum kann man die Aufnahme von Beta-Karotin und Folsäure steigern. Blumenkohl ist auch eine gute Vitamin-C-Quelle.

- *Gut zur Krebsvorbeugung und für die Stärkung der Abwehrkräfte.*
- *Am besten roh, leicht gedünstet oder in ganz wenig Wasser gekocht verzehren.*

SCHNELLE HILFE

Blumenkohl gilt als blähendes Gemüse. Dagegen sind die roh – mit einem Dip aus Naturjoghurt, Olivenöl, Apfelessig und zerdrücktem Knoblauch – verzehrten Röschen ein hervorragendes Mittel gegen Blähungen.

SALATGEMÜSE

Wertvoll durch Vitamin A, C und Folsäure

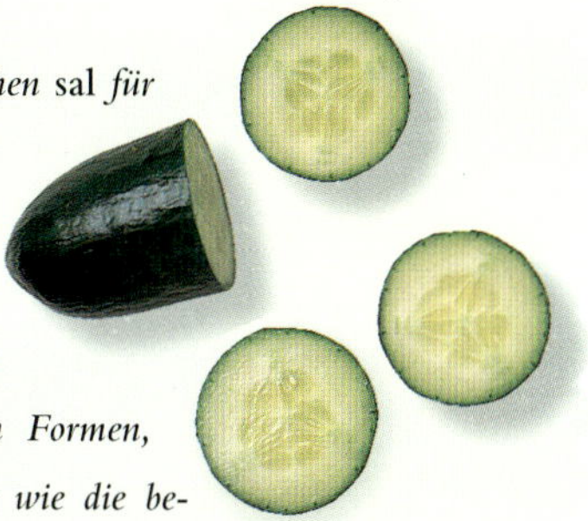

GURKE

Das Wort Salat ist vom lateinischen sal *für Salz abgeleitet, denn ursprünglich war ein Salat einfach etwas, das man in Salz stippte. Das meistgenutzte Salatgemüse ist heute wohl der Gartensalat in seinen vielfältigen Formen, doch kann man auch andere Gemüse wie die beliebte Gurke (kalorien-, aber auch nährwertarm), die Brunnenkresse (mit wertvollen Nährstoffen sowie antibiotischen und krebsvorbeugenden Eigenschaften) und den Spargel (kurz gekocht eine Delikatesse) dieser Kategorie zuordnen.*

Man sollte die grünen Salatgemüse nicht als reine „Schlankheitskost" abstempeln. Sie sind zwar sehr kalorienarm (vor allem aufgrund ihres hohen Wasseranteils), bieten aber einen hohen Nährstoffgehalt und diverse heilkräftigende Eigenschaften. Salate sind eine brauchbare Quelle von Vitamin A, C und Folatsäure, etwas Kalium und anderen Mineralstoffen, u. a. auch Jod. Je dunkler die Blätter, desto höher ist der Gehalt an Beta-Karotin; deshalb sollten Sie die wertvollen dunkleren Außenblätter nicht wegwerfen.

Manche Salatgemüse wirken entwässernd und können Ödeme lindern. Sie lassen sich ausgezeichnet mit einer unendlichen Vielfalt anderer Gemüse und Früchte zu interessanten Hauptgerichten oder Beilagen kombinieren.

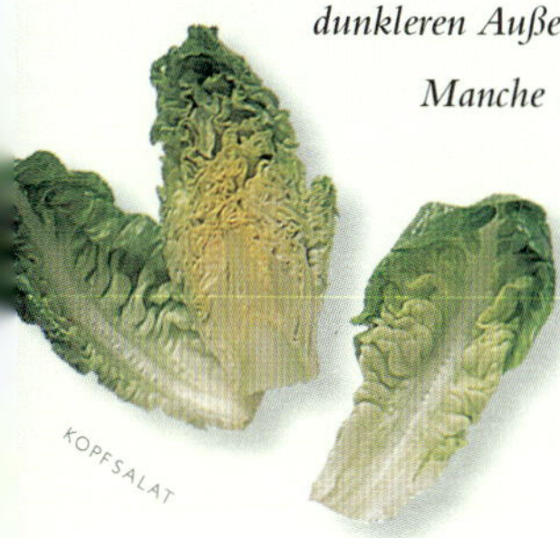

KOPFSALAT

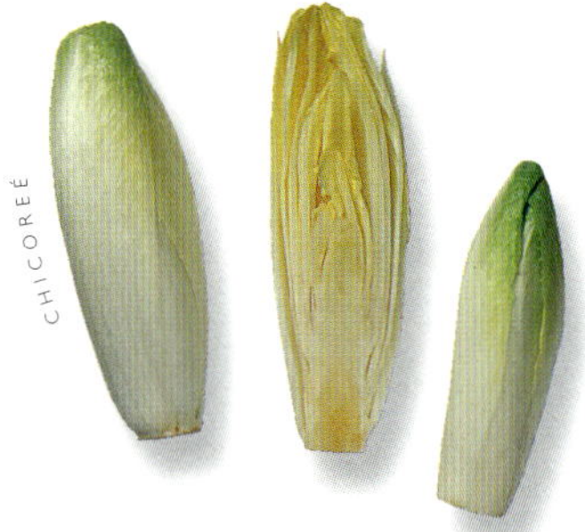

ZICHORIE, CHICORÉE UND ENDIVIE

2 3 6 8

CHICORÉE

46 kJ/11 kcal je 100 g

Reich an Vitamin A und C

Der wilde Chicorée wurde schon von den alten Ägyptern, Arabern, Griechen und Römern als Nahrungs- und Heilmittel genutzt. Der heute kultivierte Witloof-Chicorée (breitblättrig, weiß mit gelblichgrünen Spitzen) und die krause Winterendivie sind die beiden meistverwendeten Vertreter der Gattung *Cichorium*.

Chicorée und Endivie sind beide gute Lieferanten von Vitamin A und C. Außerdem enthalten sie einige B-Vitamine und Terpenoide – das sind Bitterstoffe, die eine anregende Wirkung auf Leber und Gallenblase haben. Blätter und Wurzeln wirken leicht harntreibend und allgemein stärkend. Chicorée übt auch einen positiven Einfluß auf die Nieren aus und ist bei Harnwegsinfektionen hilfreich. Ein so wirksames Entgiftungsmittel ist natürlich auch bei Hautproblemen, Arthritis, Rheuma und Gicht von Vorteil. Eine Studie ergab, daß Chicorée zusätzlich entzündungshemmend wirkt.

Der aus der Wurzel der Zichorie, einer Verwandten des Chicorées, gemahlene Ersatzkaffee ist koffeinfrei. Obwohl es kaum wissenschaftliche Belege für seine Wirksamkeit gibt, sagt man, daß er sanft entwässernd und leicht beruhigend wirkt und die Drüsen des Verdauungstrakts anregt. Für Menschen, die Schwierigkeiten mit der Verdauung von Milch und Milchprodukten haben, kann sein Genuß hilfreich sein, da er das Milcheiweiß besser aufspaltet.

- *Hilfreich zur Entschlackung und Entgiftung des Körpers.*
- *Gut als sanftes Entwässerungsmittel, bei Gelbsucht und zur Anregung der Lebertätigkeit.*
- *Roh oder gegart verzehren.*

SCHNELLE HILFE

- Als Umschlag für geschwollene Gelenke und entzündete Hautausschläge: Gequetschte Chicoréeblätter andünsten oder in der Mikrowelle erwärmen; 15 Minuten auf die betroffene Stelle legen.

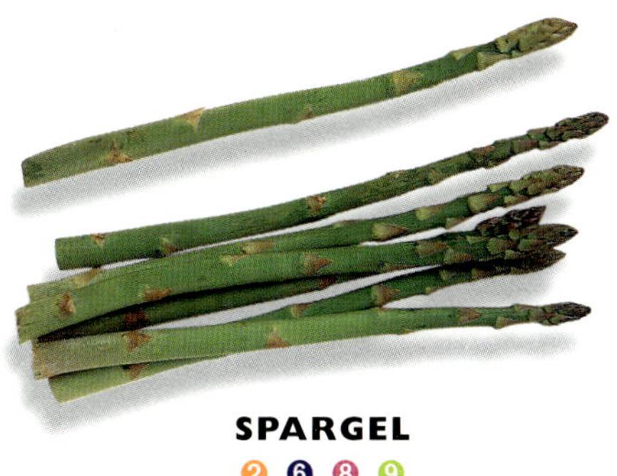

SPARGEL

2 6 8 9

92 kJ/22 kcal je 100 g
Reich an Vitamin C, Beta-Karotin und Selen

Spargel gilt in erster Linie als Gaumenkitzler für Feinschmecker, doch wurde er schon vor über 2 000 Jahren angebaut und seit dem 16. Jahrhundert medizinisch verwendet. Wenn Sie jemals Spargel gegessen haben, wissen Sie, daß er stark entwässernd wirkt. Er steigert die Urinausscheidung, wobei der Geruch seines Wirkstoffs, des Asparagins, bereits innerhalb von Minuten nach Verzehr im Urin wahrnehmbar wird. Deshalb wird der Spargel von Naturheilkundlern seit langem zur Behandlung von Rheuma und Arthritis eingesetzt.

Der griechische Arzt Dioskorides setzte die Pflanze schon im 1. Jahrhundert n. Chr. bei Nieren- und Leberleiden ein. Spargel enthält einige Ballaststoffe und wirkt dadurch leicht abführend; er ist auch ein mildes Beruhigungsmittel. Für Frauen empfiehlt sich sein Verzehr in der Zeit der Menstruation, da er die Neigung zu geschwollenen Brüsten, Fingern und Fußgelenken mindert.

Schütten Sie das Spargelkochwasser nicht weg – es sollte seiner harntreibenden Wirkung wegen getrunken oder an Suppen und Brühen gegeben werden. Holzige Teile des Spargels können in Suppen mitgekocht werden: Sie verleihen zusätzliches Aroma und gesundheitlichen Wert.

- ⊕ *Gut bei Blasenentzündung, zur Entwässerung und gegen Verstopfung.*
- ⊕ *Hilfreich bei Arthritis und Rheuma.*
- ⊕ *Am besten gedünstet mit etwas Olivenöl oder zerlassener Butter verzehren.*
- ⊖ *Für Gichtkranke nicht zu empfehlen, da sein Puringehalt das Leiden verschlimmern kann.*

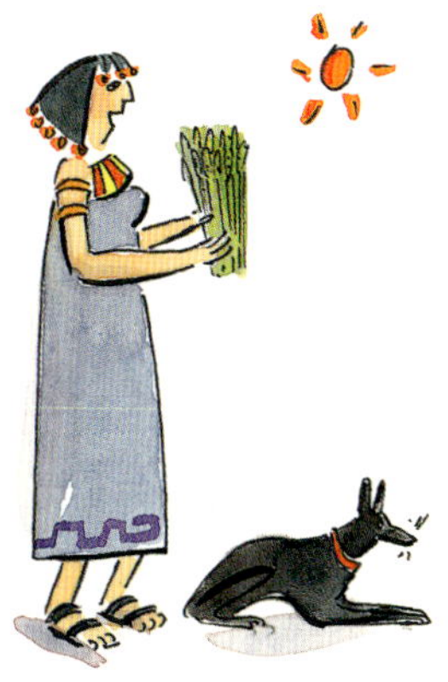

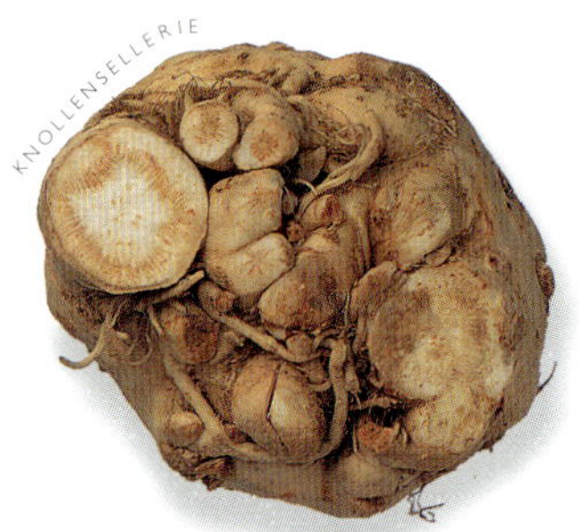

SELLERIE

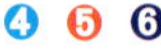

KNOLLENSELLERIE

63 kJ/15 kcal je 100 g

STAUDENSELLERIE

8 kJ/2 kcal je 100 g

Reich an Folsäure

Schon die Römer schätzten den medizinischen Wert des Wildselleries; im Mittelalter zogen die italienischen Landwirte der Poebene Kulturformen, die gegen Ende des 17. Jahrhunderts auch zu uns vordrangen. Seit jener Zeit erfreuen sich Wild- und Kulturformen des Selleries auch in der Kräutermedizin großer Beliebtheit.

Der Knollensellerie ist eine Sellerieart, von der man nicht die Stiele, sondern die verdickte Wurzel verzehrt. Er ähnelt im Geruch dem Staudensellerie, ist aber im Geschmack weniger ausgeprägt. Sie können ihn, in Stifte geschnitten, roh oder gekocht verzehren und als Salat mit Dressing reichen. Die Inhaltsstoffe beider Selleriesorten sind ähnlich, doch enthalten die weiße Sellerieknolle und die weißen Stiele des Stauden- oder Bleichselleries im Gegensatz zu dunkelgrünen Selleriestangen kein Beta-Karotin. Der folsäurereiche Knollensellerie ist ideal als Salatzutat für schwangere Frauen. Beide Gemüse liefern Vitamin C, Kalium und Ballaststoffe.

Hippokrates setzte den Staudensellerie zur Behandlung von Nervosität ein; neuere Forschungsergebnisse aus China und Deutschland zeigen, daß das aus den Selleriesamen gewonnene ätherische Öl eine stark beruhigende Wirkung auf das zentrale Nervensystem hat. Das gleiche Öl wirkt auch blutdrucksenkend.
Vor allem als Mittel bei Rheuma, Gicht und Arthritis hat sich der Sellerie ▶

SCHNELLE HILFE

- Ein Glas Möhren-Sellerie-Saft pro Tag ist ein gutes Entwässerungsmittel.
- Bei Gicht und Arthritis dreimal täglich eine Tasse Sellerietee einnehmen: ½ TL Selleriesamen in eine Tasse geben, mit kochendem Wasser übergießen, abdecken und 10 Minuten ziehen lassen. Den Aufguß durch ein feines Teesieb seihen, nach Geschmack mit etwas Honig süßen.

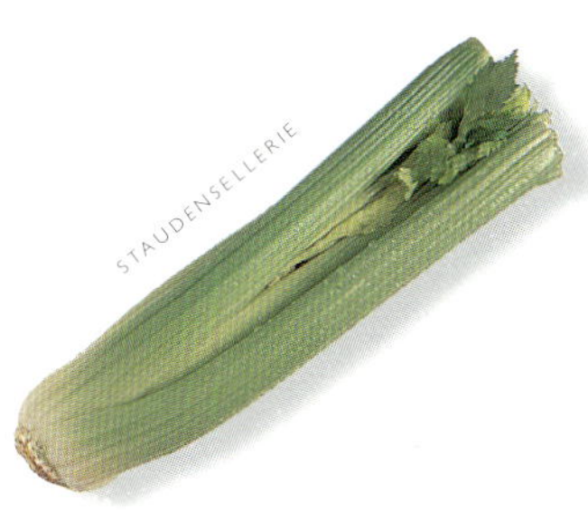

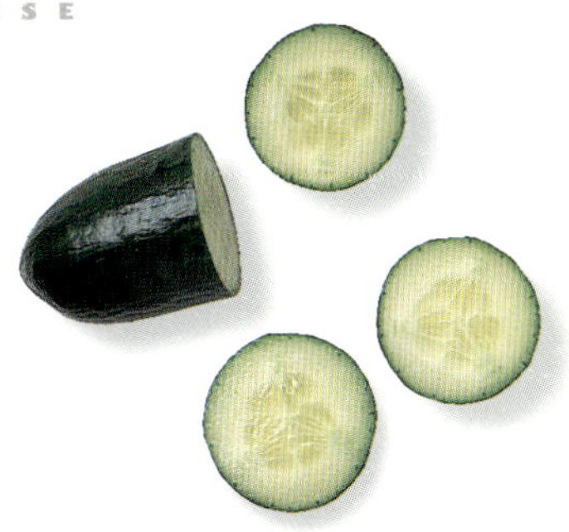

Fortsetzung Sellerie

bewährt. Die Japaner empfehlen bei Rheuma eine Sellerie- und Selleriesaft-Fastenkur. In Milch gekochter Staudensellerie und ein Tee aus Selleriesamen sind alte Zigeunerrezepte gegen Gelenkbeschwerden. Durch die harntreibende Wirkung werden überschüssige Flüssigkeit und Harnsäure ausgeschieden, die die Schmerzen bei solchen Gelenkerkrankungen verschlimmern. Die Samen wirken nicht nur harntreibend, sondern auch antiseptisch und sind damit bei Blasenentzündungen und anderen Harnwegsinfektionen hilfreich.

- ⊕ *Gut bei Rheuma, Arthritis und Gicht.*
- ⊕ *Hilfreich zur Entwässerung und Blutdrucksenkung.*
- ⊕ *Gut als beruhigendes Mittel bei Streß.*
- ⊕ *Am besten roh oder als Saft verzehren; die stärkste medizinische Wirkung haben jedoch die Samen. Nur für kulinarische Zwecke vorgesehene Selleriesamen verwenden – zur Aussaat bestimmte Samen können mit giftigen Chemikalien behandelt sein.*
- ⊖ *Schwangere und Nierenkranke dürfen keinen Tee aus Selleriesamen trinken.*

GURKE

3

42 kJ/10 kcal je 100 g
Nährstoffarm

Es ist schon merkwürdig, daß diese seltsame Pflanze so beliebt ist. Gurken enthalten sehr wenig Nährstoffe, eine winzige Dosis Vitamin A (10 µg auf 100 g) und eine Spur Jod (3 µg). Ihr extrem hoher Wassergehalt – 96,4 % – macht sie besonders erfrischend und kalorienarm.

In Indien, im Orient und in Osteuropa wurden Gurken von jeher zur Konservierung sauer eingelegt. Solche Essiggurken sind köstlich, doch von geringem Nährwert.

- ⊕ *Günstig für Haut, Augen und zum Abnehmen.*
- ⊕ *Am besten mit Schale verzehren; gründlich in warmem Wasser waschen, um Schadstoffe zu entfernen.*

SCHNELLE HILFE

Nach einem langen Tag vor dem PC-Monitor, hinterm Lenkrad, in greller Sonne, staubiger Luft oder bei Heuschnupfen dünne Gurkenscheiben zur Beruhigung auf die Augen legen. Gurken sind auch ausgezeichnet als adstringierender Gesichtsreiniger bei fettiger Haut.

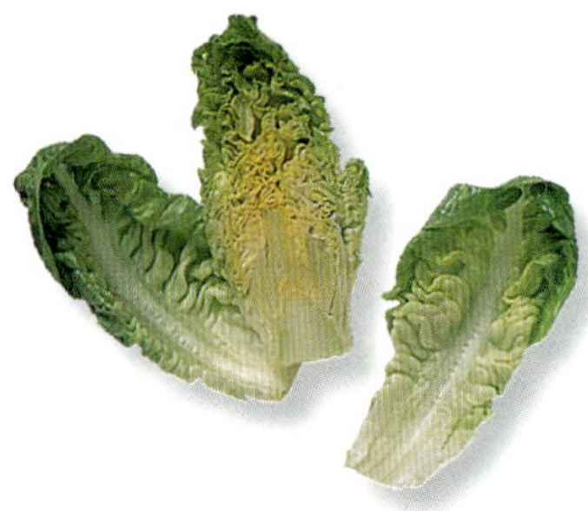

GARTENSALATE

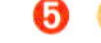

29 kJ/7 kcal je 100 g
Reich an Kalium und Folsäure

Die Gartensalate haben mehr zu bieten als nur 95 % Wasser: Sie enthalten Vitamin C, Folsäure, etwas Kalzium, reichlich Kalium, Jod und sogar eine Spur von Eisen. Jede schwangere Frau sollte wissen, daß 100 g grüner Salat mehr als ein Viertel ihres Tagesbedarfs an Folsäure decken.

Es gibt diverse Gartensalatsorten, deren Nährwert nicht nur von einer Sorte zur anderen, sondern auch jahreszeitlich variiert und nicht zuletzt davon abhängt, ob man nur das blasse Herz oder auch die dunkleren Außenblätter verzehrt. Als Faustregel gilt: Je dunkler das Blatt, desto höher ist sein Gehalt an Beta-Karotin.

Die Gartensalate stammen vom Wildlattich ab, den schon die Römer schätzten. Sein Saft hat eine sehr milde opiumähnliche Wirkung, und obwohl die Kulturformen weniger Wirkkraft haben, besitzen sie noch etwas von den beruhigenden Eigenschaften ihres wilden Vorfahren.

Ein Salatsandwich vor dem Schlafengehen ist besser als jede Schlaftablette. Die kombinierte Wirkung des Salats und des Tryptophans, das durch die Verdauung der Kohlenhydrate frei wird, sichert einen erholsamen Nachtschlaf. Naturheilkundler bereiten aus Extrakten der Salatblätter Lotionen gegen Sonnenbrand und aus der getrockneten „Milch" diverse Kräuterarzneien.

- ⊕ *Gut bei Schlaflosigkeit, Unruhe und Bronchitis.*
- ⊕ *Am besten frisch und roh verzehren; kann auch warm an Salate oder Suppen gegeben werden.*
- ⊖ *Möglichst Salat aus eigenem oder biologischem Anbau verwenden, da sich in Salaten oft synthetische Nitrate aus Düngemitteln anreichern.*
- ⊖ *Der milchige Saft, der aus dem Strunk austritt, kann die Augen stark reizen.*

SCHNELLE HILFE

● Große Salatblätter, ein paar Minuten in Wasser gekocht, eignen sich ausgezeichnet als Umschlag für Eiterbeulen, Furunkel und Insektenstiche – möglichst warm auflegen.

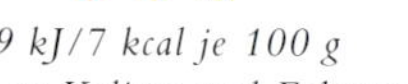

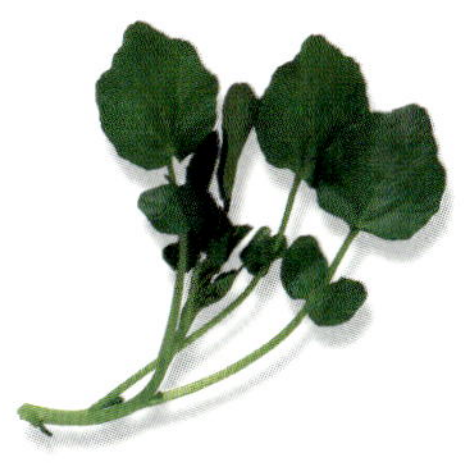

BRUNNENKRESSE

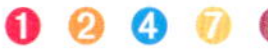

16 kJ/4 kcal je 100 g
Reich an Vitamin A, C und E und Jod

Die Brunnenkresse ist ein Mitglied der Kreuzblütlerfamilie, der man in der Ernährung krebsgefährdeter Menschen einen wichtigen Platz einräumen sollte. Brunnenkresse enthält einen hohen Anteil der antioxidativen Vitamine A, C und E, die vor Herz- und Gefäßerkrankungen ebenso schützen wie vor manchen Krebsarten.

Für Raucher interessant: In Versuchen lieferten 50 g Brunnenkresse, drei Tage lang zu je drei Mahlzeiten verzehrt, genügend Phenethylisothiocyanat, um das wichtige tabakspezifische Lungenkarzinogen NNK zu neutralisieren. Diesen auch Gluconasturtin genannten Schutzstoff setzt die Brunnenkresse nur frei, wenn sie gekaut oder gehackt wird.

Aber die Pflanze hat noch mehr zu bieten. Brunnen- und Kapuzinerkresse enthalten ein Benzyl-Senföl – ähnliche Stoffe geben Rettich und Radieschen ihren „Biß" –, das sich in Untersuchungen als hochwirksames Antibiotikum erwies, unserem Verdauungstrakt aber wesentlich zuträglicher ist als herkömmliche Antibiotika. Essen Sie also reichlich Brunnenkresse, und geben Sie ein Blättchen oder eine Blüte der Kapuzinerkresse an Salate, um die Abwehrkräfte zu unterstützen. Besonders wer an Atem- und Harnwegsinfektionen leidet, wird vom regelmäßigen Verzehr dieses Salatgemüses profitieren.

- *Hilfreich bei Mageninfektionen, Lebensmittelvergiftung und Blutarmut.*
- *Gut zur Krebsvorbeugung.*
- *Am besten roh und gut gewaschen verzehren.*

WISSENSWERTES

Erwähnenswert ist noch, daß die Brunnenkresse auch einiges an Jod enthält – das für die einwandfreie Funktion der Schilddrüse unentbehrlich ist. So leuchtet ein, warum sie nicht nur als Garnierung, sondern als würzige Zutat zu Salaten und Saucen dienen sollte.

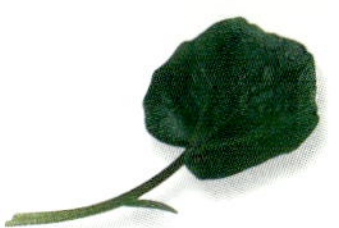

ESSBARE ALGEN

Wertvoll durch ihren Eiweiß-, Ballast- und Mineralstoffgehalt

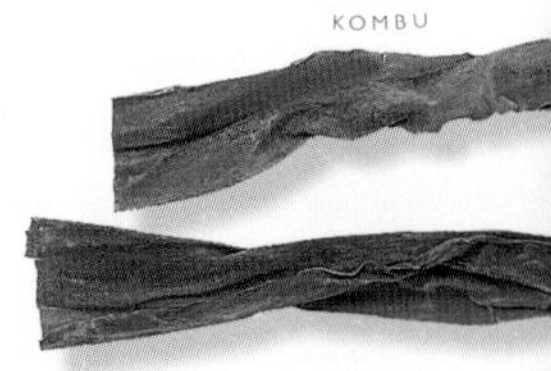
KOMBU

Eßbare Algensorten finden sich unter den Grün-, Braun- und Rotalgen. Das, was man Seetang nennt, sind die derberen Braun- und Rotalgenarten, vor allem Braunalgen der Gattung Fucus, *die vorwiegend in den nördlichen Meeren verbreitet sind und seit langer Zeit als Düngemittel und in der Heilkunde eingesetzt werden. Andere Algenarten werden besonders in China und Japan von alters her als Nahrungs- und Arzneimittel geschätzt.*

Auch wenn es leichte Unterschiede in der Zusammensetzung der einzelnen Arten gibt, kann die Bedeutung der Algen für unsere Ernährung gar nicht hoch genug eingeschätzt werden. Sie sind eine kalorienarme Eiweißquelle voller wasserlöslicher Ballaststoffe und reich an Kalzium und Magnesium. Darüber hinaus sind sie großartige Lieferanten von Beta-Karotin, kaliumreich und außergewöhnlich gut mit Eisen und Zink ausgestattet. Algen enthalten von allen Nahrungsmitteln am meisten Jod, das für eine ordnungsgemäße Schilddrüsenfunktion unentbehrlich ist. Für Vegetarier und Veganer sind Algen aufgrund ihres Vitamin-B_{12}*-Gehalts bestens geeignet: 100 g liefern ein Vielfaches des Mindesttagesbedarfs.*

WAKAME

Die Volksmedizin weiß, daß viele Algensorten den Blutdruck senken, Magengeschwüre heilen, Kropfbildung verhindern und gegen einige Krebsarten schützen können, was angesichts ihres beeindruckenden Nährstoffgehalts durchaus möglich ist.

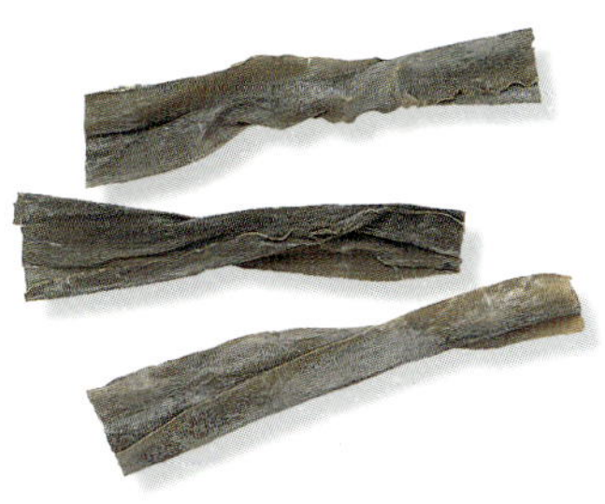

KOMBU

180 kJ/43 kcal je 100 g
Reich an Vitamin A, C und Kalzium

Diese Alge wird oft zur Nährstoffanreicherung von Suppen und pikanten Häppchen eingesetzt, da sie viel Kalzium sowie Vitamin A und C enthält. Da die Alge sehr geschmacksintensiv ist, reicht ein Streifen normalerweise für 500 ml Brühe aus.

- ⊕ *Gut gegen Blutarmut und zur Stärkung des Immunsystems.*
- ⊕ *Hilfreich zur Behandlung und Verhütung von Osteoporose und Gewichtsverlust.*
- ⊕ *Am besten in getrockneter Form kaufen und vor Verwendung einweichen, sofern man die Alge nicht ohnehin an Suppen gibt.*
- ⊖ *Wegen des hohen Natriumgehalts ungeeignet bei Bluthochdruck und salzarmer Diät.*

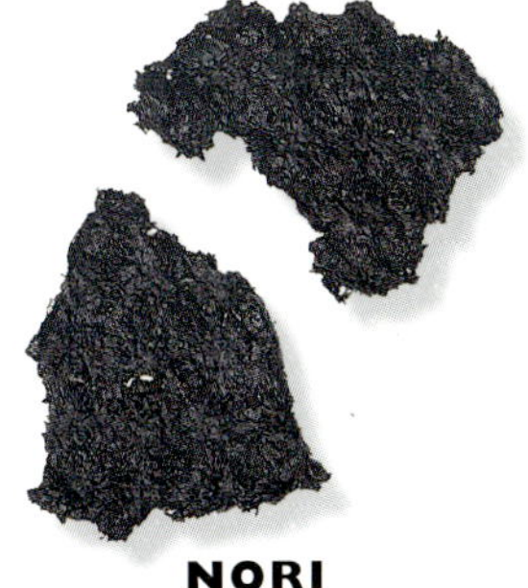

NORI

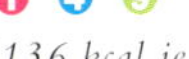

571 kJ/136 kcal je 100 g
Reich an Eiweiß und Mineralstoffen

Dieses sehr eiweiß- und mineralstoffreiche Produkt aus verschiedenen Algenarten wird als Garnierung über herzhafte Gerichte oder gekochtes Gemüse gestreut. Nori, das in langen Blättern angeboten wird, dient in der japanischen Küche als Umhüllung für pikante Häppchen.

- ⊕ *Gut zur Cholesterinsenkung, zur Behandlung und Verhütung von Osteoporose und Gewichtsverlust.*
- ⊕ *Hilfreich bei Blutarmut und zur Stärkung des Immunsystems.*
- ⊕ *Am besten getrocknet kaufen und vor Verwendung einweichen.*

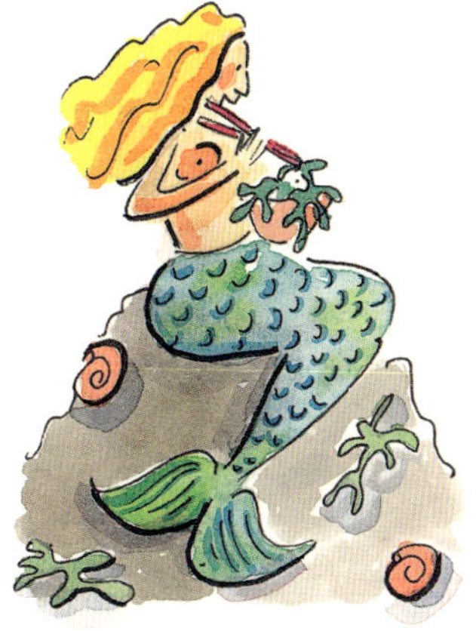

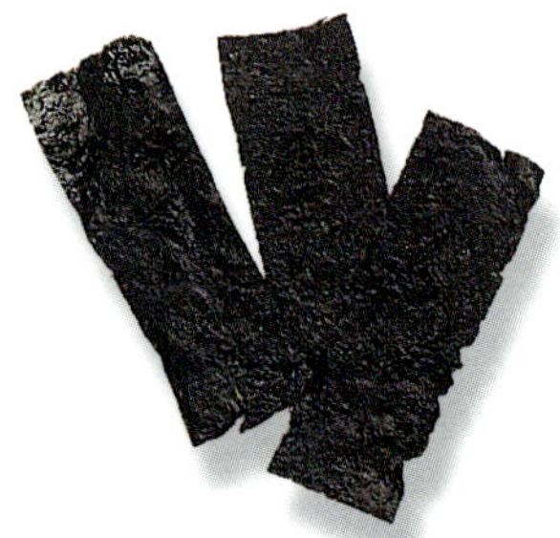

WAKAME

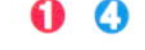

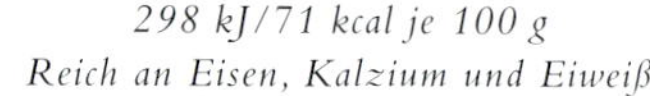

298 kJ/71 kcal je 100 g
Reich an Eisen, Kalzium und Eiweiß

Wakame ist eine ähnliche Algenart wie Kombu und reich an Eiweiß, Eisen und Kalzium. Dies ist eine gute Algensorte für Einsteiger, da sie im Geschmack an grünes Gemüse erinnert. In der japanischen Küche dient sie als Zutat zu der beliebten und nahrhaften Miso-Suppe, die hauptsächlich aus fermentierter Sojabohnenpaste (siehe S. 109) besteht.

- *Wertvoll zur Stärkung des Immunsystems und zur Behandlung von Blutarmut.*
- *Gut zur Cholesterinsenkung, Behandlung und Verhütung von Osteoporose und Gewichtsverlust.*
- *Am besten getrocknet kaufen und vor Verwendung einweichen, sofern sie nicht an Suppen oder Eintöpfe gegeben wird.*

WEITERE ALGENARTEN

ARAME Gute Alge für Einsteiger. Süßliches Aroma, paßt ausgezeichnet zu Salaten und Suppen.

DULSE Diese für Anfänger entschieden ungeeignete Rotalge wächst entlang der Küsten von Kanada, Nordamerika, Island und Irland. Sie bleibt – egal, wie lange man sie kocht – stets zäh und behält ihr intensives salziges Aroma. Die Iren bereiten aus ihr die traditionelle Dulse-Suppe, deren Geschmack gewöhnungsbedürftig ist.

HIZIKI Die an der Sonne getrocknete und dann zerkleinerte Hiziki-Alge hat ein delikates süßliches Aroma und ist äußerst kalzium- und eisenreich – 50 g decken den Tagesbedarf eines Erwachsenen.

LAVER Diese Rotalge, die in den Meeren bei Südwales und Irland gedeiht, kann man dort am Strand sammeln, weshalb sie bei den Walisern seit Jahrhunderten als Nahrungsmittel beliebt ist. Als traditionelles walisisches Frühstück wird sie in Hafermehl gewälzt, gebraten und mit Eiern und Schinken serviert; man muß sich jedoch auf einen sehr starken Meergeschmack gefaßt machen.

Die Waliser verarbeiten diese Alge auch zu Laver-Brot – das geschmacklich ebenfalls sehr gewöhnungsbedürftig ist.

Wer Algen selbst sammelt, sollte sich vergewissern, daß der Strand nicht schadstoffbelastet ist.

PILZE UND MEDITERRANE GEMÜSE

Wertvoll durch ihren Gehalt an Vitaminen und Antioxidantien

Zu dieser kleinen Kategorie von Gemüsen, die man meist mit dem Mittelmeerraum assoziiert, obwohl sie auch anderswo angebaut werden, zählen wir außer der nährstoffreichen Tomate auch die eher nährstoffarme Aubergine. Mediterrane Gemüse bieten eine interessante Konsistenz bei niedrigem Kaloriengehalt (wenn man sie nicht gerade in Öl brät).

Die Aubergine enthält zwar etwas Kalium und kleine Mengen an Kalzium und Vitamin A, doch ist ihr Nährwert minimal, sofern man sie nicht in sehr großen Mengen ißt. Die Tomate – eine der meistverzehrten Früchte überhaupt (obwohl sie häufig auch unter die Gemüse eingereiht wird) – ist hingegen reich an Antioxidantien wie Beta-Karotin und den Vitaminen C und E und hilfreich zur Verhütung von Herz- und Gefäßerkrankungen sowie einigen Krebsarten. Auch wenn ihr Aroma unter der ausufernden Massenproduktion oft leidet, ist sie doch äußerst vielseitig und in vielerlei Formen – vom Frischgemüse bis hin zu Dosentomaten und Saft – verwendbar.

Oliven sind aufgrund ihres Verarbeitungsprozesses relativ natriumreich, werden aber wie ihr Öl wegen ihrer antioxidativen Eigenschaften und ihrer einfach ungesättigten Fettsäuren sehr geschätzt. Bei den Pilzen haben Untersuchungen ergeben, daß sie viel Vitamin B_{12}, Vitamin E und hochwertiges Eiweiß liefern.

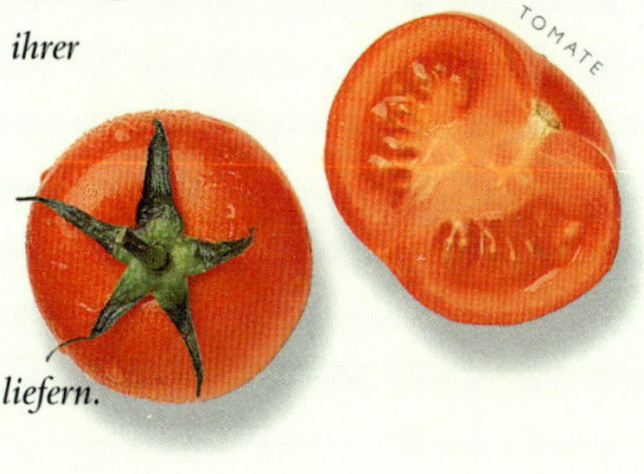

TOMATE

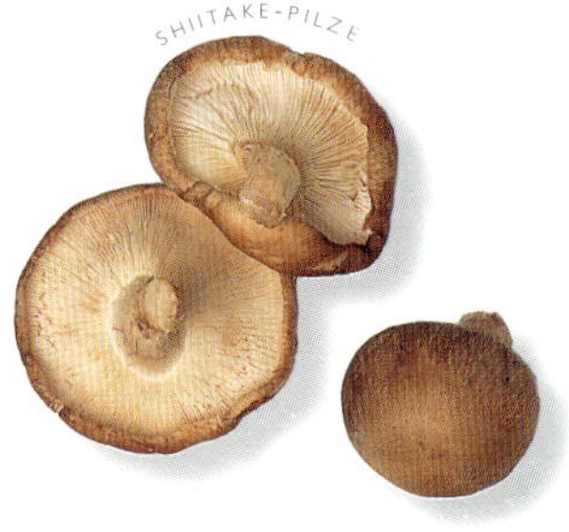

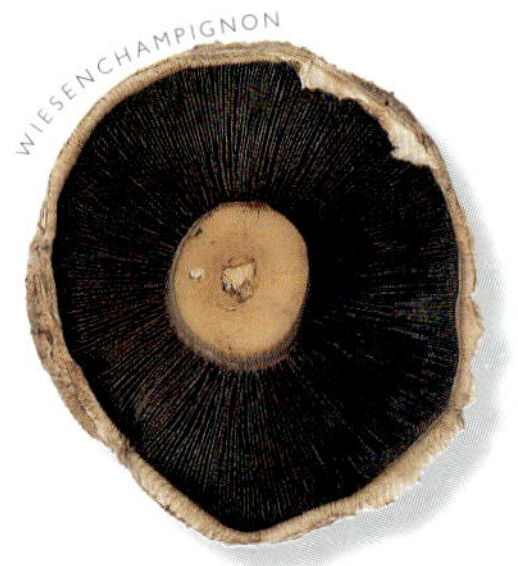

PILZE

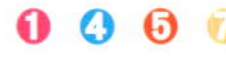

105 kJ/25–60 kcal je 100 g
Reich an Eiweiß, Vitamin B_{12} und E

Zu den eßbaren Pilzen gehören auch die Trüffeln, deren Fruchtkörper jedoch anders als bei anderen Speisepilzen nicht über, sondern unter der Erde wächst. Natürlich sind nicht alle Pilze eßbar; einige Sorten sind giftig, andere schlicht ungenießbar.

Die Ägypter hielten Pilze für ein Geschenk des Gottes Osiris, die alten Römer glaubten, sie entstünden durch die Blitze, die Jupiter bei Gewittern zur Erde schleuderte – was ihr plötzliches, wundersam anmutendes Auftauchen erklärte. Es gibt schriftliche Überlieferungen, die bis auf die chinesische Chou-Dynastie zurückgehen und die belegen, daß Pilze schon vor 3000 Jahren als Nahrungs- und Heilmittel dienten. Die Forscher glauben, daß sich diese Verwendung mindestens weitere 3000 bis 4000 Jahre zurückverfolgen läßt. In manchen Teilen Südamerikas wurden bestimmte halluzinogen wirkende Pilze seit langem im Rahmen religiöser Zeremonien eingesetzt.

Dessen ungeachtet sind Pilze sehr gesund. Sie sind eine gute Quelle von leicht verdaulichem, hochwertigem Eiweiß, von dem sie mehr enthalten als die meisten anderen Gemüse, und dabei sind sie äußerst arm an Kalorien, sofern man sie nicht in Backteig fritiert. Pilze enthalten außerdem einige B-Vitamine, reichlich Phosphor und eine Menge Kalium.

Außergewöhnlich ist vor allem ihr Gehalt an Vitamin B_{12}. Nach den Angaben der meisten Ernährungsbücher ist dieses lebenswichtige Vitamin in Pilzen nicht enthalten, doch nach aktuellsten Untersuchungen weisen frische Pilze davon 0,32–0,65 µg je Gramm auf. Auch der Vitamin-E-Gehalt von Pilzen wird meist mit Null angegeben. Wiederum belegt die moderne Forschung, daß die meisten Pilze eine üppige Quelle dieses unentbehrlichen Nährstoffs sind. 100 g Pilze liefern mehr als den Mindesttagesbedarf.

Der Zinkgehalt von Pilzen wirkt möglicherweise lindernd bei Depressionen und Angstzuständen. Zinkmangel ist bei Depressionen ein wichtiger Faktor; Antidepressiva behindern die Aufnahme von Zink und können das Problem so verschlimmern.

Trockenpilze haben ein viel intensiveres Aroma als Frischpilze. Man ▶

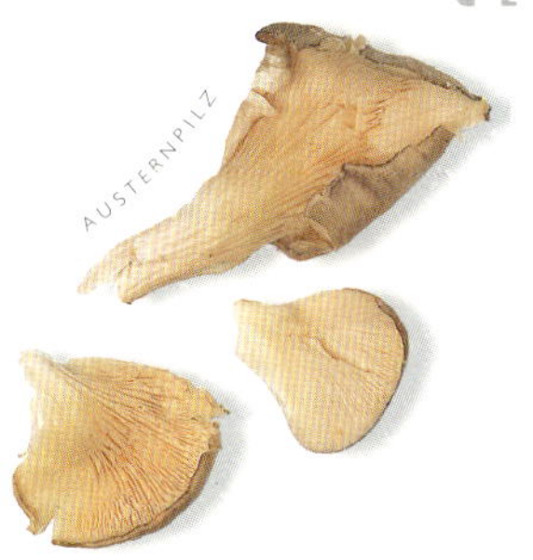

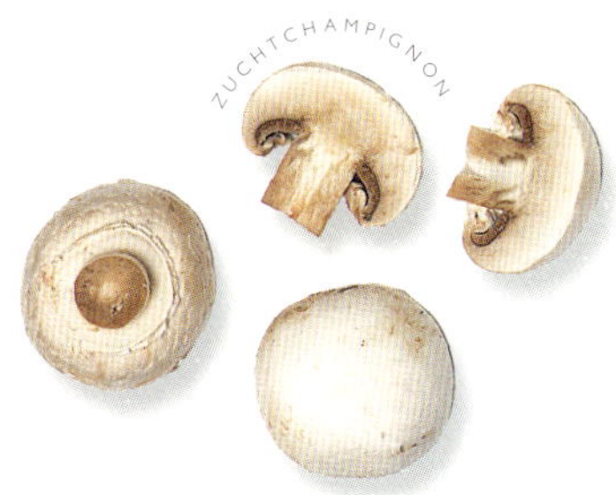

Fortsetzung Pilze

bekommt inzwischen diverse italienische, japanische, chinesische und französische Sorten, die allerdings ihren Preis haben. Porcini z. B. sind getrocknete Steinpilze mit sehr konzentriertem Aroma. Die meisten Trockenpilze müssen vor der Verwendung eingeweicht werden. Hierzu sollte man sie unter laufendem Wasser gut abspülen, dann mit kochendem Wasser bedecken und mindestens eine halbe Stunde ziehen lassen. Das Einweichwasser nicht wegschütten, sondern als aromatische Brühe für Eintöpfe und Suppen verwenden.

Am interessantesten für die moderne Ernährungsforschung sind die asiatischen Pilze, z. B. Shiitake-, Reishi- und Maitake-Pilze, die in Japan und China als Heilmittel gebräuchlich sind. Shiitake-Pilze sind Grundlage traditioneller chinesischer Arzneien zur Behandlung von Immunschwäche. Reishi-Pilze sollen zu einem langen Leben beitragen und bei Leberleiden, Bluthochdruck und Asthma helfen. Maitake-Pilze werden ebenfalls bei Bluthochdruck, Krebs, Leberleiden und zur Unterstützung des Immunsystems eingesetzt.

- ⊕ *Gut für Vegetarier und Veganer, bei Schlankheitskuren, Depressionen und Angstzuständen.*
- ⊕ *Frisch (roh in Salat, gedünstet oder in Suppen, Eintöpfen und Aufläufen) oder getrocknet (einweichen und wie Frischpilze verwenden) verzehren.*
- ⊖ *Beim Pilzesammeln immer ein zuverlässiges Bestimmungsbuch mitnehmen; Pilze vor Verzehr von einem Fachmann begutachten lassen.*

WISSENSWERTES

● Zwei bis drei Zuchtchampignons oder ein mittelgroßer Wiesenchampignon können den Tagesbedarf an Vitamin B_{12} dekken, was für Vegetarier und erst recht für Veganer von großer Bedeutung ist, da pflanzliche Vitamin-B_{12}-Quellen ansonsten Mangelware sind.

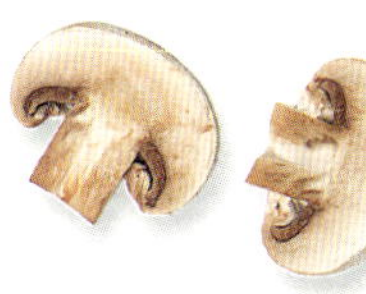

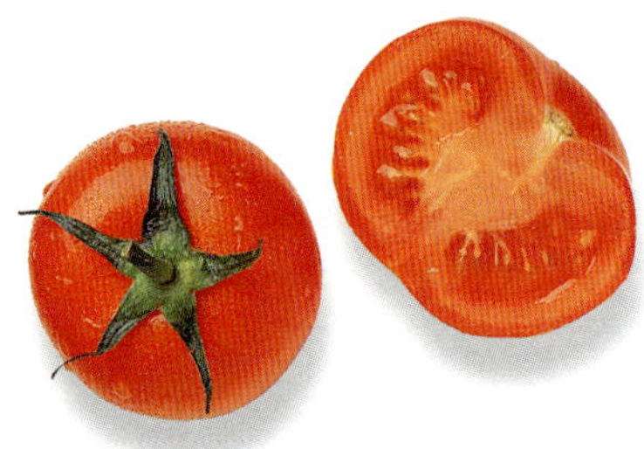

TOMATEN

58 kJ/14 kcal je 100 g
Reich an Vitamin C, E und Beta-Karotin

Die Tomate gehört wohl zu den wichtigsten Nahrungspflanzen der Welt; weltweit werden jährlich viele Millionen Tonnen produziert. Leider wirken sich der zunehmende kommerzielle Druck, immer bessere Produktionsmethoden und die Gentechnologie schädlich auf die Qualität dieser Frucht aus – sie ist übrigens botanisch gesehen tatsächlich eine Frucht und kein Gemüse.

Angestammte Heimat der Tomate ist die Westküste Südamerikas – von Ecuador über Peru bis Chile. Selbst im Hochgebirge gedeihen hier wilde Kirschtomaten, die Vorläufer aller modernen Sorten. Kultiviert wurden sie wohl zuerst in Mexiko; im 16. Jahrhundert brachten die Spanier sie mit nach Europa, wo sie sich in den südlichen Regionen rasch ausbreiteten. Als Angehörige der Familie *Solanaceae*, zu der auch der giftige Nachtschatten gehört, wurden die Tomaten zunächst mit Mißtrauen betrachtet, eroberten sich aber bald ihren rechtmäßigen Platz als köstliches und gesundes Nahrungsmittel.

Tomaten sind überaus reich an Antioxidantien, besonders an Karotinoiden wie Beta-Karotin und Lycopin und den Vitaminen C und E, was sie zum wertvollen Schutz für Herz und Gefäße sowie vor einigen Krebsarten macht. Sie sind auch sehr natriumarm und kaliumreich und damit bei Bluthochdruck und Wassersucht hilfreich. Eine reife Tomate enthält über 200 ätherische Inhaltsstoffe, die ihr ihren einzigartigen Duft und Geschmack verleihen. Dosentomaten haben kaum weniger Nährstoffe, enthalten jedoch mehr Salz. Beim Kauf von Tomatensaft oder pürierter italienischer Passata möglichst salzarme Sorten wählen.

- ⊕ *Gut zur Krebsvorbeugung, bei Hautproblemen und zur Steigerung der Fruchtbarkeit.*
- ⊕ *Am besten frisch und roh, als Püree, Saft oder aus der Dose verzehren.*
- ⊖ *Tomaten können bei rheumatoider Arthritis die Beschwerden und Schmerzen verschlimmern.*
- ⊖ *Manche Menschen reagieren allergisch auf Tomaten.*
- ⊖ *Grüne Tomaten können bei anfälligen Menschen Migräne auslösen.*

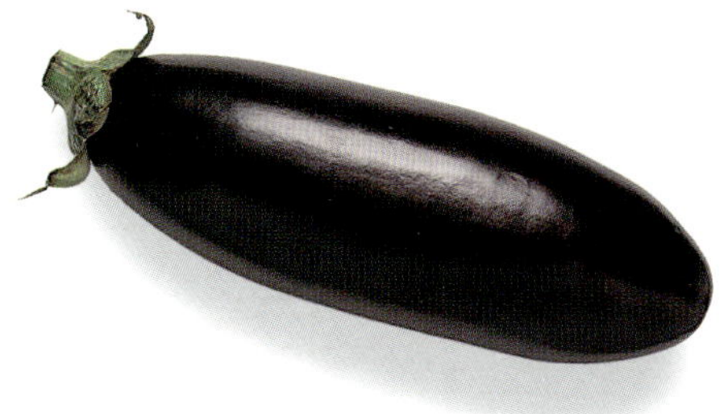

AUBERGINEN

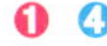

84 kJ/20 kcal je 100 g

Enthalten etwas Kalium, Kalzium und Vitamin A

Diese schönen dunkelvioletten Früchte (die wohl ursprünglich eiförmig waren, weshalb man sie auch Eierfrüchte nennt) gehören wie die Kartoffel, die Tomate und der hochgiftige Nachtschatten zur Familie *Solanaceae*.

Die ursprünglich aus Indien und Teilen Südostasiens stammende Aubergine wird seit Jahrtausenden als Nahrungs- und Arzneimittel angebaut. Vielleicht ist ihre traditionelle Nutzung zur Krebsbehandlung tatsächlich gerechtfertigt, da sie u. a. Proteasehemmer enthält, die als krebsvorbeugende Stoffe bekannt sind.

In Tierversuchen wurde nachgewiesen, daß Auberginen die Fettablagerung in den Arterien reduzieren; auch bei Bluthochdruck können Auberginen auf dem Diätplan stehen. Allerdings ißt man sie oft gebraten, wodurch ihr Kaloriengehalt drastisch ansteigt.

Bitterstoffe und Wassergehalt der Aubergine lassen sich reduzieren, indem man sie vor der Zubereitung mit Salz behandelt: Auberginen mit einem Edelstahlmesser in Scheiben schneiden, mit Salz bestreuen und eine halbe Stunde ziehen lassen. Unter laufendem Wasser abspülen, mit Küchenpapier trocken tupfen und zubereiten, bevor sich das Fruchtfleisch verfärbt.

- ⊕ *Wirken cholesterin- und blutdrucksenkend.*
- ⊕ *Möglicherweise krebshemmend.*
- ⊕ *Kleine Früchte am besten im Ofen backen; größere Früchte vorzugsweise für Gemüseeintöpfe verwenden.*
- ⊖ *Menschen mit rheumatoider Arthritis sollten Auberginen meiden.*

WISSENSWERTES

● Wenn Sie Ihre Auberginen selbst ziehen, können Sie die erwärmten Blätter als Umschläge für Eiterbeulen, Furunkel, Verbrennungen und Schürfwunden verwenden. Beachten Sie: Die Blätter sind giftig und nur äußerlich anzuwenden!

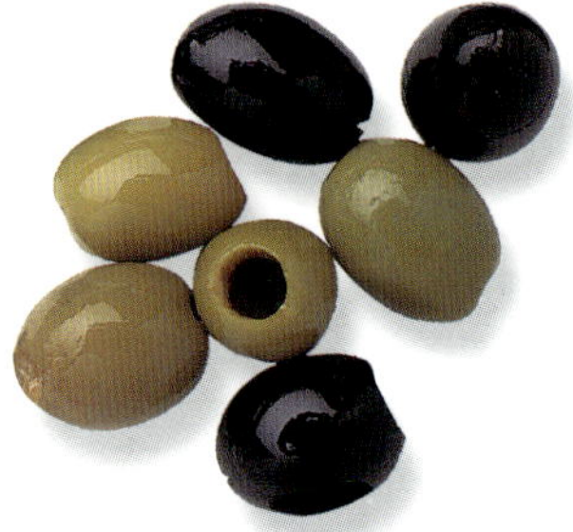

OLIVEN

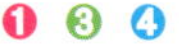

105 kJ/25 kcal je 100 g
Reich an Antioxidantien

Der Oliven- oder Ölbaum ist insofern bemerkenswert, als er über tausend Jahre lang Früchte tragen kann. Er wird im Mittelmeerraum seit prähistorischer Zeit kultiviert und hat in Ernährung, Heilkunde, Religion und Kultur der dort ansässigen Völker stets eine wichtige Rolle gespielt.

Vor allem die Olivenblätter sind von großer medizinischer Bedeutung. Aus Oliven wird darüber hinaus auch das Olivenöl, das nährstoffreichste und gesündeste aller Pflanzenöle, gewonnen.

Frisch geerntete Oliven sind ungenießbar, da sie sehr hart und extrem bitter sind. Sie müssen zunächst in hochkonzentrierte Salzlake eingelegt werden. Daher haben die meisten Speiseoliven einen sehr hohen Natriumgehalt von bis zu 2250 mg je 100 g. Die griechische Verarbeitungsmethode unterscheidet sich von anderen dadurch, daß keine Zwischenbehandlung der Oliven mit Lauge, einer stark alkalischen Lösung, erfolgt. In jedem Fall sollte man Oliven mindestens 15 Minuten unter laufendem Wasser abspülen, um möglichst viel Salz zu entfernen, und sie dann vor dem Verzehr einige Stunden in Olivenöl einlegen.

Oliven enthalten etwas Vitamin E, einige Ballaststoffe und einfach ungesättigte Fettsäuren, doch sind es ihre antioxidativen Inhaltsstoffe, die ihnen und ihrem Öl einen so hohen Gesundheitswert verleihen. Oleaesterol ist die wichtigste dieser schützenden Substanzen.

- ⊕ *Gut für Haut, Herz und Kreislauf.*
- ⊕ *Vor dem Verzehr abspülen, um den hohen Salzgehalt zu reduzieren.*
- ⊖ *Wer an Bluthochdruck leidet, sollte Speiseoliven meiden.*

SCHNELLE HILFE

● Olivenblätter enthalten Oleuropein, einen Stoff mit stark antibakterieller und antiviraler Wirkung. Dieser Stoff findet sich auch in anderen Teilen des Olivenbaums und in der Olive selbst. Ein starker, bitterer Tee aus Olivenblättern kann den Blutdruck senken, die natürlichen Abwehrkräfte stärken und zur Behandlung chronischer Müdigkeit dienen.

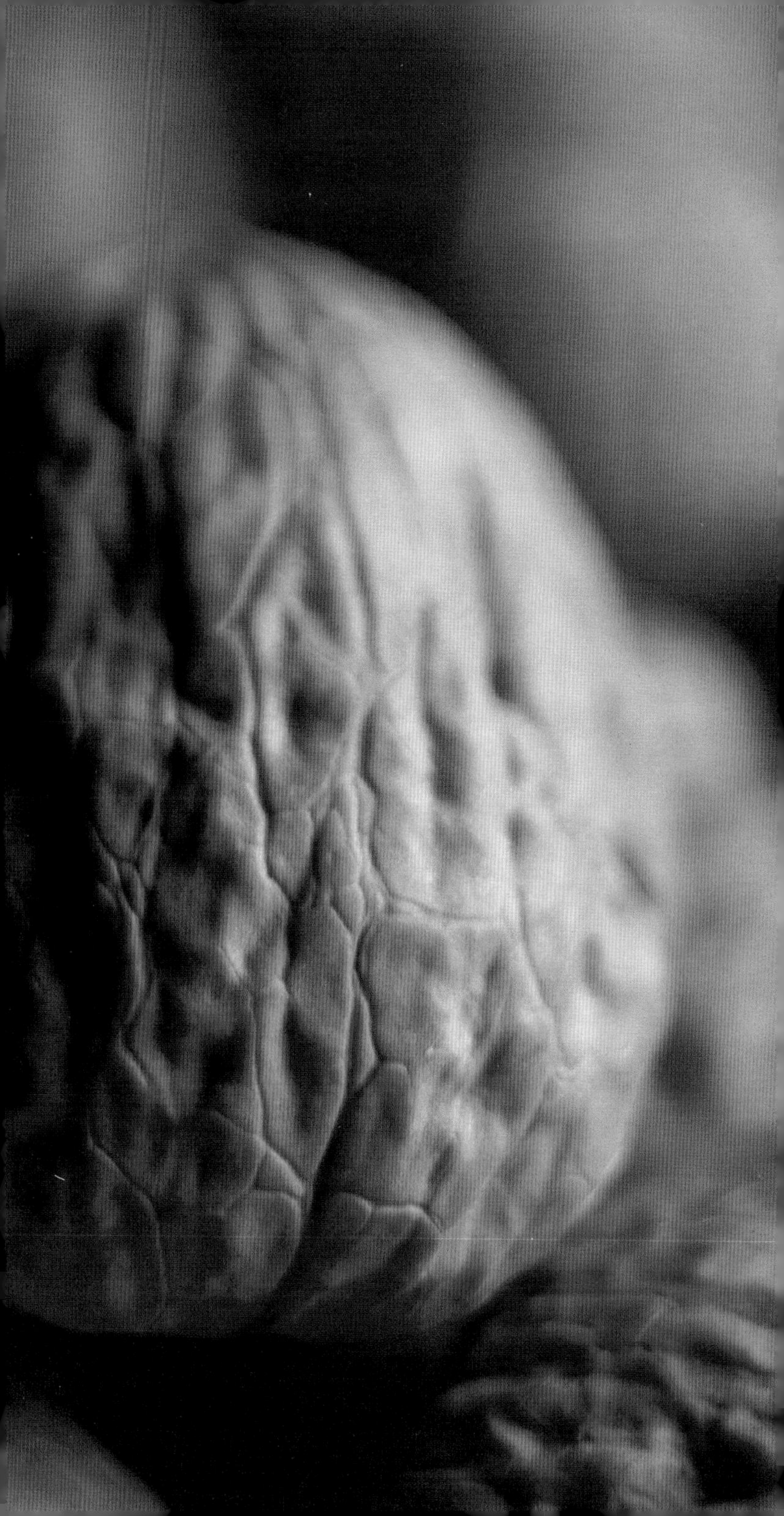

NÜSSE, SAMEN UND HÜLSENFRÜCHTE

Nüsse, Samen und Hülsenfrüchte liefern wichtige Beiträge zu einer gesunden, ausgewogenen Ernährung. Besonders die Nüsse sind mit ihrem hohen Energie- und Nährstoffgehalt äußerst wertvoll. Die Hülsenfrüchte werden – mit Ausnahme des altbewährten Linseneintopfs – als preiswerte fettarme Eiweißlieferanten oft unterschätzt; dabei kann man sie mit etwas Phantasie zu zahllosen köstlichen Gerichten verarbeiten.

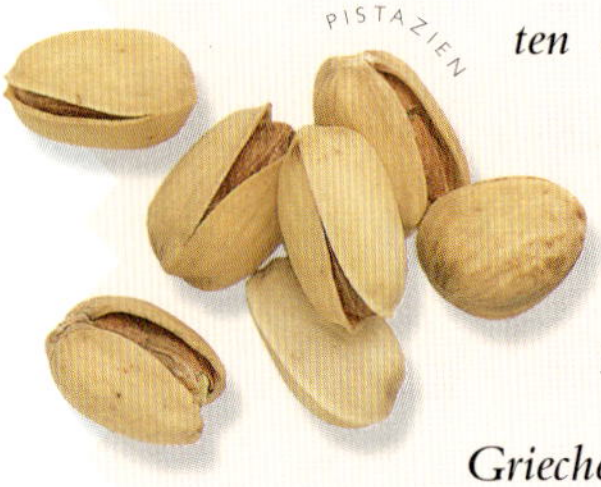

PISTAZIEN

Nüsse und Samen wurden schon von den Griechen, Römern, Chinesen und den Indianern Süd- und Nordamerikas angebaut. Sie sind ergiebige Lieferanten von Eiweiß, Fett, vielen Mineral- und einigen Ballaststoffen. Zwar fehlen ihren Eiweißen einige essentielle Aminosäuren, aber dieser Mangel läßt sich durch andere Nahrungsquellen leicht ausgleichen. Ihr Gesamtfettgehalt ist oft höher als der von fettem Fleisch, doch handelt es sich – außer bei Kokosnüssen und Pinienkernen – um ungesättigte Fettsäuren, die den Cholesterinspiegel nicht belasten. Nüsse und Samen liefern wichtige B-Vitamine, wenn auch kein

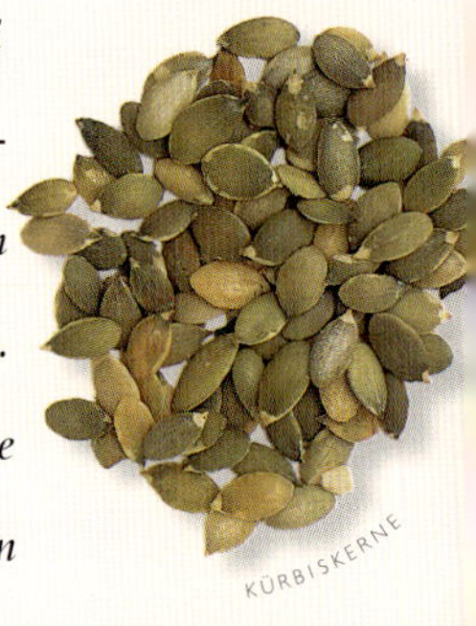

KÜRBISKERNE

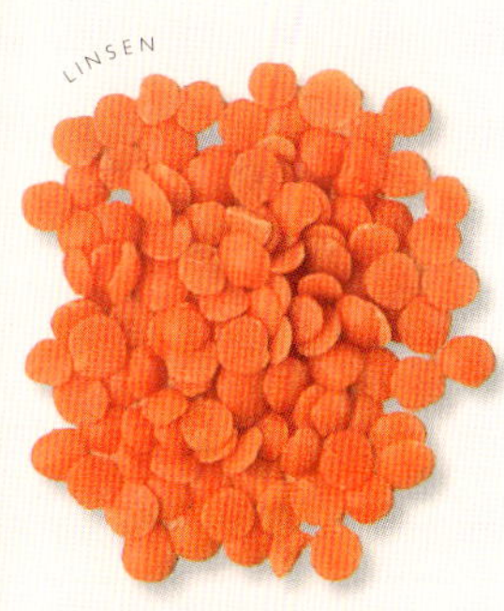

Vitamin B_{12}. Die Mineralstoffe der Nüsse werden oft durch ihre Phytinsäure (bzw. bei Erdnüssen Oxalsäure) gebunden und können so vom Körper schlecht aufgenommen werden. Verbessern läßt sich ihre Resorption durch Anrösten oder Garen der Nüsse und Samen oder gleichzeitigen Verzehr von Vitamin-C-reichen Nahrungsmitteln.

Nüsse (insbesondere Erdnüsse) und Samen können gelegentlich schwere allergische Reaktionen auslösen. Durch ihren Gehalt an Ballaststoffen und mehrfach ungesättigten Fettsäuren sind Nüsse und Samen hilfreich zur Behandlung von Diabetes und Vorbeugung gegen koronare Herzkrankheiten. Außerdem haben sie positive Wirkung bei Verstopfung, Hämorrhoiden und Krampfadern. Sie fördern die männliche Fruchtbarkeit und Potenz (besonders Kürbiskerne) und beugen möglicherweise Brust- und Prostatakrebs vor.

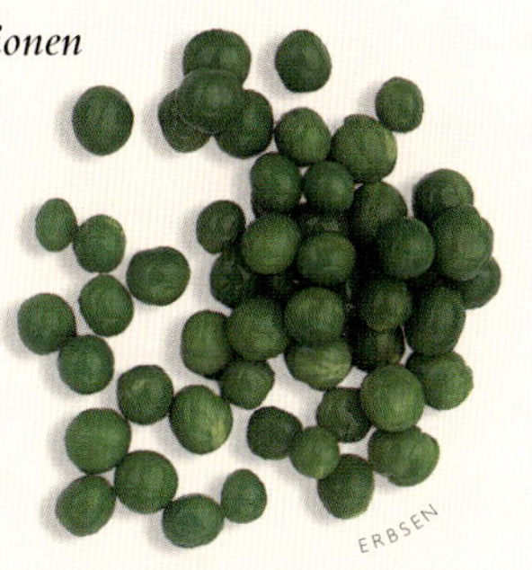

Die getrockneten Samen der Hülsenfrüchte wie Bohnen, Erbsen und Linsen sind ausgezeichnete Lieferanten von wasserlöslichen Ballaststoffen und Eiweiß.

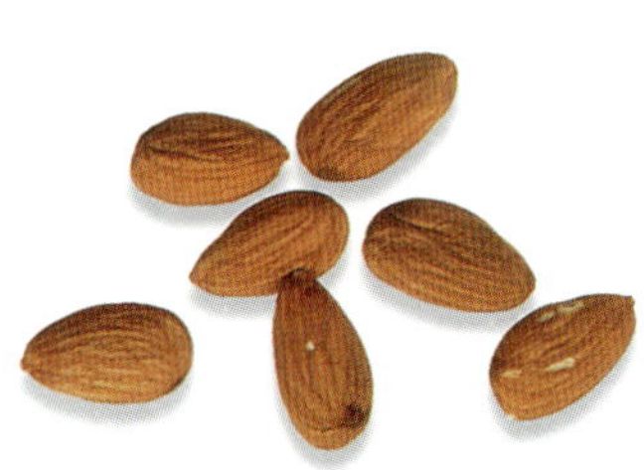

MANDELN

2570 kJ/612 kcal je 100 g
Reich an Eiweiß und Mineralstoffen

Die meistverzehrte Mandel ist die Süßmandel. Mandeln sind reich an Fetten und wichtigen Mineralstoffen wie Zink, Magnesium, Kalium und Eisen sowie einigen B-Vitaminen. Da sie aber auch einen hohen Gehalt an Oxal- und Phytinsäure aufweisen, die ihre Mineralstoffe binden und so die Aufnahme erschweren, sollte man sie zusammen mit Vitamin-C-reichen Nahrungsmitteln essen, um die Resorption zu verbessern. Mandeln enthalten von allen Nüssen am meisten Kalzium und 20 % Eiweiß – ein Drittel mehr als Eier. Mandelöl ist ein hervorragendes Hautpflegemittel.

⊖ *Bittermandeln enthalten giftige Blausäure – niemals roh verzehren!*

SCHNELLE HILFE

● Mandelmilch ist eine nahrhafte und bekömmliche Krankenkost. 50 g ganze Mandeln in lauwarmem Wasser einweichen, dann häuten. Mit etwas Wasser zerstampfen. Wasseranteil auf 1 Liter auffüllen, 1 EL Honig einrühren, durch ein Tuch oder Sieb abseihen und trinken.

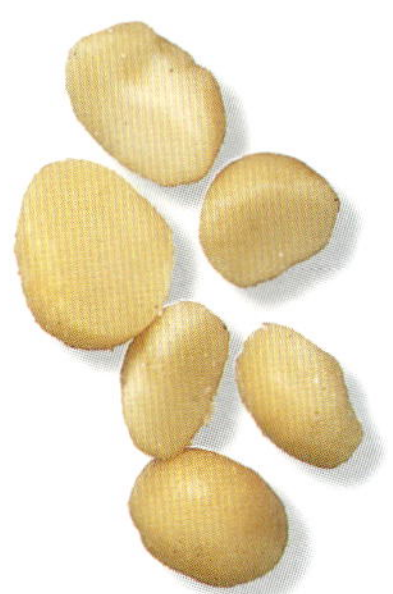

MACADAMIANÜSSE

3141 kJ/748 kcal je 100 g
Reich an Ballaststoffen, Eiweiß, Eisen und Zink

Die in Australien beheimatete Pflanze wird heute vor allem auf Hawaii intensiv kultiviert. Man bekommt die Nüsse selten frisch, sondern meist nur geröstet und gesalzen. Sie sind gute Lieferanten von Ballaststoffen, Eiweiß, Eisen und Zink, aber sehr fetthaltig und natrium-, d. h. salzreich.

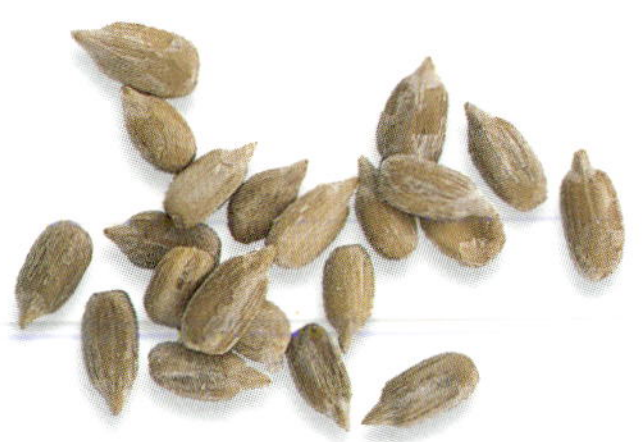

SONNENBLUMENKERNE

2440 kJ/581 kcal je 100 g
Reich an Eiweiß und Vitamin E

Sonnenblumenkerne sind wohlschmeckend und äußerst nährstoffreich. Sie enthalten reichlich Eiweiß, B-Vitamine, Eisen, Zink, Kalium und Selen und gehören zu den besten Vitamin-E-Quellen überhaupt. Sie schmecken sowohl in herzhaften Gerichten als auch an Salaten.

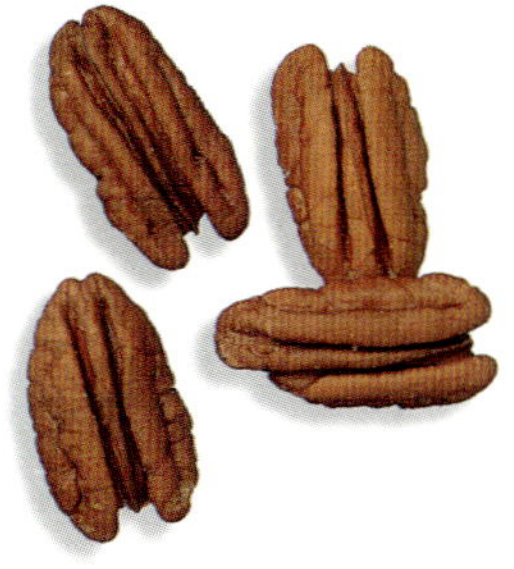

PEKANNÜSSE

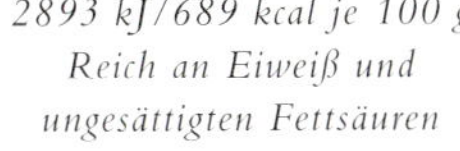

2893 kJ/689 kcal je 100 g
Reich an Eiweiß und ungesättigten Fettsäuren

Pekannüsse sind gute Eiweißlieferanten und haben einen sehr hohen Gehalt an ungesättigten Fettsäuren. Außerdem steuern sie bescheidene Mengen Kalzium, Magnesium, Eisen und Zink bei. 100 g decken ein Fünftel des Tagesbedarfs an Vitamin E.

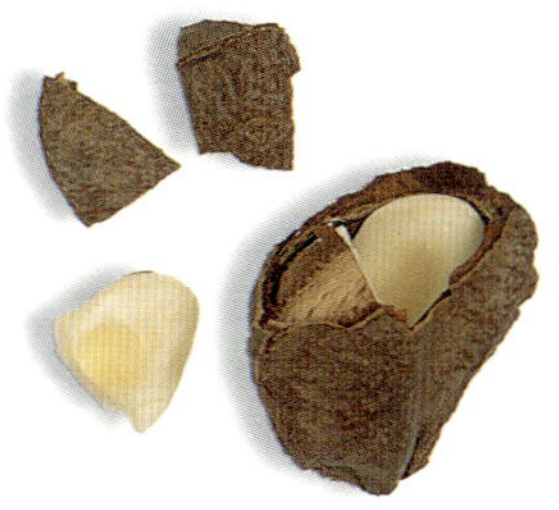

PARANÜSSE

2864 kJ/682 kcal je 100 g
Reich an Selen

Durch ihren extrem hohen Fettgehalt werden Paranüsse besonders schnell ranzig. Sie gehören zu den üppigsten Quellen des wichtigen Mineralstoffs Selen – einige Paranüsse pro Tag schützen nachweislich vor Herzerkrankungen und sogar Krebs.

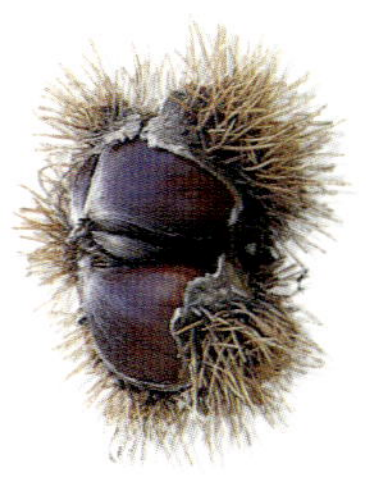

ESSKASTANIEN

714 kJ/170 kcal je 100 g
Reich an Ballaststoffen

Die köstlichen Nußfrüchte werden mit oder ohne Schale, frisch oder zu Mehl gemahlen, in Dosen, vakuumverpackt oder tiefgefroren angeboten. Sie sind nicht verwandt mit der giftigen Roßkastanie, die in der Naturheilkunde verwendet wird.

Die Eßkastanien oder Maronen müssen vor Verzehr gegart werden. Besonders gern röstet man sie am offenen Feuer, doch kann man sie auch an süße und herzhafte Speisen geben, in Gemüsegerichten, Suppen oder Geflügelfüllungen mitgaren. Getrocknet und zu Mehl verarbeitet, sind sie, da glutenfrei, ideal bei Zöliakie oder anderen Glutenunverträglichkeiten. Eßkastanien sind wesentlich fett- und damit kalorienärmer als andere Nüsse, enthalten aber nur wenig Eiweiß. Sie liefern jedoch etwas Vitamin E, Vitamin B_6 und reichlich Kalium.

WISSENSWERTES

- Die meisten Nüsse (außer Kokosnüssen und Pinienkernen) enthalten Linolsäure, die Cholesterinablagerungen an den Arterienwänden entgegenwirken und Herzerkrankungen vorbeugen soll.

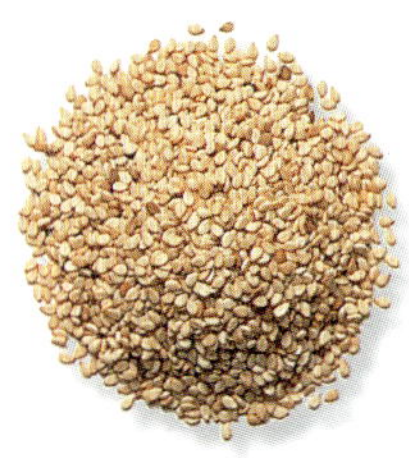

SESAMKÖRNER

2511 kJ/598 kcal je 100 g
Reich an Kalzium und B-Vitaminen

Sesamkörner sind im Orient und im Fernen Osten seit Jahrhunderten beliebt und stehen dort im Ruf eines Aphrodisiakums, den sie vielleicht ihrem hohen Gehalt an Vitamin E und Eisen verdanken. Sie sind eine hervorragende Kalziumquelle, sehr gute Eiweiß- und Magnesiumlieferanten und reich an B-Vitaminen, besonders Nikotin- und Folsäure.

Im Orient bereitet man aus Sesamkörnern ein sehr beliebtes Mus namens Tahin, das von ähnlicher Konsistenz wie Erdnußbutter ist. An Kuchen oder Vollkornbrot gegeben, bereichern sie diese um wertvolle Nährstoffe und ein typisch nussiges Aroma.

Aus der asiatischen Küche ist Sesam nicht wegzudenken, und das Sesamöl ist für Salate oder Wokgerichte ideal.

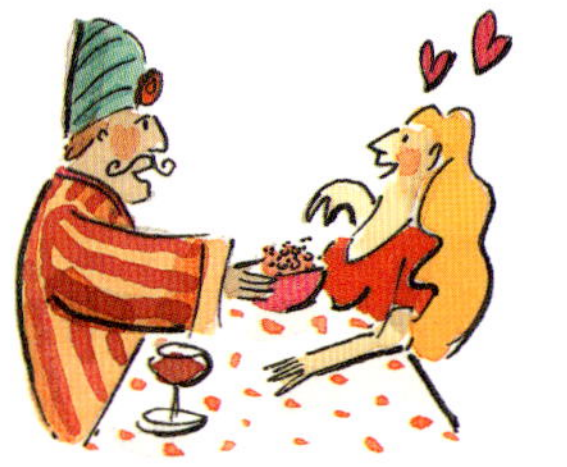

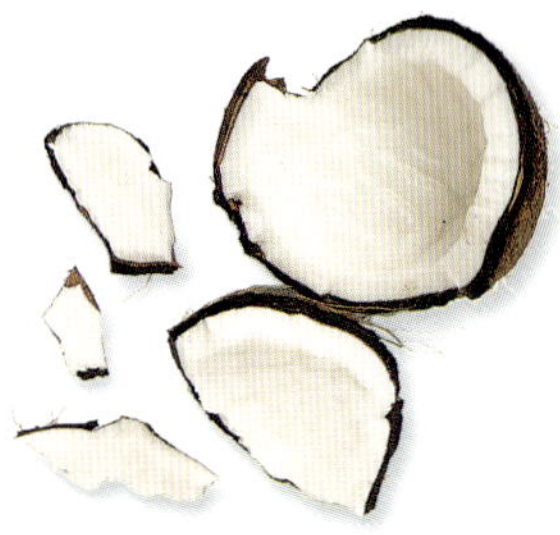

KOKOSNÜSSE

1474 kJ/351 kcal je 100 g
Reich an Ballaststoffen

Frisch ist die Kokosnuß besonders delikat; ihre „Milch" ist erfrischend, wenn auch nicht sehr nahrhaft. Getrocknet und geraspelt kann die Kokosnuß zum Kochen und Backen verwendet werden. Sie enthält allerdings viel mehr gesättigte Fettsäuren als andere Nüsse und sollte daher, obwohl sie eine gute Quelle von Ballast- und anderen Nährstoffen ist, nur maßvoll verzehrt werden.

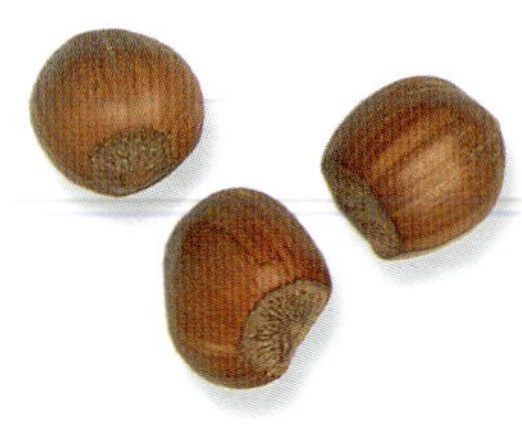

HASELNÜSSE

2730 kJ/650 kcal je 100 g
Reich an Vitamin E

Haselnüsse liefern Eiweiß, Ballaststoffe, Magnesium, Eisen, Zink und reichlich Vitamin E – 100 g decken den Tagesbedarf eines Erwachsenen. Sie sind sehr salzarm und als Knabberei, Koch- und Backzutat oder Haselnußmus gleichermaßen köstlich.

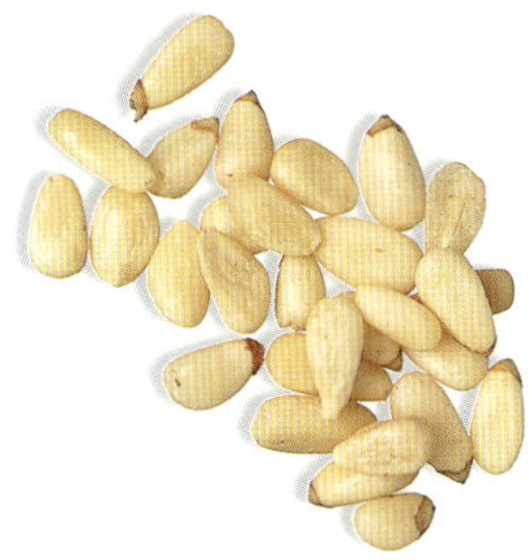

PINIENKERNE

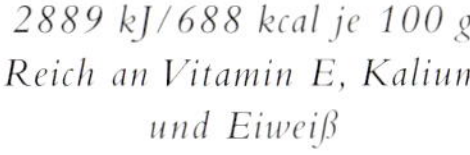

2889 kJ/688 kcal je 100 g
Reich an Vitamin E, Kalium und Eiweiß

Diese mediterrane Delikatesse ist u.a. ein wichtiger Bestandteil des echten italienischen Pesto. Pinienkerne sind ausgezeichnete Eiweißlieferanten, aber auch recht fettreich. Sie enthalten wenig Ballaststoffe, aber nennenswerte Mengen Magnesium, Eisen und Zink sowie Vitamin E und Kalium.

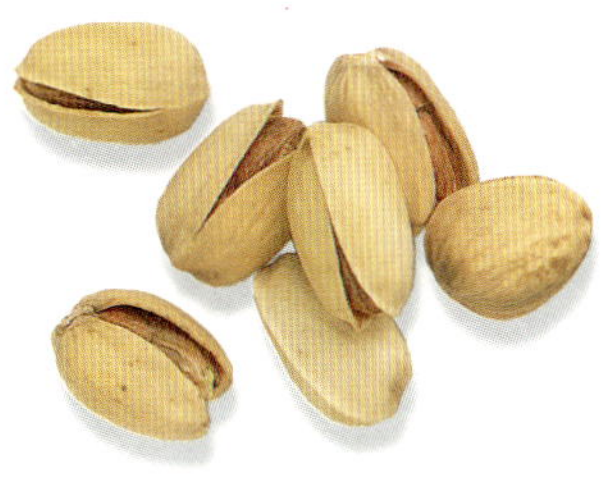

PISTAZIEN

 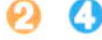

2524 kJ/601 kcal je 100 g
Reich an Vitamin E und Kalium

Leider bekommt man diese köstlichen Nüsse nur selten ungesalzen, und in gesalzenen Pistazien steckt viel zuviel Natrium. Pistazien sind eine gute Eiweißquelle und liefern wertvolle Ballaststoffe, Eisen, Zink, etwas Vitamin A sowie eine gute Portion Vitamin E und Kalium.

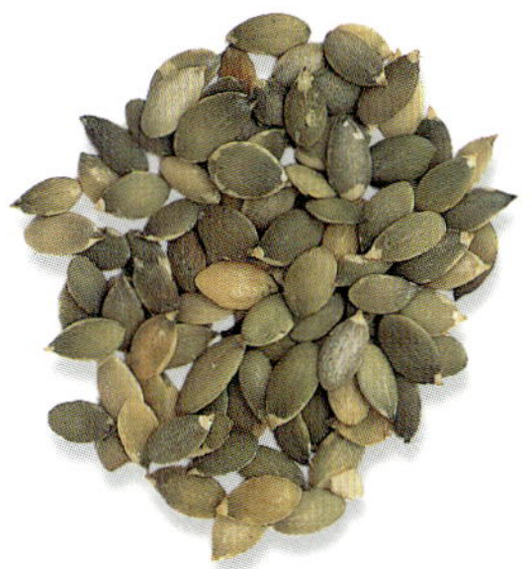

KÜRBISKERNE

2389 kJ/569 kcal je 100 g
Reich an Eisen, Phosphor und Zink

Trotz ihrer 569 Kalorien je 100 g sind Kürbiskerne ein sehr wertvolles Nahrungsmittel, da sie zu fast einem Viertel ihres Gewichts aus Eiweiß bestehen. Sie sind auch fettärmer als die meisten anderen Nüsse und Samen und gelten als gute Ballaststoff-, Magnesium- und Kaliumlieferanten sowie als ausgezeichnete Quelle von Eisen, Phosphor und Zink. Außerdem enthalten sie etwas Vitamin A. Aus Kürbiskernen läßt sich ein altbewährtes Bandwurmmittel bereiten (siehe S. 65).

WISSENSWERTES

- Mit ihrem hohen Zinkgehalt sind Kürbiskerne für Männer besonders wertvoll. Zink ist wichtig für die Produktion befruchtungsfähiger Spermien und übernimmt zugleich eine Schutzfunktion für die Prostata, so daß jeder Mann seiner Gesundheit durch den täglichen Verzehr einer Handvoll Kürbiskerne einen guten Dienst erweist.

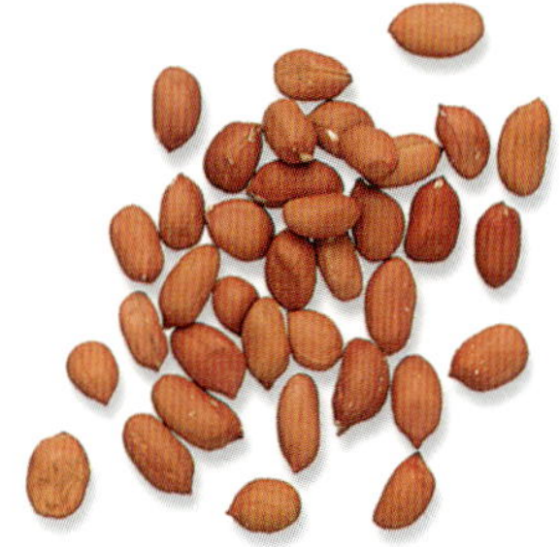

ERDNÜSSE

 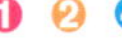

2368 kJ/564 kcal je 100 g
Reich an Eiweiß, Vitamin D und Jod

Erdnüsse sind, ob roh oder geröstet, äußerst nährstoffreich, in gesalzener Form jedoch weniger gesund. Sie sind reich an Eiweiß – 100 g dekken fast den halben Tagesbedarf – und relativ fettarm. Außerdem sind sie gute Lieferanten von Ballaststoffen, Magnesium, Eisen und Zink, eine ausgezeichnete Vitamin-D-Quelle und enthalten eine wertvolle Portion Jod.

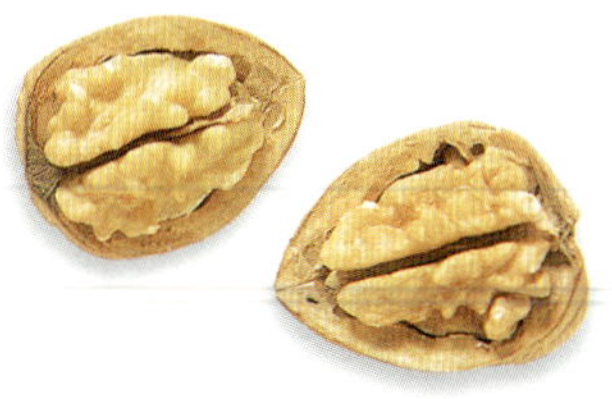

WALNÜSSE

 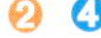

2889 kJ/688 kcal je 100 g
Reich an Folsäure

Ob frisch verzehrt, gehackt im Kuchen, eingelegt oder zu Öl ausgepreßt – Walnüsse sind immer eine gesunde Kost. Sie sind arm an Natrium und gesättigten Fettsäuren, reich an einfach und mehrfach ungesättigten Fettsäuren und liefern Eiweiß, etwas Zink, Vitamin E und Folsäure.

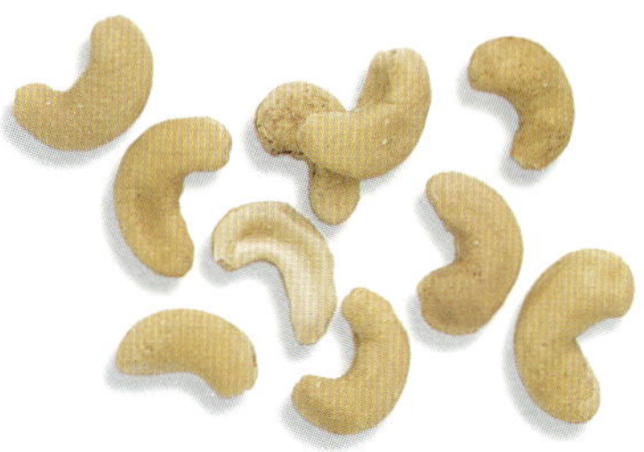

CASHEWNÜSSE

 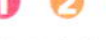

2406 kJ/573 kcal je 100 g
Reich an Kalium, Fol- und Nikotinsäure

Geröstete Cashewnüsse enthalten herzschützende einfach ungesättigte Fettsäuren. Sie sind reich an Kalium, Nikotin- und Folsäure. Ihr kalorienreiches Mus ist ebenfalls eine ausgezeichnete Nährstoffquelle. Der Cashewbaum wächst in Brasilien. Die Nüsse hängen unter den Früchten, den Cashewäpfeln, die ebenfalls eßbar sind. Cashewnüsse bekommt man nur geröstet und geschält, da erst durch das Rösten das stark ätzende Öl in ihrer Schale entfernt werden kann.

⊖ *Gesalzene Cashewnüsse sollten bei Bluthochdruck maßvoll gegessen werden – 100 g enthalten mehr als die Hälfte der empfohlenen Tagesaufnahme an Salz.*

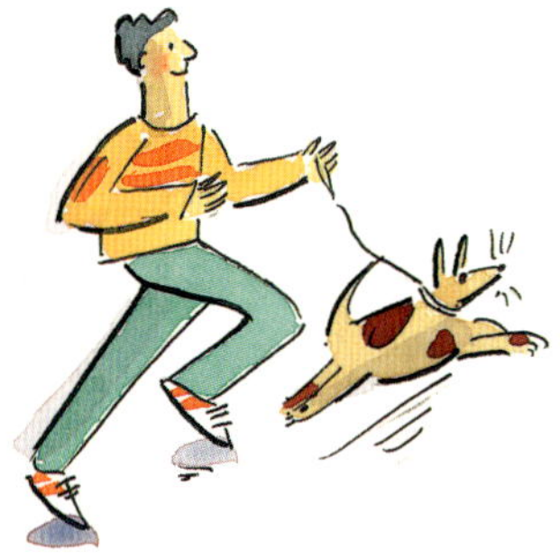

HÜLSENFRÜCHTE

Wertvoll durch ihren Gehalt an Eiweiß und wasserlöslichen Ballaststoffen

Hülsenfrüchte – zu denen u. a. die ganze Vielfalt getrockneter und grüner Bohnen sowie auch Bohnensprossen und Sojaprodukte zählen – sind eine fabelhafte Quelle wasserlöslicher Ballaststoffe und, mit Vollkorn-Getreideprodukten kombiniert, eine hervorragende Alternative zu Fleisch. Sie leisten einen erheblichen Beitrag zur Energieversorgung des Körpers.

Getrocknete Hülsenfrüchte sind die reichhaltigste aller pflanzlichen Eiweißquellen; sie enthalten 6 bis 11 % Eiweiß und sind damit dem Fleisch vergleichbar. Auch sind sie gute Lieferanten von Vitaminen, Mineralstoffen und bioaktiven Wirkstoffen wie Isoflavonen, die dem Brustkrebs vorbeugen sollen. Die unreifen oder grünen Bohnen sind keine so konzentrierte Quelle von Eiweiß, Stärke und Mineralstoffen, enthalten aber mehr Vitamin A und C. Sprossen von Mungbohnen, Kichererbsen, Alfalfa, Adzukibohnen u. a. sind ausgezeichnete Vitamin-C-Quellen.

Hülsenfrüchte werden weltweit in vielerlei Zubereitungen verzehrt: Japanischer oder chinesischer Sojabohnenquark (Tofu), chinesische Mungbohnensprossen, mexikanisches Bohnenchili, indische Dals, orientalische Falafel und Hummus, kubanische schwarze Bohnen mit Reis, Englands gebackene Bohnen, italienische Minestrone und schwedische Erbsensuppe sind nur einige davon. Lassen Sie sich diese Genüsse nicht entgehen!

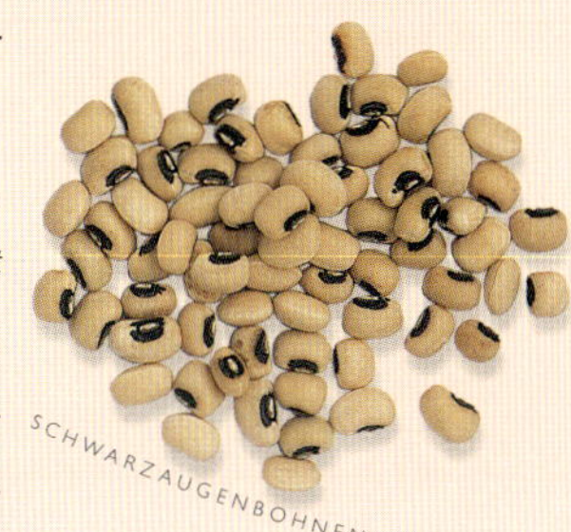

SCHWARZAUGENBOHNEN

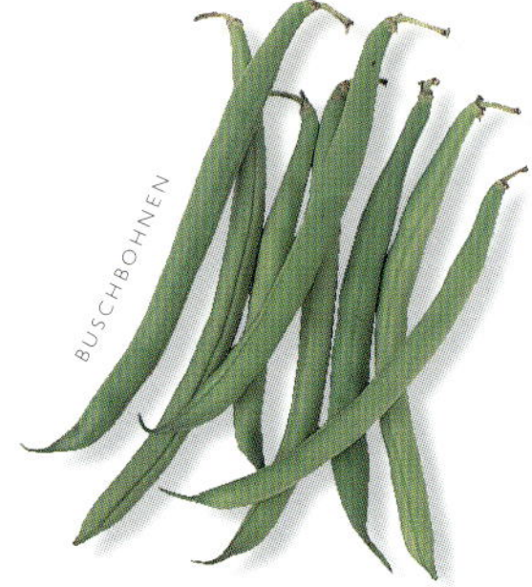

GRÜNE BOHNEN

DICKE BOHNEN
243 kJ/58 kcal je 100 g
BUSCHBOHNEN
100 kJ/24 kcal je 100 g
STANGENBOHNEN
92 kJ/22 kcal je 100 g
Reich an Kalium und Folsäure

Stangen- und Buschbohnen sind durch ihren Vitamin A- und C-Gehalt bei Hautproblemen wertvoll und dank ihrer Ballaststoffe auch bei Verstopfung hilfreich. Dicke Bohnen, die man als einzige auch roh essen kann, sind eine gute Eiweißquelle und mit Olivenöl und Knoblauch püriert, eine nahrhafte Genesungskost. Sie sind nennenswerte Lieferanten von Pantothensäure und werden auch als Potenzmittel gepriesen.

Bohnen sind kaliumreich, sehr natriumarm und mild entwässernd. Sie sind auch reich an Folsäure und damit eine gute Kost für schwangere Frauen.

- ⊕ *Gut bei Verdauungsstörungen, Hautproblemen und für die Potenz.*
- ⊕ *Stangen- und Buschbohnen am besten kurz gedünstet, dicke Bohnen roh, gedünstet oder püriert verzehren.*
- ⊖ *Bei Einnahme von Antidepressiva dürfen die Schoten der dicken Bohne nicht verzehrt werden.*

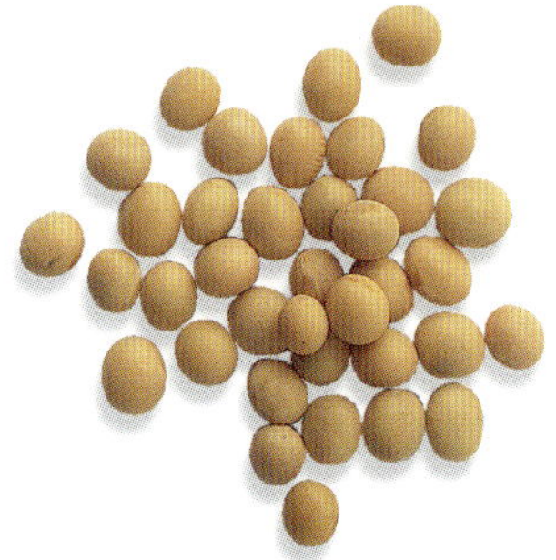

SOJABOHNEN

592 kJ/141 kcal je 100 g
Reich an Eiweiß und Antioxidantien

Aus der Sojabohne, deren Eiweiß eine sehr hohe biologische Wertigkeit hat, wird eine Vielzahl nahrhafter Produkte hergestellt (siehe S. 109). Besonders interessant ist ihre krebsvorbeugende Wirkung. Ihre Antioxidantien schützen vor den schädlichen freien Radikalen, die Herz-Kreislauferkrankungen und Krebs verursachen können. Japanischen Studien zufolge sinkt das Risiko einer Magenkrebserkrankung durch den täglichen Verzehr von Misosuppe um etwa ein Drittel. Auch hormonell beeinflußten Krebsarten wie Brust-, Eierstock- und Gebärmutterhalskrebs beugen Sojabohnen durch ihre pflanzlichen Östrogene, die Isoflavone, vor. So weiß man von Genistein, daß dieser Stoff das Wachstum von Krebszellen hemmt.

- ⊕ *Gut als Krebsvorbeugung.*
- ⊕ *Hilfreich gegen Herz-Kreislauf-Erkrankungen.*
- ⊕ *Empfehlenswerte Sojaerzeugnisse sind Tofu, Sojamilch, -käse, -sauce oder Miso.*
- ⊖ *Sojabohnen können Verdauungsstörungen oder Kopfschmerzen hervorrufen.*

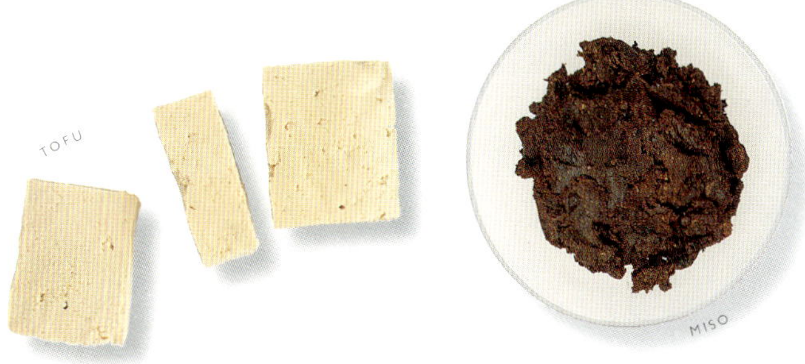

SOJAPRODUKTE

TOFU

628 kJ/150 kcal je 100 g

Reich an Eiweiß

Sojaprodukte sind in Asien seit Jahrhunderten beliebt und setzen sich auch im Westen zunehmend als Fleischersatz für die wachsende Zahl der Vegetarier durch – etwa in Form von Sojawurst, Sojageflügel und Sojafleisch. Es gibt viele Hinweise darauf, daß bei Einschränkung des Fleischkonsums und gleichzeitig gesteigertem Sojabohnenverzehr das Risiko von Magenkrebs, überhöhten Cholesterinwerten und Herzerkrankungen sinkt.

Miso wird aus gekochten Sojabohnen hergestellt, die man mit Reis, Gerste oder bereits fermentierten Sojabohnen mischt und mehrere Monate fermentieren läßt, wodurch eine dicke, nährstoffreiche Würzpaste entsteht.

Sojamilch wird durch Einweichen, Zerstampfen, Kochen und Abseihen der Sojabohnen hergestellt. Nach weiterer Klärung werden Süßmittel, Öl, Aromastoffe, Salz und oft auch Kalzium zugesetzt. Aus der Milch kann man Sojakäse machen. Beide Erzeugnisse sind ausgezeichnete Ersatzprodukte bei Milchallergien.

Tofu (Sojabohnenquark) entsteht aus Sojamilch, die zur Gerinnung gebracht wird, woraufhin man die Molke abschüttet und den Rückstand zu Tofu preßt. Er ist sehr aufnahmefähig für das Aroma anderer Zutaten, mit denen er gegart wird. Die Japaner z.B. essen Tofu nicht in großen Mengen, sondern genießen ihn in kleinen Portionen zu Reis, ihrer Hauptenergiequelle, und verschiedensten Gemüsen, u.a. auch Algen. Das ist eine günstige Kombination, da Sojaprodukte möglicherweise Stoffe enthalten, die die Schilddrüsenfunktion herabsetzen, Algen aber wiederum reich an Jod sind, das die Schilddrüse anregt. Insgesamt ist der ernährungsphysiologische Wert der Sojabohne und ihrer Produkte sehr groß.

- ✚ *Gut bei Krebs und zur Krebsvorbeugung.*
- ✚ *Ausgezeichnete Ersatzprodukte für Menschen mit Milchallergie.*
- ✚ *Gut für Vegetarier und Diabetiker.*
- ✚ *Günstig bei Herzkrankheiten, Bluthochdruck und hohem Cholesterinspiegel.*
- ✚ *Hilfreich bei Verstopfung und Gallensteinen.*

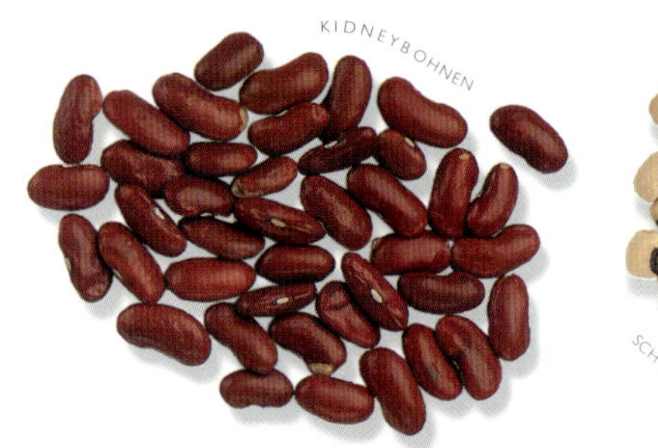

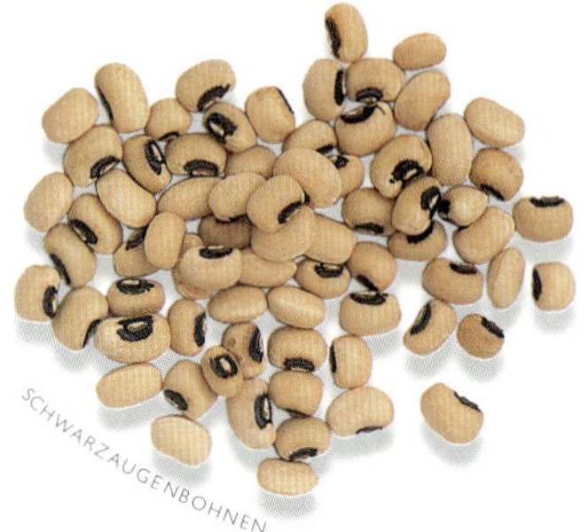

GETROCKNETE BOHNEN

ADZUKIBOHNEN
516 kJ/123 kcal je 100 g

SCHWARZAUGENBOHNEN
487 kJ/116 kcal je 100 g

LIMABOHNEN
481 kJ/115 kcal je 100 g

KICHERERBSEN
176 kJ/42 kcal je 100 g

GRÜNE BOHNEN
239 kJ/57 kcal je 100 g

KIDNEYBOHNEN
516 kJ/123 kcal je 100 g

PINTOBOHNEN
344 kJ/82 kcal je 100 g

Reich an wasserlöslichen Ballaststoffen und Mineralstoffen

Trockenbohnen dienen seit grauer Vorzeit als Grund- und Überlebensnahrung. Von den Früchten und Gemüsen abgesehen, gibt es nur etwa 50 Pflanzenarten, die weltweit einen wesentlichen Beitrag zur menschlichen Ernährung leisten. Die meisten davon sind Getreide, doch gleich danach kommen die Hülsenfrüchte, zu denen auch die Bohnen gehören.

Abgesehen von einigen öligeren Vertretern der Pflanzenfamilie, wie der Erdnuß, sind Bohnen fett- und salzarm, cholesterinfrei und eine üppige Quelle von Eiweiß, Kohlenhydraten, Vitaminen, Mineral- und Ballaststoffen. Sie sind außerordentlich billig, lassen sich länger als die meisten anderen Nahrungsmittel lagern und gehören zu den nahrhaftesten, sättigendsten, vielseitigsten, gesündesten und auch schmackhaftesten Nahrungsmitteln, die man für Geld bekommen kann.

Bohnen sind großartige Lieferanten wasserlöslicher Ballaststoffe, von denen 2 EL gekochte Kidneybohnen viermal soviel enthalten wie eine Scheibe Vollkornbrot. Diese Ballaststoffe binden Cholesterin und schleusen es aus dem Körper. Zugleich enthalten Bohnen, aufs Gewicht gerechnet, fast soviel Eiweiß wie ein Steak – zu einem Bruchteil des Preises. Keine Bohne liefert alle essentiellen Aminosäuren, doch schadet dies nicht, solange man sie im Rahmen einer gesunden Mischkost zu sich nimmt. Strenge Vegetarier sollten Bohnen innerhalb einer Mahlzeit mit anderen wichtigen Lebensmittelkategorien kombinieren – mit Milchprodukten, Nüssen oder Getreideprodukten. Gerade für Vegetarier sind Bohnen eine wichtige Eiweißquelle, weil sie Folsäure enthalten, deren Mangel zu Schädigungen des Fötus im Mutterleib und zu Blutarmut führen kann. ▶

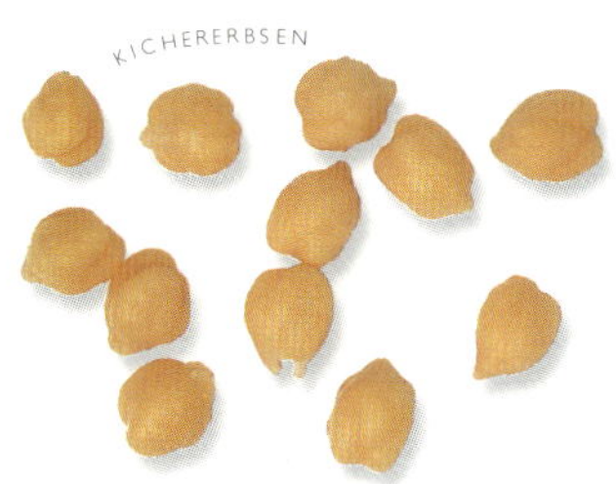

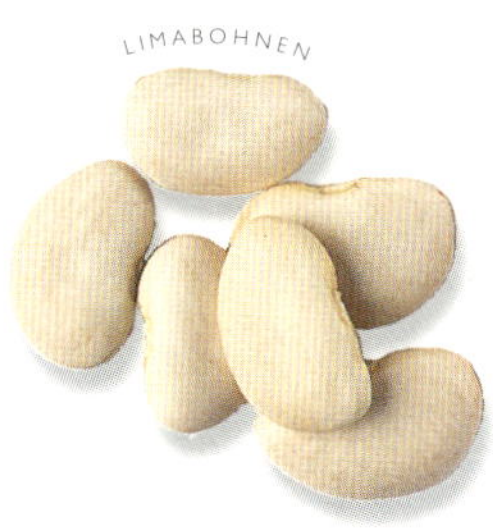

Fortsetzung Getrocknete Bohnen

Bohnen enthalten außerdem große Mengen an Kalzium, Eisen, Kupfer, Zink, Phosphor, Kalium und Magnesium. Mit ihrem hohen Kalium- und geringen Natriumgehalt sind sie eine ideale Kost bei Bluthochdruck oder bei aus anderen Gründen verordneter salzarmer Diät.

Für Diabetiker sind Bohnen eine ausgezeichnete Kohlenhydratquelle, da ihre Stärke gut, aber langsam verdaut und nur in relativ kleine Mengen Zucker umgewandelt wird. Außerdem wirken sie allgemein krebsvorbeugend, da sie Proteasehemmer enthalten, die die Entwicklung von Krebszellen hemmen.

Bis auf Linsen, Mungbohnen, Augenbohnen und Schälerbsen müssen alle getrockneten Hülsenfrüchte vor dem Kochen mindestens sechs bis acht Stunden eingeweicht werden. Kidneybohnen muß man zehn Minuten sprudelnd kochen, abseihen, dann weich köcheln, um das giftige Lektin zu zerstören, das Magenbeschwerden hervorrufen kann. Kocht man Bohnen mit Salz, werden die Schalen zäher, schwerer verdaulich und für gärungsfördernde Darmbakterien besser verfügbar. Im offenen Topf gekocht, bleiben die Schalen weich und gut verdaulich. Dosenbohnen unter laufendem Wasser abspülen, um überschüssiges Salz zu entfernen. Gegen die blähende Wirkung der Bohnen helfen etwas Bohnenkraut bzw. Fenchel- oder Kümmelsamen, die beim Kochen zugegeben werden.

- ⊕ *Gut für Herz, Kreislauf und gegen Bluthochdruck.*
- ⊕ *Wirksam als Krebsvorbeugung.*
- ⊕ *Gut für eine gesunde Darmfunktion.*
- ⊕ *Am besten gekocht oder aus der Dose – auf den Salzgehalt achten.*

KLEINE BOHNENKUNDE

Adzukibohnen: reich an Ballaststoffen, Magnesium, Kalium und Zink.

Gebackene Bohnen: hoher Ballaststoffgehalt, einiges an Eisen, Selen und Jod (aber auf den Salzgehalt achten).

Augenbohnen: liefern Ballaststoffe, Selen und reichlich Folsäure.

Limabohnen: hoher Ballaststoff-, Kalium- und Eisengehalt.

Kichererbsen: hoher Gehalt an Ballaststoffen, Kalzium, Eisen und Zink.

Grüne Bohnen: enthalten Ballaststoffe und Eisen.

Kidneybohnen: sehr hoher Gehalt an Ballaststoffen, Kalium und Zink.

Mungbohnen: etwas weniger Stärke, dafür aber viel Folsäure.

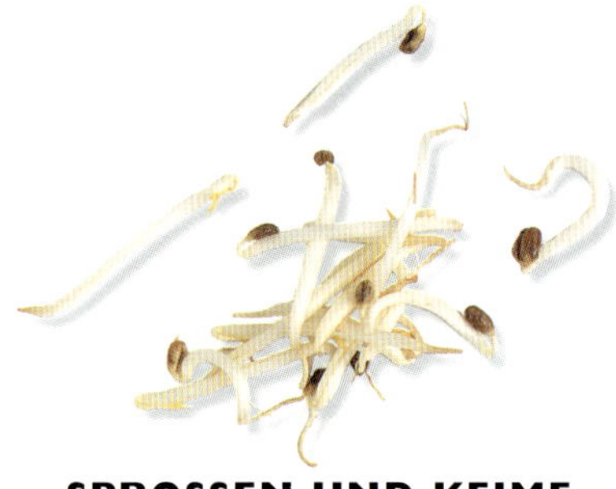

SPROSSEN UND KEIME

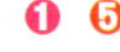

21 kJ/5 kcal je 100 g
Reich an Vitamin C

Sprossen – nicht nur die vertrauten Mungbohnensprossen, sondern auch die Keimlinge vieler anderer Bohnen und Samen – sind eine hervorragende Vitamin- und Mineralstoffquelle und „die frischeste, reinste, nährstoffreichste Kost, die man sich nur vorstellen kann". Sie sind billig und leicht selbst zu ziehen. Durch das Keimen der Bohnen oder Samen vervielfacht sich der vorhandene Nährstoffgehalt.

Sie können Sprossen zu jeder Jahreszeit ansetzen (kaufen Sie die Bohnen oder Samen im Bioladen) und frisch ernten: Adzuki-, Mung- und Sojabohnen, Alfalfa-, Sesam- und Bockshornkleesamen, Gersten- und Weizenkörner sowie Kichererbsen sind alle gut geeignet. Und so geht es: Zunächst Samen verlesen, offensichtlich schadhafte fortwerfen. Dann 12 Stunden in reichlich lauwarmem Wasser einweichen, anschließend gut abtropfen lassen. Samen in ein Marmeladenglas geben, Öffnung mit Kunststoffgaze und einem Gummiring verschließen. Das Glas an einen warmen, hellen Ort stellen. Samen mehrmals täglich mit frischem Wasser durchspülen, dann gut abtropfen lassen. Sie können diese Nährstoffwunder nach zwei bis sechs Tagen ernten.

WISSENSWERTES

● Keimsprossen sind ideal für Krebskranke, zur Kräftigung der Immunabwehr und für andere Situationen, die eine erstklassige Nährstoffversorgung erfordern.

- ⊕ *Wirksam zur Krebsverhütung.*
- ⊕ *Gut für Menschen mit geschwächtem Immunsystem.*
- ⊕ *Hilfreich bei chronischer Müdigkeit.*
- ⊕ *Am besten frisch und roh verzehren oder mit anderen Gemüsen im Wok garen.*
- ⊖ *Bohnensprossen können bei Menschen mit sogenannter Schmetterlingsflechte allergische Reaktionen hervorrufen.*

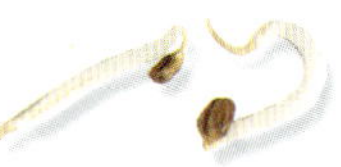

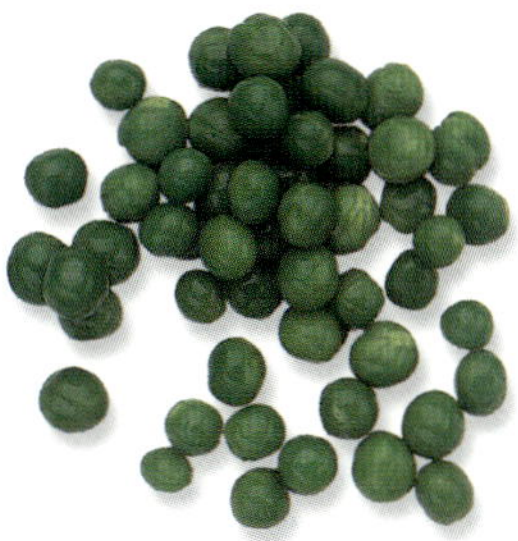

ERBSEN

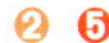

348 kJ/83 kcal je 100 g
Reich an Thiamin und Folsäure

Erbsen gehören zu den beliebtesten Hülsenfrüchten, werden aber leider allzuoft nur als Konserve verzehrt. Deren Geschmack ist natürlich mit dem herrlichen Aroma frisch geernteter Erbsen nicht zu vergleichen.

Grüne Erbsen enthalten eine üppige Portion Thiamin (Vitamin B_1) – 150 g decken etwa die Hälfte des Tagesbedarfs. Sie sind auch wertvolle Lieferanten von Folsäure, Vitamin A und C sowie Eiweiß, sollten allerdings zur Erhöhung ihrer biologischen Wertigkeit mit Getreideprodukten wie Reis, Nudeln oder Brot kombiniert werden.

Sobald die Erbsenschoten geerntet werden, beginnt die Umwandlung des Erbsenzuckers in Stärke. Viele Menschen bevorzugen das süßere Aroma tiefgefrorener Erbsen: Die moderne Technik macht es möglich, die Erbsen sofort nach der Ernte einzufrieren, wodurch ihre Süße und ihr Vitamin-C-Gehalt erhalten bleiben. Sie halten sich eingefroren bis zu einem Jahr ohne Nährstoffverlust.

Die heute sehr beliebten Zuckererbsen ähneln im Nährstoffgehalt der grünen Erbse, liefern aber, da man die Schote mitißt, wesentlich mehr Vitamin A und C.

Alle Erbsen (auch die Kichererbse, die einer anderen Gattung angehört, aber von manchen Völkern ähnlich wie unsere Erbsen verwendet wird) sind ausgezeichnete Ballaststofflieferanten.

- ⊕ *Gut bei Streß, Anspannung und für die Verdauung.*
- ⊕ *Am besten frisch oder tiefgefroren verzehren.*
- ⊖ *Erbsen sind reich an Phytat, das die Resorption von Mineralstoffen wie Eisen, Kalzium und Zink beeinträchtigt; deshalb sollten Sie Erbsen nicht als einziges grünes Gemüse verzehren.*

SCHNELLE HILFE

● Ein großer Beutel Tiefkühlerbsen eignet sich als billige, wiederverwendbare Eispackung bei Verstauchungen, Zerrungen, Prellungen, Schulterversteifung, Tennisarm u.ä. Immer ein dünnes Tuch zwischen Haut und Eisbeutel legen. Beutel mit Folienstift markieren, damit die Erbsen nicht versehentlich gegessen werden.

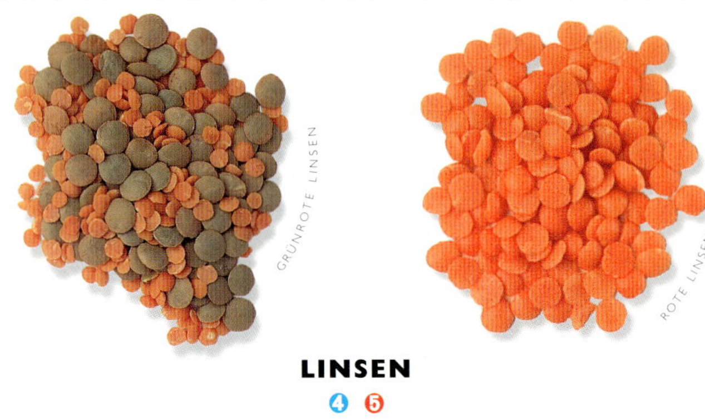

LINSEN

4 5

172 kJ/41 kcal je 100 g
Reich an Eiweiß, Stärke und B-Vitaminen

Linsen dienen dem Menschen seit vorgeschichtlicher Zeit als Nahrung – Hinweise darauf fand man u. a. an prähistorischen Ausgrabungsstätten in der Schweiz. Wie alle Hülsenfrüchte enthalten Linsen große Mengen an Eiweiß und Stärke und sind eine gute Vitamin-B-Quelle. Sie liefern auch nennenswerte Mengen an Eisen, Zink und Kalzium. Die Kehrseite der Medaille ist ihr Gehalt an Phytinsäure, die die Aufnahme dieser Mineralstoffe erschwert. Gleichzeitiger Verzehr Vitamin-C-reicher Nahrungsmittel steigert die Eisenresorption.

Linsen sind eiweißreich, doch enthält ihr Eiweiß nicht alle essentiellen Aminosäuren. Um ihre biologische Wertigkeit zu erhöhen, kombiniert man Linsen am besten mit Getreideprodukten wie Reis oder Vollkornbrot – die vegetarisch lebenden Inder etwa essen zu ihren Linsengerichten stets Reis oder Brot.

Die gebräuchlichsten Linsensorten sind braun, grün, rot und gelb; ihr Nährwert unterscheidet sich kaum. Im Gegensatz zu anderen Hülsenfrüchten braucht man Linsen vor dem Kochen nicht einzuweichen. Durch ihren hohen Ballaststoffgehalt wirken sie vorbeugend gegen Darmkrebs; ihr ebenfalls hoher Gehalt an B-Vitaminen, vor allem Niacin, macht sie zur idealen Kost für jeden, der unter starkem Streß steht oder an seelischer Erschöpfung leidet.

- ⊕ *Gut für Vegetarier und Diabetiker.*
- ⊕ *Hilfreich zur Senkung des Cholesterinspiegels, bei Streß und nervöser Erschöpfung.*
- ⊕ *Am besten separat gekocht oder als Linseneintopf verzehren.*
- ⊖ *Gichtkranke sollten Linsen meiden, da die in ihnen enthaltenen Purine zur Ablagerung von Harnsäuresalzen in den Gelenken beitragen.*

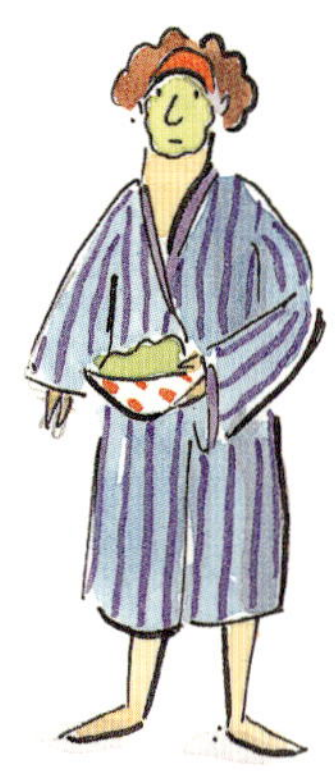

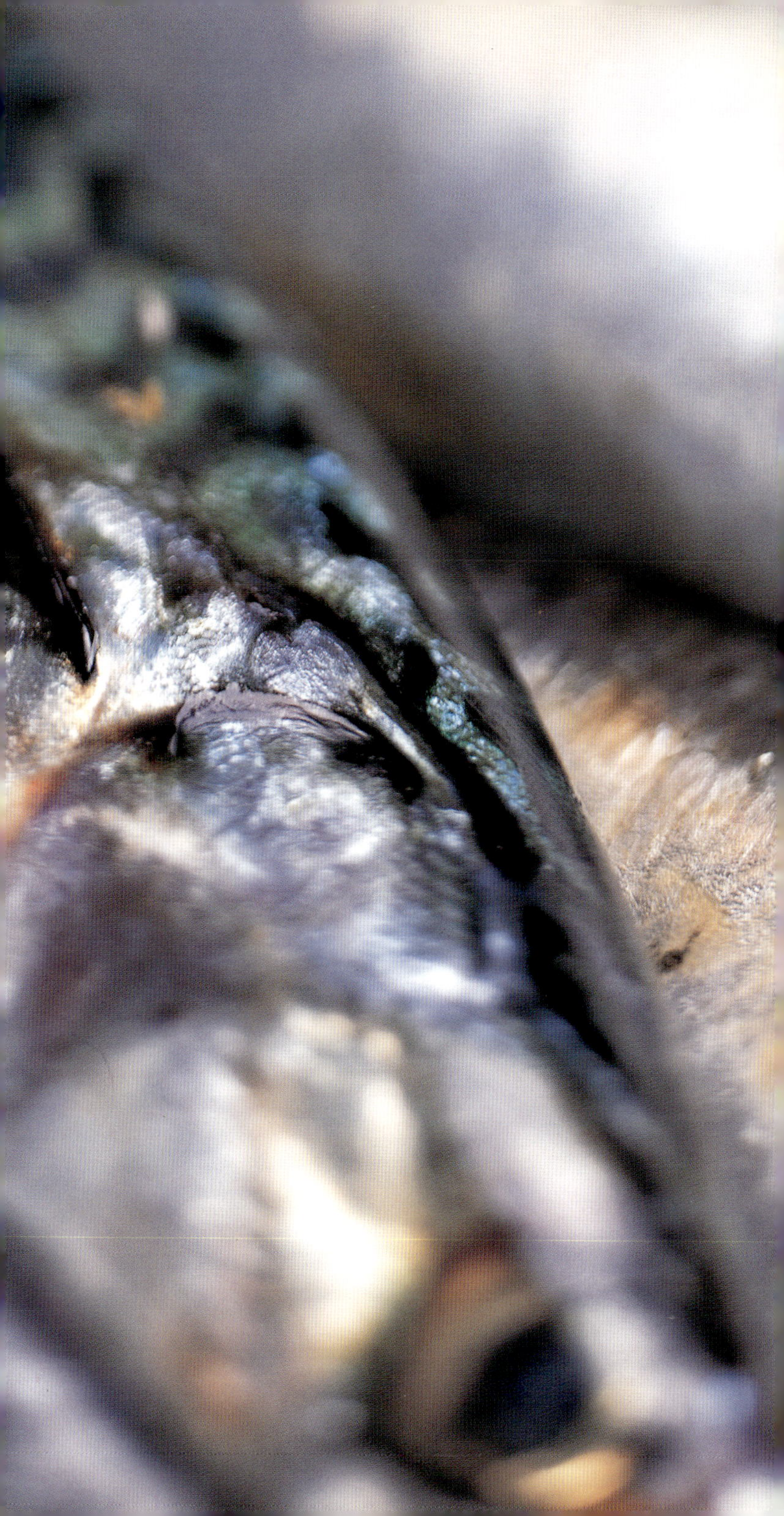

FLEISCH, FISCH UND MEERESFRÜCHTE

Auch wenn die Fleischindustrie in den letzten Jahren eher Negativschlagzeilen macht, bleibt Fleisch eine äußerst wertvolle Eiweißquelle und spielt mit seinem Eisen- und Zinkgehalt eine wichtige Rolle bei der Verhütung von Blutarmut. Alle offiziellen Empfehlungen der letzten Jahre nennen Fleisch immer noch als Bestandteil einer gesunden, nährstoffreichen Ernährung, doch wird geraten, fettes Fleisch durch mageres Fleisch, Geflügel ohne Haut, nahrhafte Fischsorten und Meeresfrüchte zu ersetzen.

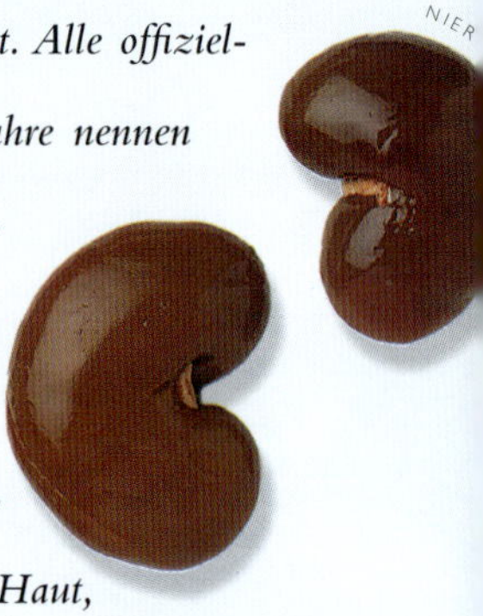

Fleisch und Fleischprodukte sind in den Industrieländern Hauptquelle gesättigter Fettsäuren – deren übermäßiger Verzehr heute mit der Entstehung von Krebs, Herz- und Gefäßerkrankungen und Fettsucht in Verbindung gebracht wird. Doch trotz solcher Bedenken und immer wieder publik werdender Kolibakterien-Infektionen und BSE-Skandale nimmt rotes Fleisch auch heute noch einen zentralen Platz in den Ernährungsgewohnheiten der entwickelten Länder ein.

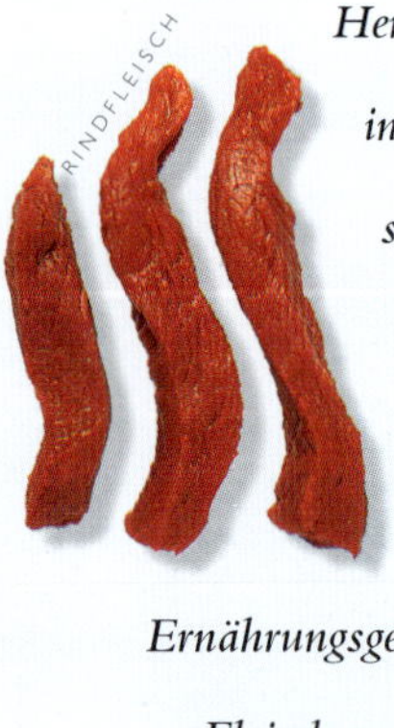

NIER

RINDFLEISCH

Fleisch versorgt uns mit Eiweiß, den Vitaminen B_6 und B_{12} sowie gut verwertbarem Eisen, Zink, Selen und

Fettsäuren. Innereien (Niere und Leber) sind als außerordentlich reiche Eisen- und Vitamin-A-Quelle in kleinen Mengen sehr empfehlenswert, obwohl Schwangere auf Leber aufgrund ihres hohen Vitamin-A-Gehalts verzichten sollten.

Beim Fischverzehr wiederum sind die Verschmutzung der Weltmeere und Flüsse und die Schwermetallbelastung mancher Fischarten – z. B. Thunfisch – zu bedenken. Die Verzehrmengen an Fisch und Meeresfrüchten sind von Land zu Land unterschiedlich und u. a. von regionalen Traditionen, der Verfügbarkeit frischen Fischs und dem Vertrauen in seine Behandlung und Verarbeitung abhängig.

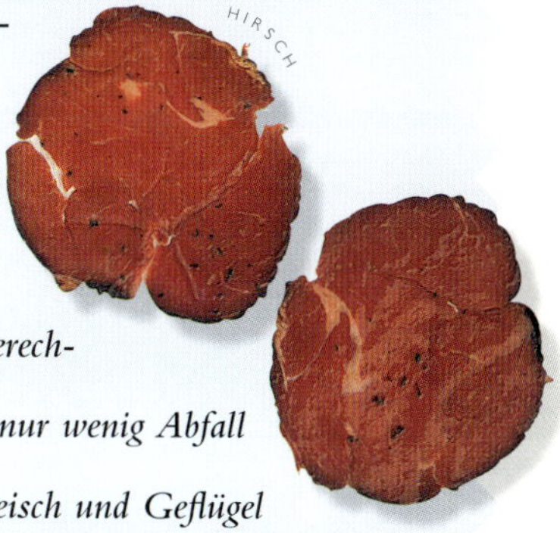

HIRSCH

Fisch ist, auf sein Gewicht umgerechnet, eine exzellente Eiweißquelle, da nur wenig Abfall anfällt. Er enthält im Vergleich zu Fleisch und Geflügel weniger B-Vitamine, Eisen und Zink, doch sind Fettfische eine gute Quelle von Retinol (Vitamin A), Vitamin D, Omega-3-Fettsäuren (die vorbeugend gegen koronare Herzkrankheiten wirken sollen) und Kalzium (wenn man die Gräten mitißt).

Meeresfrüchte sind besonders aufgrund ihres hohen Selen- und Eisengehalts wertvoll.

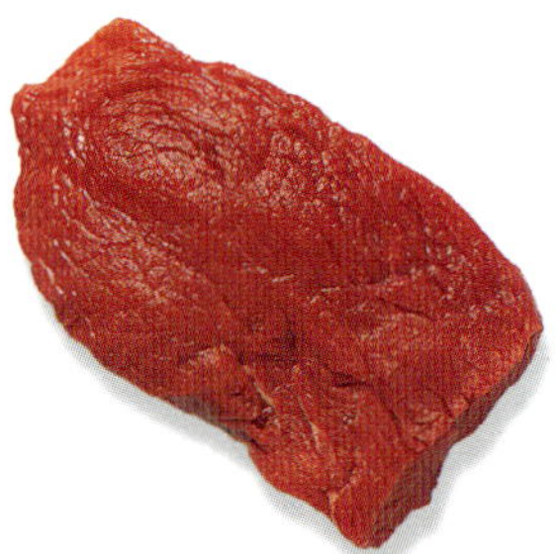

RINDFLEISCH

CORNED BEEF
911 kJ/217 kcal je 100 g

HACKFLEISCH
961 kJ/229 kcal je 100 g

MAGERES RUMPSTEAK, GEGRILLT
705 kJ/168 kcal je 100 g

Reich an Eiweiß, Mineralstoffen, Vitamin B_{12} und anderen B-Vitaminen

Rindfleisch gehört von jeher zu den begehrtesten Fleischsorten und war lange Zeit ein Nahrungsmittel der privilegierten Klassen.

Heute werden weltweit etwa 237 Millionen Rinder und Kälber und 11 Millionen Büffel im Jahr geschlachtet, und Rind ist zweifellos das am weitesten verbreitete Fleisch. Seine ernährungsphysiologischen Vorzüge sind unbestreitbar: Es enthält fast alle vom Menschen benötigten Nährstoffe, mit Ausnahme von Ballaststoffen, wenn auch einige Inhaltsstoffe wie Kalzium, Vitamin C und Folsäure nur in sehr kleinen Mengen vorliegen. Rindfleisch ist eine gute Quelle von Spurenelementen wie Jod, Mangan, Zink, Kobalt, Selen, Nickel, Chrom, Molybdän, Fluor, Vanadium und Silizium. Der Gehalt an diesen Stoffen hängt von der Bodenqualität des Weidelandes bzw. der Zusammensetzung des Viehfutters ab.

Infolge des Trends zu vegetarischer Ernährung und wachsender Bedenken hinsichtlich der gesundheitlichen Auswirkungen des Rindfleischkonsums beginnen inzwischen weiße Fleischsorten das Rindfleisch als wichtigste tierische Eiweißquelle zu verdrängen. Mit Ausnahme der magersten Teile kann Rindfleisch bis zu 20 Gewichtsprozent gesättigte Fettsäuren enthalten. Auch die Zusammenhänge zwischen Fleischverzehr und Cholesterinspiegel rücken immer stärker ins öffentliche Bewußtsein.

Ebenso sind Hinweise auf einen Zusammenhang zwischen Dickdarm- und Prostatakrebs und einem hohen Ernährungsanteil an rotem Fleisch ein guter Grund, sich Rindfleisch nicht täglich, sondern nur gelegentlich als besonderen Leckerbissen zu gönnen. Die Weltgesundheitsorganisation (WHO) und die Harvard School of Public Health empfehlen, Rindfleisch nur einige Male im Monat auf den Tisch zu bringen.

Der Nährstoffgehalt der einzelnen Rindfleischwaren unterscheidet sich ▶

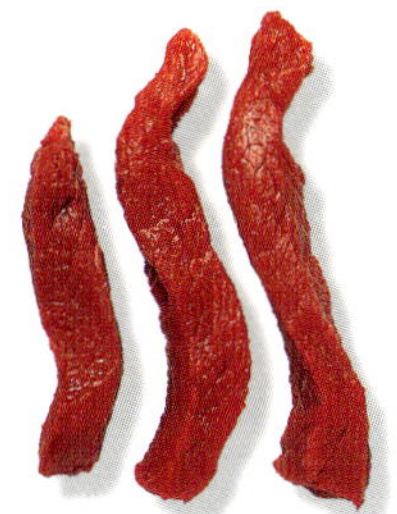

Fortsetzung Rindfleisch

stark: So enthalten 100 g Corned beef 950 mg Natrium, geschmortes Hackfleisch 320 mg und gegrilltes mageres Rumpsteak nur 56 mg. Der Gesamtfettgehalt beträgt bei Corned beef 12,1 g, bei Hackfleisch 15,2 g und in Steak nur magere 6 g.

Auch die Zubereitung des Rindfleischs hat Einfluß auf seinen Gesundheitswert. Durch Abschneiden der Fettränder vor dem Garen läßt sich der Fettgehalt des fertigen Gerichts reduzieren. Sie sollten den Braten auf einem Bratenrost in den Ofen schieben, damit das Fett in die Fettpfanne darunter abtropfen kann. Steaks und Koteletts kann man in ähnlicher Weise garen. In Fleisch, das zu lange auf dem Holzkohlengrill gegart wird, entstehen hohe Konzentrationen von Karzinogenen. Meiden Sie billige Würstchen und Frikadellen, die viel Fett enthalten.

Zu den alarmierendsten Schreckensmeldungen der letzten Jahre gehörte das Auftreten von BSE oder „Rinderwahnsinn", das mit einer neuen Variante der Creutzfeldt-Jakob-Krankheit beim Menschen in Verbindung gebracht wird. Noch heimtückischer ist die Gefahr der Belastung des Rindfleischs mit Chemikalien. Antibiotikazusätze zum Viehfutter sind immer noch nicht grundsätzlich verboten; auch gibt es inzwischen Hinweise auf einen europaweiten Einsatz illegaler Hormone, während in den USA einige im Labor erzeugte „natürliche" Hormone als Wachstumsförderer zugelassen sind.

- ⊕ *Enthält eine Vielzahl wichtiger Nährstoffe, besonders Eisen und Zink.*
- ⊕ *Gut bei Blutarmut, Streß und anderen nervösen Störungen.*
- ⊕ *Am besten gegrillt, auf dem Rost gebraten oder geschmort verzehren.*
- ⊖ *In unzulänglich durchgegartem Hackfleisch können schädliche Bakterien, etwa Kolibakterien, überleben.*

KOLIBAKTERIEN

In Amerika infizieren sich alljährlich über 20 000 Menschen mit E. coli 0157:H7, VTEC. 1993 erkrankten dadurch rund 500 Menschen; mehrere der betroffenen Kinder starben. Bei einer größeren Epidemie in Schottland 1996, gefolgt von einer zweiten Anfang 1997, erkrankten zahlreiche Personen schwer; mindestens 20 starben. Das Risiko, sich mit Kolibakterien zu infizieren, kann durch gründliches Durchbraten von Hackfleisch gesenkt werden.

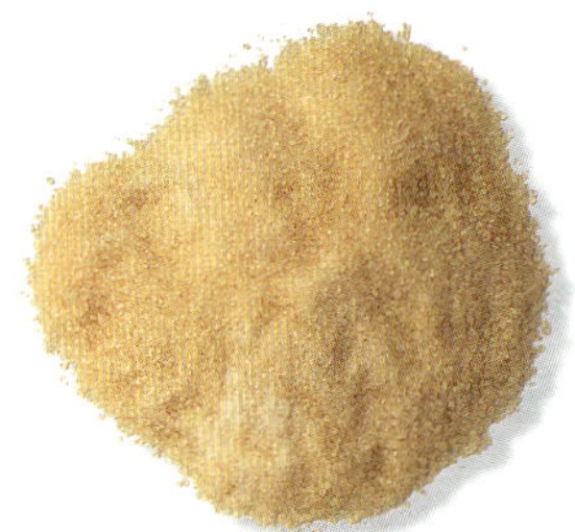

GELATINE

42 kJ/10 kcal je 100 g
Von geringem Nährwert

Gelatine gewinnt man durch gründliches Auskochen von Tierknochen, -häuten, -sehnen und -bändern. Diese enthalten Kollagen, das hauptsächlich aus Eiweiß besteht, aber für den menschlichen Organismus schwer verdaulich ist.

Gelatine macht Eintöpfe sämig und kann andere Eiweißquellen wie Bohnen, Trockenerbsen, Gerste oder Linsen ergänzen. Kommerziell dient sie hauptsächlich als Geliermittel für zahlreiche Fertigprodukte wie Puddings, Creme- und andere Süßspeisen und als Hauptbestandteil von Gelees und Aspikwaren. Gelatine ist das in der Nahrungsmittelindustrie meistverwendete Geliermittel, weil sie so billig in der Herstellung ist.

Zwei falsche Annahmen über die Gelatine sind endgültig widerlegt: Vom Verzehr roher Gelatinewürfel bekommt man weder Würmer noch kräftigere Fingernägel.

- ⊕ *Nützlich als Bindemittel und zur Andickung von Eintöpfen.*
- ⊖ *Alle gelierten Fleischspeisen sind anfällig für Bakterien; bei ihrer Aufbewahrung und Verarbeitung ist Sorgfalt anzuraten.*

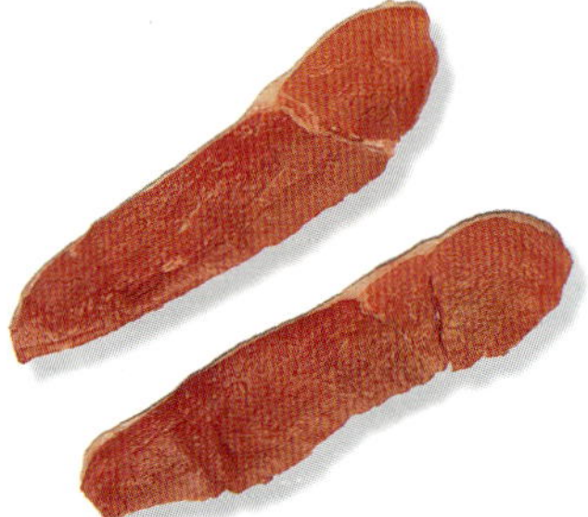

KALBFLEISCH

457 kJ/109 kcal je 100 g
Reich an Eiweiß und B-Vitaminen

Kalbfleisch ist in den letzten Jahren ins Gerede gekommen – vor allem wegen der Aufzucht- und Transportbedingungen der Kälber. Es hat nur halb soviel Fett und weniger Kalorien als mageres Rindfleisch, ist aber ein ausgezeichneter Lieferant von Eiweiß, Zink, Kalium und B-Vitaminen.

Das Fleisch milchgenährter Kälber liefert nur halb soviel Eisen wie Rindfleisch. Auf natürliche Weise mit der Milch ihrer Mütter und auf der Weide aufgezogene Kälber haben deutlich dunkleres Fleisch, das kaum weniger Eisen enthält als das Fleisch erwachsener Tiere.

Bei uns ist Kalbfleisch vor allem als Wiener Schnitzel beliebt, dessen Fettgehalt durch das zum Panieren verwendete Ei und das Bratfett natürlich wesentlich höher ist.

- ⊕ *Gut zur eiweißreichen, fettarmen Ernährung.*
- ⊕ *Am besten als Braten aus dem Ofen oder aus der Pfanne – in möglichst wenig Pflanzenöl gebraten – verzehren.*

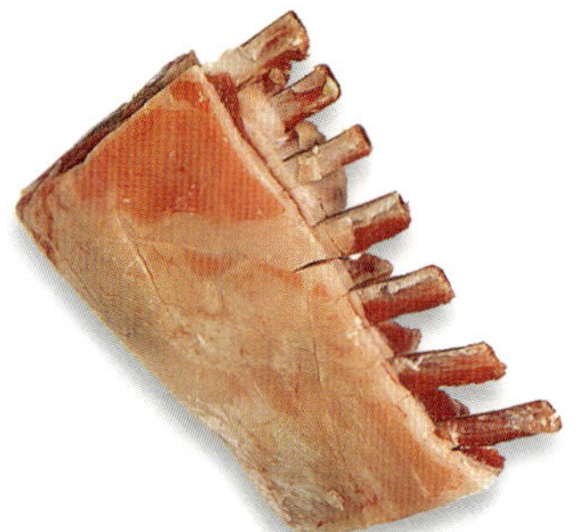

LAMMFLEISCH

655 kJ/156 kcal je 100 g
Reich an Eiweiß und B-Vitaminen

Wie alle Fleischsorten ist auch Lamm eine ausgezeichnete Quelle von Eiweiß, gut verwertbarem Eisen und Zink sowie von B-Vitaminen. Antibiotika finden sich im Lamm seltener als in anderen Fleischarten; Lämmer werden auch nicht so häufig mit Tiermehl gefüttert wie andere Nutztiere. Frühjahrslämmer liefern das zarteste und magerste Fleisch, doch sind die modernen Zuchtrassen generell relativ fettarm.

Geschmortes Lammfleisch ist besonders schmackhaft: Fleisch rundum kurz in heißem Öl anbraten, aus der Pfanne nehmen. Knoblauch, Lorbeerblätter, Pfefferkörner und Rosmarin in der Pfanne andünsten. Etwas Rotwein angießen, Lamm zurück in die Pfanne geben. Zugedeckt bei geringer Hitze schmoren; ggf. Flüssigkeit nachgießen. Zum Schluß den Deckel abnehmen und bei starker Hitze fertiggaren.

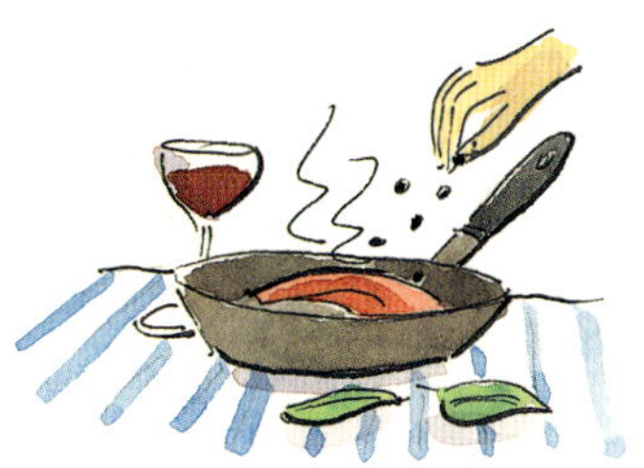

Der Fettgehalt von Lammfleisch hängt davon ab, was für ein Stück man kauft, wie man es zubereitet. Man sollte möglichst viel Fett vor dem Garen entfernen.

- ⊕ *Gut bei Blutarmut, als eiweißreiche Kost und bei Appetitlosigkeit.*
- ⊕ *Am besten gegrillt, auf dem Rost gebraten oder geschmort verzehren.*

FETTGEHALT

KOTELETTS, GEGRILLT
Ohne Fettränder: 12,3 g Fett/100 g
Mit Fetträndern: 29 g Fett/100 g

KEULE, GEBRATEN
Ohne Fettränder: 8,1 g Fett/100 g
Mit Fetträndern: 18 g Fett/100 g

SCHULTERBRATEN
Ohne Fettränder: 11,2 g Fett/100 g
Mit Fetträndern: 26 g Fett/100 g

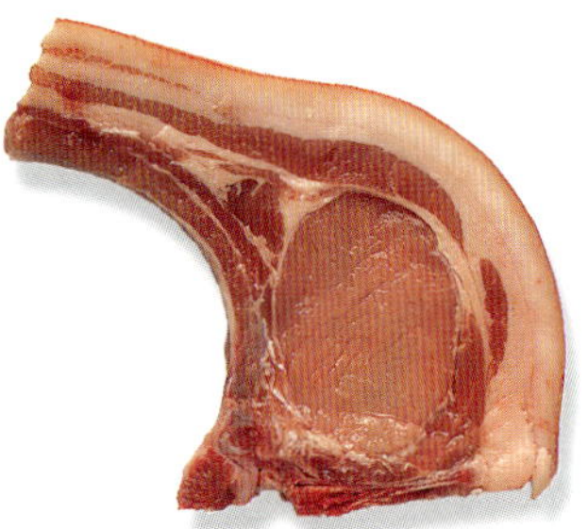

SCHWEINEFLEISCH

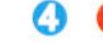

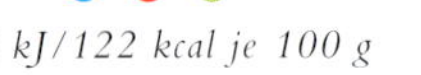

512 kJ/122 kcal je 100 g
Reich an B-Vitaminen und Eisen

Es ist ein verbreiteter Irrglaube, daß Schweinefleisch besonders fett sei. Tatsächlich enthält das Fleisch heutiger Zuchtrassen weniger Fett als Rind oder Lamm und nur etwas mehr als Huhn ohne Haut. Dabei kommt es auch hier sehr auf das Fleischstück und seine Zubereitung an. So köstlich die knusprige Bratenkruste sein mag, besteht sie doch aus purem Fett, von dem man seiner Gesundheit zuliebe vor der Zubereitung des Fleischs möglichst viel entfernen sollte.

Schweinefleisch ist fraglos eine gute Nährstoffquelle. Es enthält reichlich Thiamin (B_1), Niacin, Riboflavin (B_2) und Zink und kleine Mengen an Vitamin B_6, Phosphor und Bluteisen, das vom Körper besser verwertet wird als gewöhnliches Eisen. Der hohe Gehalt an B-Vitaminen macht Schweinefleisch zur empfehlenswerten Kost bei Streß und nervösen Beschwerden. Vitamin B_6 und Zink helfen bei PMS; außerdem ist Zink besonders wichtig für die Produktion gesunder Spermien. Der Eisengehalt ist günstig zur Verhütung und Behandlung von Blutarmut. Im übrigen ist Schweinefleisch eine ausgezeichnete Quelle von hochwertigem Eiweiß – 100 g mageres Schweinefleisch decken mehr als die Hälfte des Tagesbedarfs.

Schweine liefern darüber hinaus einige Nebenprodukte von medizinischer Bedeutung, vor allem Insulin und Heparin. Die Herzklappen können beim menschlichen Herzen als Ersatzklappen dienen, und die Haut kann bei schweren Verbrennungen eingesetzt werden.

- ⊕ *Gut bei Blutarmut, Streß und nervösen Störungen.*
- ⊕ *Günstig bei PMS und für die männliche Fruchtbarkeit.*
- ⊕ *Am besten gut durchgegart, ohne rosa Stellen im Inneren, essen.*
- ⊖ *Einige der zur Herstellung von Schinken und Speck eingesetzten Chemikalien wirken bei übermäßigem Verzehr krebserregend.*
- ⊖ *Speck und Schinken haben einen sehr hohen Salzgehalt und sollten bei Bluthochdruck gemieden werden.*

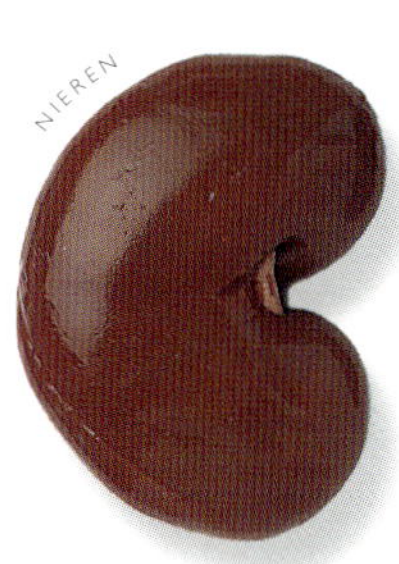

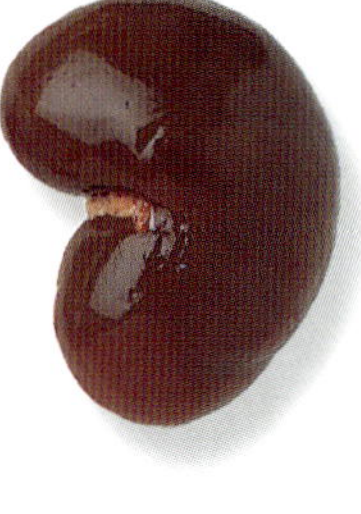

INNEREIEN

NIEREN VON LAMM, RIND UND SCHWEIN

377–515 kJ/90–123 kcal je 100 g

LEBER VON KALB, HUHN, LAMM UND RIND

386–651 kJ/92–155 kcal je 100 g

Reich an Vitamin A und B, Eisen und Zink

Manche Menschen mögen Innereien nicht. Das ist schade, weil sie nicht nur schmackhaft, sondern auch überaus reichhaltige Quellen einiger Nährstoffe sind. Sie sind ziemlich cholesterinreich, aber wenn man nicht gerade einen sehr hohen Cholesterinspiegel hat, kann man sich den gelegentlichen Genuß von Leber oder Nieren mit gutem Gewissen gönnen.

Nieren sind eine äußerst reichhaltige Vitamin-B_{12}-Quelle – 100 g liefern ein Mehrfaches des Tagesbedarfs. Sie bieten außerdem einen hohen Biotingehalt, Folsäure und eine Menge Vitamin C. Leber ist eine wertvolle Quelle von gut verwertbarem Eisen (unentbehrlich für die Blutbildung) und Zink (wichtig für gesunde Spermien und Potenz). Zinkmangel gehört zu den häufigsten Ursachen von Mattigkeit und Appetitlosigkeit. Leber enthält außerdem eine gewaltige Menge Vitamin A, reichlich B-Vitamine (insbesondere B_{12}) und eine bedeutende Portion Vitamin C. Rinderleber enthält am meisten Vitamin B_{12} und war früher bevorzugtes Behandlungsmittel bei perniziöser Anämie (lebensbedrohlicher Blutarmut).

Der Nährstoffgehalt von Kalbs-, Hühner-, Lamm-, Rinder- und Schweineleber ist unterschiedlich, doch sind sie alle reich an Vitamin A, das so wichtig für gesunde Haut und das Nachtsehvermögen ist. Überschüsse des fettlöslichen Vitamins A werden in der Leber gespeichert.

- ⊕ *Gut bei Blutarmut, Haut- und Augenproblemen (vor allem bei Nachtblindheit).*
- ⊕ *Hilfreich bei Müdigkeit, für die männliche Fruchtbarkeit und Potenz.*
- ⊕ *Am besten in Eintöpfen oder Ragouts (Lamm-, Rinder- und Schweineleber) bzw. kurz gebraten (Kalbs- und Hühnerleber oder Nieren) verzehren.*
- ⊖ *Schwangere und Frauen, die beabsichtigen, schwanger zu werden, sollten keine Leber, Leberpastete oder Leberwurst essen.*

GEFLÜGEL

Wertvoll durch Eiweiß, Vitamin B und Mineralstoffe

Von 1960 bis 1990 ist der Geflügelkonsum weltweit im Durchschnitt um 50% gestiegen. Hauptgründe waren Erkenntnisse über den Zusammenhang zwischen koronaren Herzkrankheiten und dem übertriebenen Verzehr gesättigter Fettsäuren, die zum großen Teil aus Fleischwaren stammen.

WACHTEL

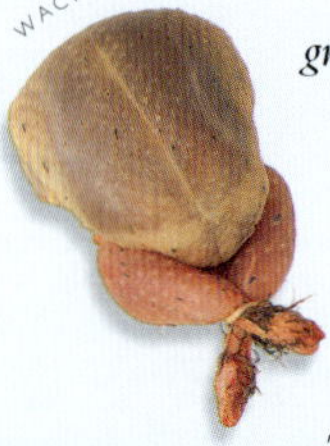

Geflügel enthält weniger gesättigte Fette, die, wenn vorhanden, dann vorwiegend in und unter der Haut sitzen und so leicht zu entfernen sind. Geflügelfleisch ist eine ausgezeichnete Quelle von Eiweiß, Eisen und Zink (liefert allerdings weniger Eisen als die meisten roten Fleischsorten) und ein nennenswerter Lieferant von B-Vitaminen. Bei sorgfältiger Zubereitung versprechen alle Geflügelarten einen saftigen und nahrhaften Genuß.

Leider hat der gesteigerte Verzehr zu intensivierter Geflügelmast und damit zu deutlichen Geschmacksverlusten, Zunahme der gesättigten Fettsäuren und Belastung mit Hormonen und Antibiotika geführt.

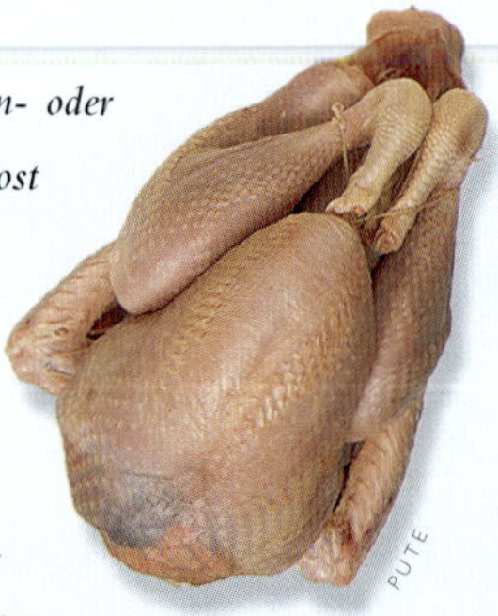

Seit sich Huhn und Pute vom sonn- oder feiertäglichen Festschmaus zur Alltagskost entwickelt haben, ist die Vielfalt der Zubereitungsmöglichkeiten praktisch unbegrenzt. Ob in Schmortöpfen, Pfannengerichten, wärmenden Suppen oder kalt in Sandwichs oder Salaten – Huhn und Pute werden wohl weiterhin einen wertvollen Beitrag zu unserer alltäglichen Ernährung liefern, während ihre fetteren – aber ebenfalls köstlichen – Verwandten, Ente und Gans, als seltenerer Genuß besonderen Anlässen vorbehalten bleiben.

PUTE

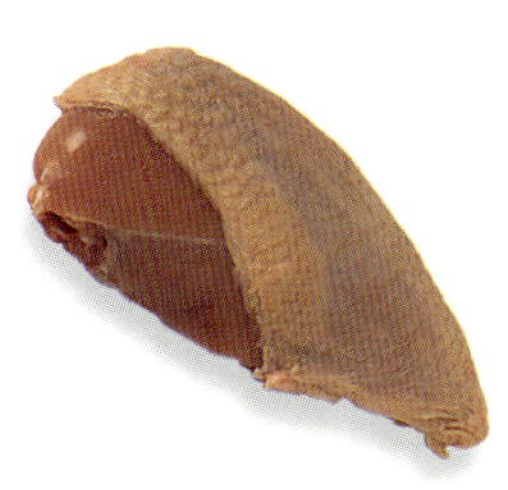

HUHN

  9

642 kJ/153 kcal je 100 g
Reich an Eiweiß, Eisen und Zink

Nach Einführung der Massengeflügelhaltung wurden Huhn und Pute so billig, daß sie auch alltags auf den Tisch kommen. Der Preis hierfür besteht in fadem, zähem Fleisch mit höherem Gehalt an gesättigten Fettsäuren und dem Risiko schädlicher Chemikalienrückstände.

Hühnerfleisch ist viel fettärmer als rotes Fleisch, und das vorwiegend in der Haut sitzende Fett läßt sich leicht entfernen. Neben Eiweiß liefert es gut verwertbares Eisen und Zink (im dunkleren Fleisch doppelt soviel wie im Brustfleisch) und ist damit ideal für Schwangere, zur Blutbildung und zur Förderung der Abwehrkräfte. Das Brustfleisch enthält doppelt soviel Vitamin B_6 wie das dunklere Fleisch und ist damit hilfreich bei PMS.

- ⊕ *Gut für Genesende, bei Blutarmut und zur Stärkung der Immunabwehr.*
- ⊕ *Hilfreich bei PMS und in der Schwangerschaft.*
- ⊕ *Am besten gegrillt oder im Ofen gebraten (immer ohne Haut), entweder warm oder kalt verzehren.*
- ⊖ *Huhn gut durchgaren, um einer Salmonellenvergiftung vorzubeugen.*

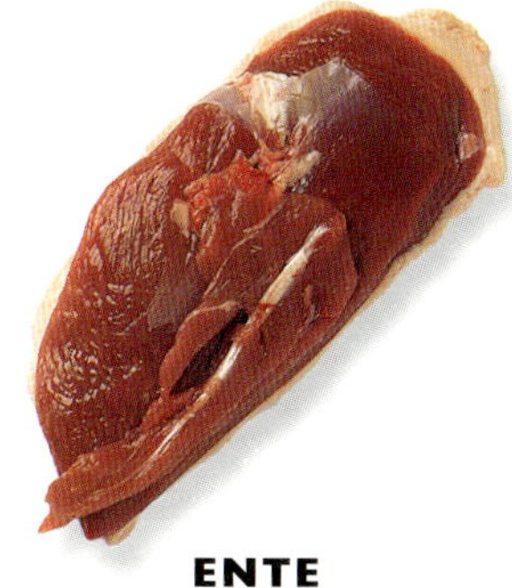

ENTE

1 5 9

1030 kJ/246 kcal je 100 g
Reich an Eiweiß, Eisen und Zink

Ente ist eine ausgezeichnete Eiweiß-, Eisen- und Zinkquelle und enthält fast alle B-Vitamine. So köstlich die knusprige Haut auch schmeckt: 100 g Fleisch mit Haut enthalten 29 g Fett, das Fleisch alleine nur 9,7 g.

Ente sollte man unbedingt auf einem Bratenrost im Ofen garen, damit das Fett in die Fettpfanne abtropft – aber backen Sie keine Kartoffeln darin. Es empfiehlt sich, die Haut rundum mit einer spitzen Gabel einzustechen, damit das unter der Haut sitzende Fett austritt.

Eine traditionelle Apfelsauce zur Ente ist nicht nur delikat, das Pektin der Äpfel hilft dem Körper auch, einen Großteil des mit der Ente verzehrten Cholesterins wieder auszuscheiden.

- ⊕ *Wertvoll bei PMS und Schwangerschaft (nur Tiere aus biologischer Freilandhaltung verwenden).*
- ⊕ *Gut für Genesende, bei Blutarmut und zur Stärkung der Abwehrkräfte.*
- ⊕ *Am besten gegrillt oder im Ofen gebraten, entweder warm oder kalt verzehren – immer ohne Haut.*

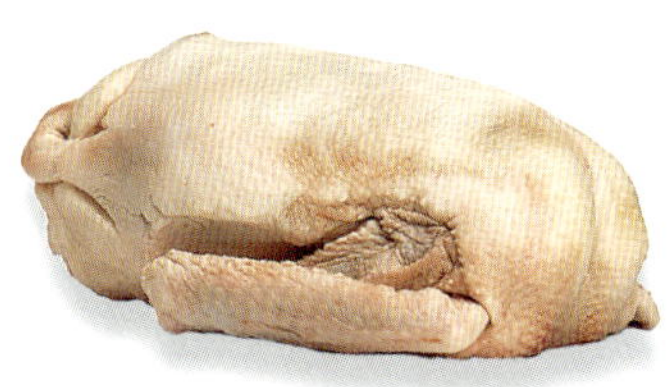

GANS

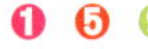

1641 kJ/392 kcal je 100 g
Reich an Eisen, Zink und Vitamin B_{12}

Gänsefleisch ist äußerst fettreich; es enthält fast soviel Fett wie Eiweiß, doch läßt sich der Fettgehalt leicht reduzieren: Die Gans auf einen Rost über einen großen Topf voll Wasser legen, mit Alufolie bedecken und die Ränder der Folie unten in den Topf einschlagen. Auf dem Herd zum Kochen bringen und die Gans auf diese Weise eine halbe Stunde dämpfen. Das fetthaltige Wasser wegschütten und die Gans wie gewohnt auf dem Rost im Ofen braten; dabei die Garzeit um eine halbe Stunde verkürzen. Die Haut nicht mitessen.

Gans ist außerordentlich eisen- und zinkreich, eine gute Phosphor- und Kaliumquelle und liefert in 100 g Fleisch mehr als einen Tagesbedarf an Vitamin B_{12}.

- *Hilfreich bei PMS und in der Schwangerschaft (Tiere aus biologischer Freilandhaltung verwenden).*
- *Gut für Genesende, bei Blutarmut und zur Stärkung des Immunsystems.*
- *Am besten gegrillt oder im Ofen gebraten, entweder warm oder kalt verzehren – ohne Haut.*

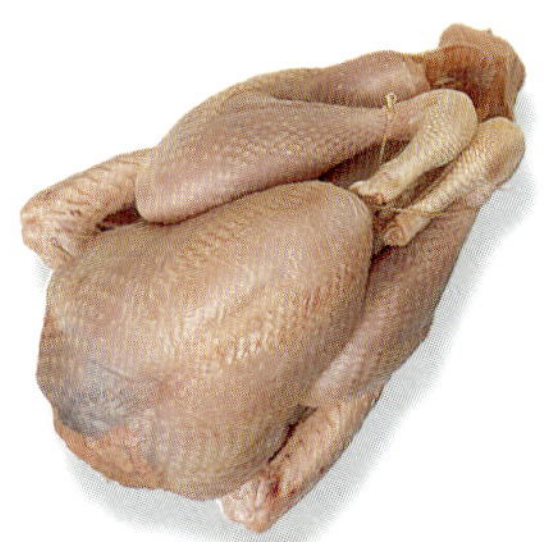

PUTE

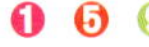

691 kJ/165 kcal je 100 g
Reich an Eiweiß, Eisen und Zink

Pute hat viel weniger Fett als anderes Geflügel – nur 2,7 g auf 100 g Fleisch. Sie ist reich an Eiweiß und liefert gut verwertbares Eisen und Zink (im dunklen Fleisch mehr als im weißen). Leider wird das Fleisch aufgrund seines geringen Fettgehalts leicht trocken und fad, wenn man es nicht äußerst sorgfältig zubereitet. Allgemein gilt: Je größer der Vogel, desto besser der Geschmack.

- *Gut für Genesende, bei Blutarmut und zur Stärkung des Immunsystems.*
- *Hilfreich bei PMS und in der Schwangerschaft (Tiere aus biologischer Freilandhaltung verwenden).*
- *Am besten gegrillt oder im Ofen gebraten, warm oder kalt verzehren; ausgezeichnet als Suppengrundlage.*

WISSENSWERTES

Alle Geflügelarten ergeben gute Suppen; hierzu möglichst viel Fett entfernen. Da der Eiweißgehalt dieser Suppen sehr gut zu verwerten ist, sind sie für Kranke, bei geschwächtem Immunsystem, chronischer Müdigkeit und sexuellen Funktionsstörungen ideal.

WILD UND FEDERWILD

Wertvoll durch ihren Eiweiß- und Mineralstoffgehalt

Wildfleisch – ob Feder- oder Haarwild – erfreut sich zunehmender Beliebtheit. Das kräftige, charakteristische Aroma von knusprig geröstetem Fasan, Hirschragout, wildem Truthahn, Wildtaube oder Wildpastete ist ein wahrer Hochgenuß. Die Gehegehaltung von Wild, wie sie etwa in Amerika weithin betrieben wird, kann wohl als idealer Kompromiß gelten. Hier können sich die Tiere auf großen Flächen uneingeschränkt bewegen, werden ohne künstliche Wachstumshormone, Antibiotoka oder Steroide aufgezogen, dabei jedoch ständig auf Qualität, Gesundheit und Parasitenbefall kontrolliert.

Wildfleisch ist eiweißreich und im Vergleich zu anderen Fleischarten sehr fettarm. Federwild liefert mehr Kalium, Kalzium, Phosphor, Eisen, Vitamin B_1*,* B_6*,* B_{12} *und Folsäure als anderes Fleisch.*

Junges Federwild wird am besten im Ofen gebraten, wobei man Speckscheiben auf die Brust legt. Die Gartemperatur sollte hoch genug sein, um eine knusprige braune Haut zu erhalten, doch sollte man Wild nie zu lange garen. Ältere Vögel serviert man am besten als Ragout. Achten Sie bei der Zubereitung von Wild besonders darauf, etwaige verbliebene Schrotkörner sorgfältig zu entfernen.

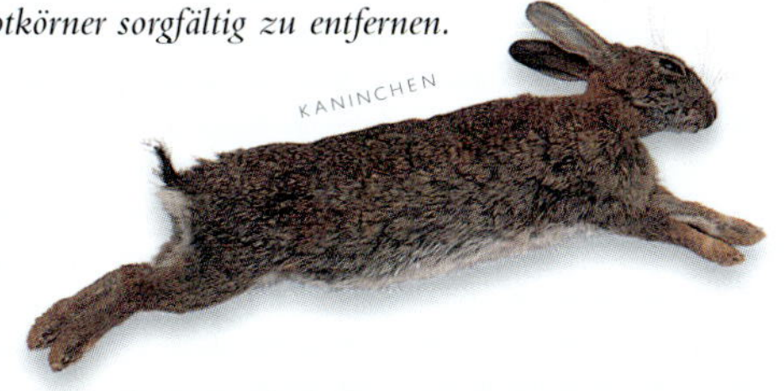

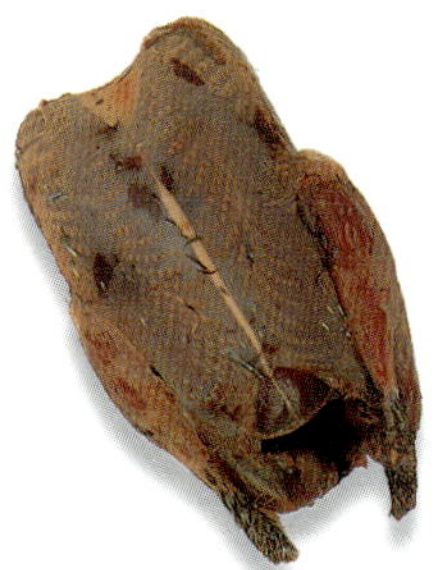

SCHNEEHUHN

247 kJ/59 kcal je 100 g
Reich an Eiweiß, Eisen und B-Vitaminen

Ein besonderer Leckerbissen ist das Schottische Moorschneehuhn, dessen kommerzielle Zucht praktisch unmöglich ist. Es ist in Großbritannien so beliebt, daß die Restaurants darum wetteifern, das erste Moorschneehuhn der Saison anbieten zu können.

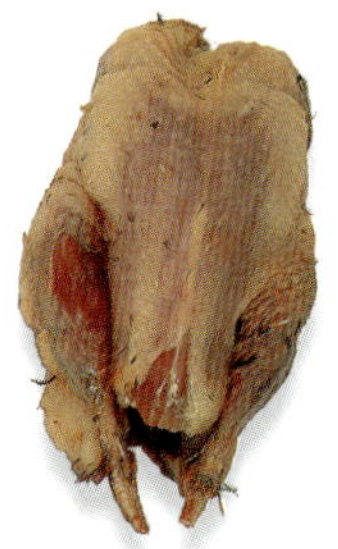

REBHUHN

1030 kJ/246 kcal je 100 g
Reich an Eiweiß, Eisen und Vitaminen

Wildes Rebhuhn ist saftig, geschmacksintensiv und viel fettärmer als Zuchtgeflügel, weshalb man es mit reichlich Speck umwickeln und häufiger mit Bratfond übergießen muß. Es eignet sich hervorragend für Ragouts. Rechnen Sie einen mittelgroßen Vogel pro Person.

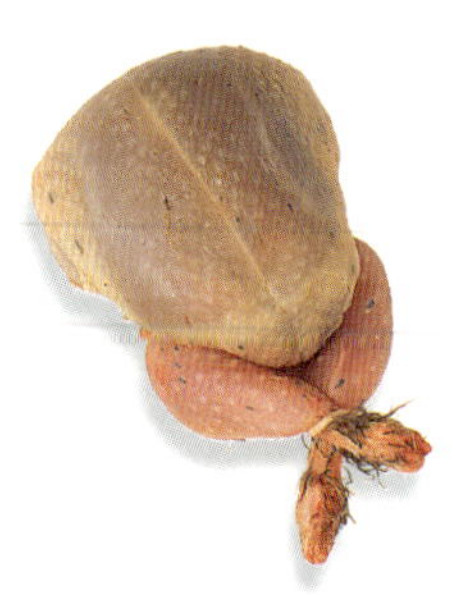

WACHTEL

674 kJ/161 kcal je 100 g
Reich an Eiweiß, Eisen und Vitaminen

Eine der kleinsten und delikatesten Federwildarten. Rechnen Sie zwei Wachteln pro Person, und backen Sie sie mit Kräutern im Ofen; man kann sie auch grillen.

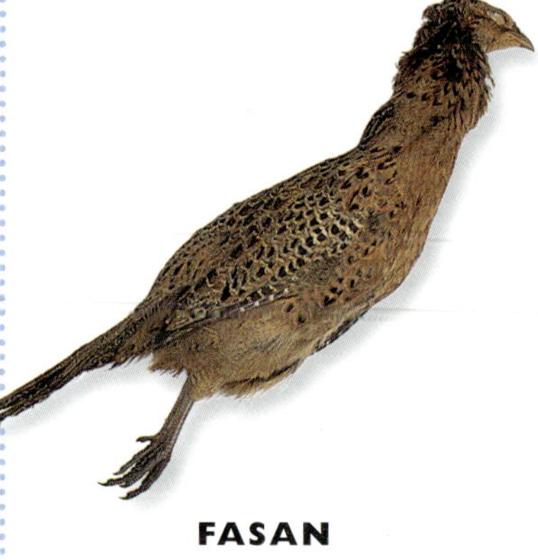

FASAN

657 kJ/157 kcal je 100 g
Reich an Eiweiß, Eisen und Vitaminen

Fasan sollte einige Tage abhängen. Dadurch erhält er einen intensiveren Wildgeschmack, der im Supermarkt angebotenen Fasanen häufig fehlt. Von einem mittelgroßen Fasan werden zwei Personen satt.

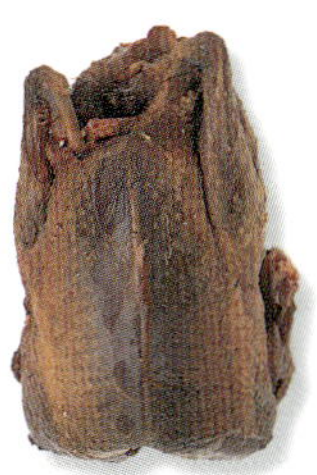

TAUBE

594 kJ/142 kcal je 100 g
Reich an Eiweiß, Eisen und Vitaminen

Wildtauben (bei uns meist Ringeltauben) sind besonders mager und lassen sich gut im Ofen braten; am köstlichsten ist jedoch die geräucherte Taubenbrust.

Zuchttauben sind größer und etwas fetthaltiger als ihre wildlebenden Verwandten. Man kann sie im Ofen braten (keinesfalls zu lange garen); besonders köstlich schmecken sie auch mit frischem Thymian gebraten oder gegrillt.

- *Sehr arm an gesättigten Fettsäuren*
- *Am besten im Ofen rösten; ältere Vögel besser zu Ragout verarbeiten.*

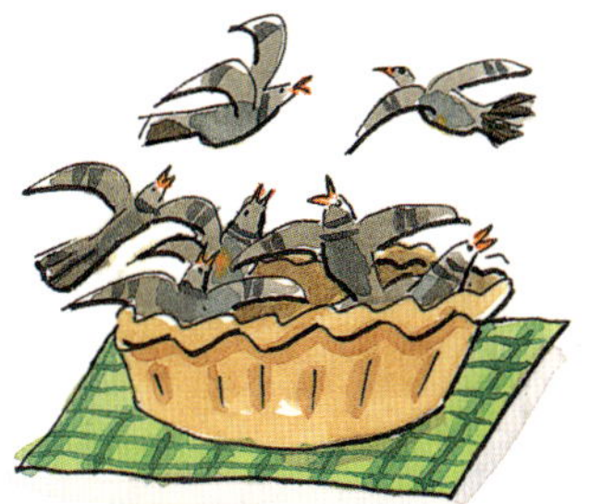

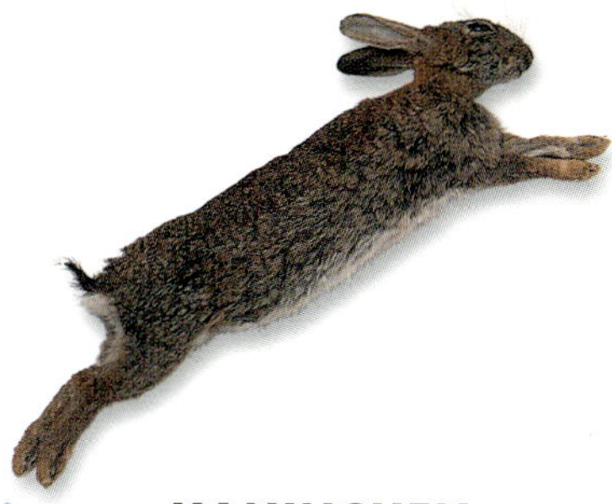

KANINCHEN

716 kJ/171 kcal je 100 g
Reich an Eiweiß

Ob aus Zuchthaltung oder vom Wildkaninchen – Kaninchenfleisch hat ein sehr zartes Aroma und ist außerdem eiweißreich, fettarm und besonders kalorienarm. Kaninchenteile kann man grillen oder kurz braten, aber die klassische und beste Zubereitungsart ist immer noch das Kaninchenragout. Den wildlebenden Hasen bekommt man wesentlich seltener; die Feldhasenbestände sind bei uns rückläufig. Junge Hasen kann man u. U. marinieren und im Ofen braten, doch ansonsten sind Hasen oft etwas zäh und werden daher besser als Ragout serviert.

Da Kaninchen außer Eiweiß nicht allzu viele Nährstoffe bieten, gibt man am besten reichlich Wurzelgemüse ans Ragout und reicht einen großen Salat dazu.

- *Äußerst arm an gesättigten Fettsäuren.*
- *Am besten als Ragout zubereiten.*

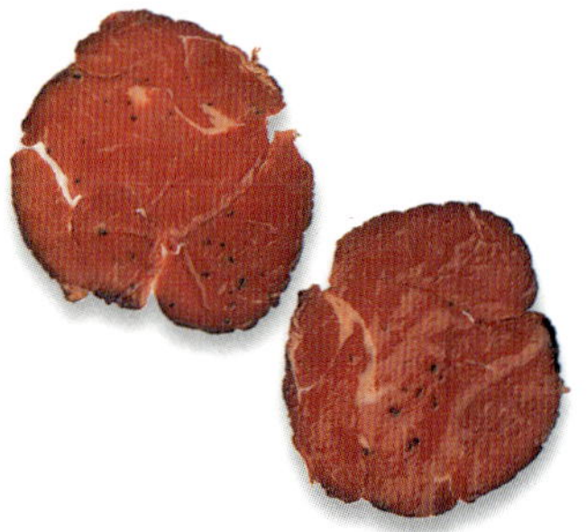

HIRSCH UND REH

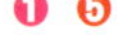 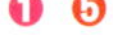

693 kJ/165 kcal je 100 g
Reich an Eiweiß

Reh- und Hirschfleisch, heute oft aus Gehegehaltung, erleben zur Zeit eine Renaissance. Richtig abgehangen und zubereitet ist das Fleisch in Aroma und Konsistenz vorzüglich. Es ist eine gesunde Alternative zu anderen Fleischsorten, da es nur ein Drittel der Kalorien von Rindfleisch und halb soviel Fett, noch um einiges weniger als Huhn, enthält. Besonders zarte Stücke kann man bei hoher Temperatur kurz anbraten, so daß sie innen blutig bleiben. Sonst sollte man Reh- und Hirschfleisch vor dem Garen marinieren oder beizen. Rotwein, Öl und Kräuter sind bei uns als Marinaden beliebt; in den USA bevorzugt man Buttermilch.

- *Äußerst arm an gesättigten Fettsäuren.*
- *Am besten im Ofen braten oder marinieren und als Ragout zubereiten.*

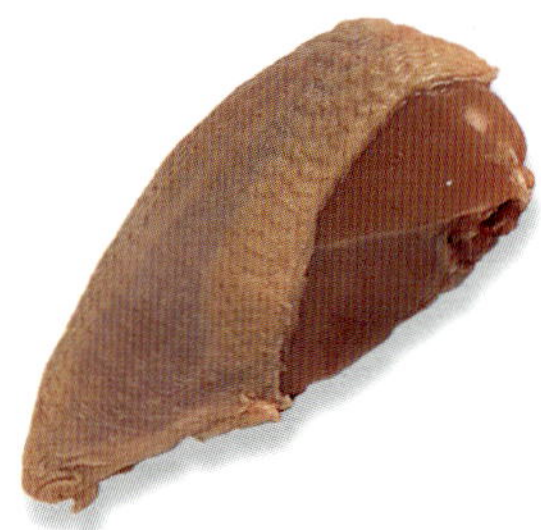

WILDER TRUTHAHN

478 kJ/114 kcal je 100 g
Reich an Eiweiß, Eisen und Zink

Der in Nordamerika heimische wilde Truthahn hat wenig Ähnlichkeit mit seinen weißfleischigen Verwandten, den Haustruthühnern, die bei uns als Puten bzw. Puter angeboten werden. Wilder Truthahn hat ein herrliches Aroma, eine feste Konsistenz, sehr wenig Fett und ist reich an Eiweiß, Eisen und Zink. Man kann den Vogel genauso als Braten zubereiten wie seinen domestizierten Verwandten.

Mein liebstes Truthahnrezept stammt aus Mexiko: Wilder Truthahn mit Zwiebeln, Gewürzen, Chilis und – Schokolade! – zu Truthahn-Molé kombiniert.

- *Äußerst arm an gesättigten Fettsäuren.*
- *Am besten gegrillt oder im Ofen gebraten, warm oder kalt verzehren.*

FISCH UND MEERESFRÜCHTE

GARNELEN

Wertvoll durch ihren Gehalt an Eiweiß und Mineralstoffen

Heute, da wir uns von unserer Vergangenheit als Jäger und Sammler weit entfernt haben, ist Fisch der einzige Bestandteil unserer Nahrung, der immer noch größtenteils erjagt wird.

Seit Anfang der 1960er Jahre stammt ein Großteil des Fischs, den wir verzehren, aus der Produktion der fischverarbeitenden Industrie: Fischstäbchen, Tiefkühl-Fertiggerichte, Fischkonserven. Leider trauen sich viele Hobbyköche an Fisch nicht heran, weil sie hinsichtlich seiner Zubereitung und Haltbarkeit unsicher sind. Frischfisch ist tatsächlich leicht verderblich (insbesondere die Fettfischarten), doch erfordert der Umgang mit ihm nur etwas Übung, und unserer Gesundheit würde es guttun, wenn wir mehr Fisch äßen.

Fisch ist eine äußerst reichhaltige Quelle an Eiweiß und Mineralstoffen; Seefische sind durch ihren hohen Jodgehalt besonders wertvoll. Alle Fische enthalten B-Vitamine, und Fettfische sind ausgezeichnete Lieferanten der Vitamine A, D und E sowie der essentiellen Omega-3-Fettsäuren.

Fisch wird am besten gebacken, gedünstet, gegrillt oder in wenig Öl gebraten, da bei diesen Zubereitungsarten am wenigsten Nährstoffe verlorengehen. Achten Sie beim Kauf fertiger Fischprodukte auf etwaige Zusatzstoffe.

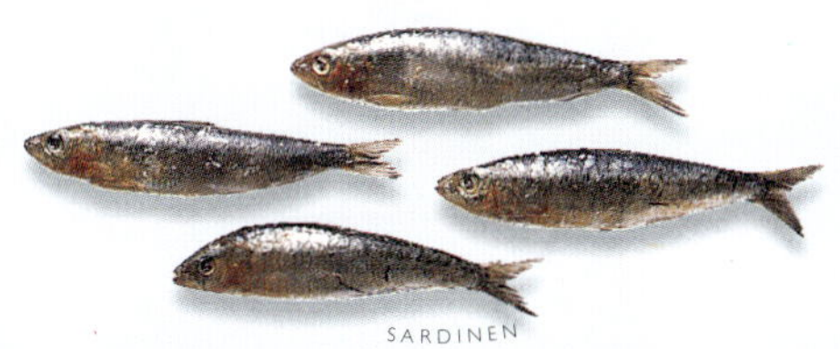

SARDINEN

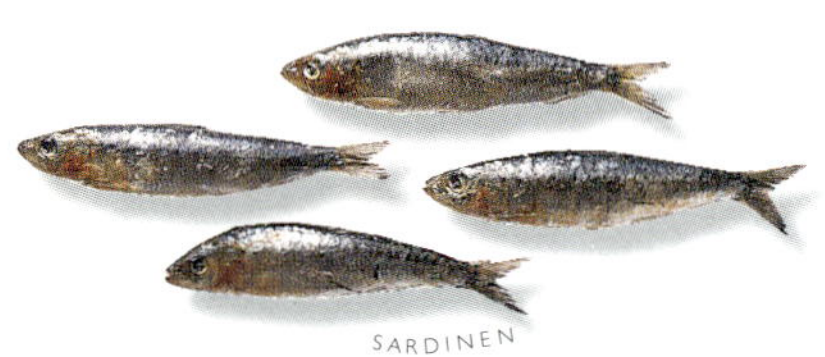
SARDINEN

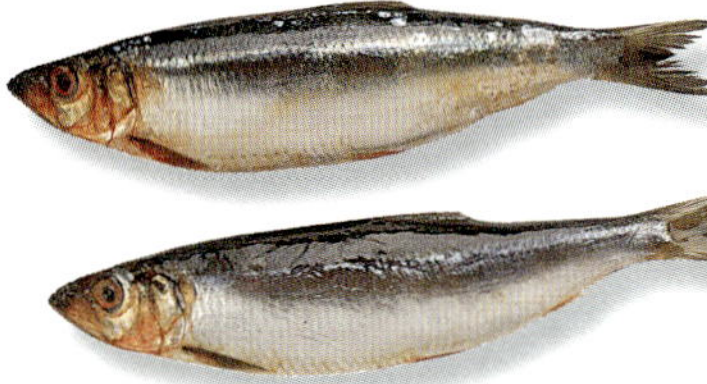
HERINGE

FETTFISCHE

 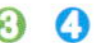

HERING

718 kJ/171 kcal je 100 g

THUNFISCH (KONSERVE)

1130 kJ/270 kcal je 100g

Reich an Eiweiß, Kalzium und Vitamin D

Von Makrele, Lachs, Forelle, Thunfisch, Hering, Sardelle, Sardine, Breitling, Sprotte und Aal weiß man heute, daß sie hohe Konzentrationen an Eikosapentaensäure enthalten, einer der Omega-3-Fettsäuren, die von größter Bedeutung für die gesunde Zellfunktion sind. Eine Reihe von Studien hat ihre Heilwirkung bei so vielfältigen Problemen wie Arteriosklerose, Arthritis und rheumatoide Arthritis, zyklusabhängige Brustschmerzen und Hautleiden wie Ekzem und Schuppenflechte belegt.

Abgesehen von ihrem extrem hohen Vitamin-D-Gehalt (mehr als ein Wochenbedarf ist in 100 g frischem Hering, Lachskonserve oder einem Räucherhering enthalten) sind kleine Fettfische – wie Sprotten, Breitlinge und Dosensardinen – auch hervorragende Kalium- und Kalziumlieferanten. Thunfischkonserven enthalten aber nur halb soviel Vitamin D wie frischer Thunfisch – der Rest geht bei der Verarbeitung verloren. Außer fettlöslichen Vitaminen liefern die Fettfische auch reichlich Energie und Mineralstoffe – Sprotten enthalten ebensoviel Eisen wie Rindfleisch, Sardinen soviel wie Lamm. Wählen Sie beim Kauf in Öl eingelegter Fischkonserven solche, die Oliven-, Sonnenblumen- oder Sojaöl enthalten. Das Öl vor dem Verzehr abtropfen lassen.

- ⊕ *Enthalten essentielle Fettsäuren und viele Vitamine und Mineralstoffe.*
- ⊕ *Für jeden empfehlenswert (außer bei spezifischen Allergien oder Gicht).*
- ⊕ *Gut als Schlankheitskost.*
- ⊕ *Hilfreich bei Rheuma, Osteoarthritis, rheumatoider Arthritis, Ekzemen, Schuppenflechte, zyklusabhängigen Brustschmerzen und vielen Entzündungen.*
- ⊕ *Beugen Herzerkrankungen vor.*
- ⊖ *Der übertriebene Verzehr von Räucherfisch soll das Krebsrisiko erhöhen, deshalb nur in Maßen verzehren.*
- ⊖ *Gichtkranke sollten Hering, seinen Rogen, Sardellen, Sardinen, Lachs, Sprotten und Makrelen meiden.*

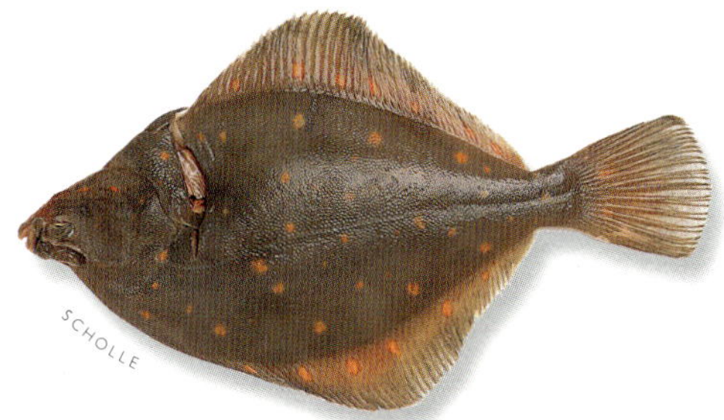

MAGERFISCHE

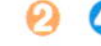

SCHOLLE

385 kJ/92 kcal je 100 g

Reich an Eiweiß und B-Vitaminen

Der Nährstoffgehalt ist bei allen Magerfischen ähnlich, ob es sich nun um Seefische wie Kabeljau, Schellfisch, Wittling, Engelhai, Meerbrasse, Wels, Seebarbe, Meeräsche, Schnapper, Scholle, Seezunge und Heilbutt oder Süßwasserfische wie Hecht, Barsch, Brasse und Karpfen handelt. Sie sind praktisch fettfrei, kalorienarm und sehr eiweißreich. Sie liefern B-Vitamine, vor allem Vitamin B_{12}, aber nur wenig Eisen. Bis auf den (etwas fetteren) Heilbutt, der ein wenig Vitamin A beisteuert, enthalten Magerfische keine fettlöslichen Vitamine. Dorsch- und Heilbuttleber ist sehr reich an Vitamin A, D und E, dient aber nur zur Ölgewinnung. Magerfischrogen ist eine ausgezeichnete Vitamin-B-Quelle und ein ebenso guter Eisenlieferant wie manches Fleisch, ist jedoch cholesterinhaltig und daher bei stark erhöhtem Cholesterinspiegel nicht zu empfehlen.

Wenn wir den Fleischverzehr aus Gesundheitsgründen einschränken, gibt es keinen besseren Ersatz als Fisch. Die Weltgesundheitsorganisation empfiehlt, Fisch mehrmals in der Woche zu sich zu nehmen.

- ⊕ *Reich an Vitaminen und Mineralstoffen, die nur in wenigen Nahrungsquellen vorkommen.*
- ⊕ *Beugen Herzerkrankungen vor.*
- ⊕ *Für jeden empfehlenswert (außer bei Allergien oder Gicht).*
- ⊕ *Am besten gebacken, gedünstet, gegrillt oder gebraten verzehren.*
- ⊖ *Gichtkranke sollten Dorsch, Kaviar und Taramasalata (Salat aus Fischrogen) meiden.*

FISCHKAUF

- Beim Fischkauf auf klare, glänzende Augen, festhaftende Schuppen und rote Kiemen achten. Fisch sollte immer einen frischen Meerwassergeruch haben. Die Muskelteile sollten klar abgegrenzt sein.
- Meeresfrüchte sollten sich schwer anfühlen; Muscheln müssen fest geschlossen sein. Generell sollte man Meeresfrüchte am Einkaufstag verzehren.

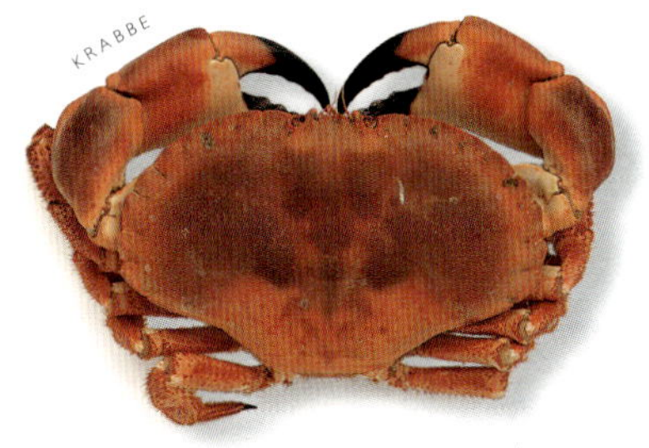

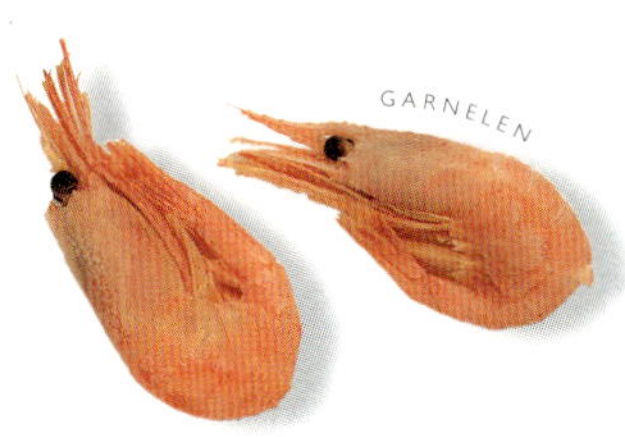

MEERESFRÜCHTE

  9

AUSTERN

327 kJ/78 kcal je 100 g

GARNELEN

440 kJ/105 kcal je 100 g

Reich an Eiweiß, Eisen und Zink

Bei Meeresfrüchten unterscheidet man zwischen Krustentieren (Krebse, Krabben, Hummer, Garnelen und Langusten) und Schalentieren (Miesmuscheln, Austern, Herzmuscheln, Wellhornschnecken, Strandschnecken, Klaff- und Kammuscheln). Ihr Eiweiß- und Nährstoffgehalt ähnelt dem der Magerfische, doch sind sie wesentlich salzhaltiger; die Schalentiere liefern zudem deutlich mehr Eisen, Vitamin A und reichlich Zink, insbesondere Austern, Herzmuscheln, Wellhorn- und Strandschnecken. Was den hohen Cholesteringehalt mancher Meeresfrüchte betrifft, so sind sich heute die meisten Mediziner einig, daß dieser nur für Menschen mit angeborenen Fettstoffwechselstörungen eine Gesundheitsgefahr darstellt. Man hat beobachtet, daß der regelmäßige Verzehr von Meeresfrüchten zur Senkung des LDL-Cholesterinspiegels, d.h. der für das Herz schädlichsten Fette, führt. Meeresfrüchte enthalten auch kleine Mengen der essentiellen Omega-3-Fettsäuren.

Ein weiteres Argument für den Verzehr von Meeresfrüchten ist ihr hoher Selengehalt. Selenmangel wird mit Herzerkrankungen und einem höheren Speiseröhren- und Prostatakrebsrisiko in Verbindung gebracht.

WISSENSWERTES

Casanova – der größte Liebhaber aller Zeiten – erklärte seine erstaunlichen erotischen Leistungen damit, daß er täglich 70 Austern zu verzehren pflegte. Heute weiß man, daß Austern erhebliche Mengen an Zink enthalten – das für die Spermienproduktion und Potenz von großer Bedeutung ist. Ein Dutzend Austern enthält den Zinkbedarf für eine ganze Woche.

- ⊕ *Gut für die schlanke Linie.*
- ⊕ *Beugen Herzerkrankungen vor.*
- ⊖ *Gichtkranke sollten auf Mies- und Kammuscheln verzichten.*
- ⊖ *Meeresfrüchte sind häufig Auslöser schwerer Nahrungsmittelallergien.*

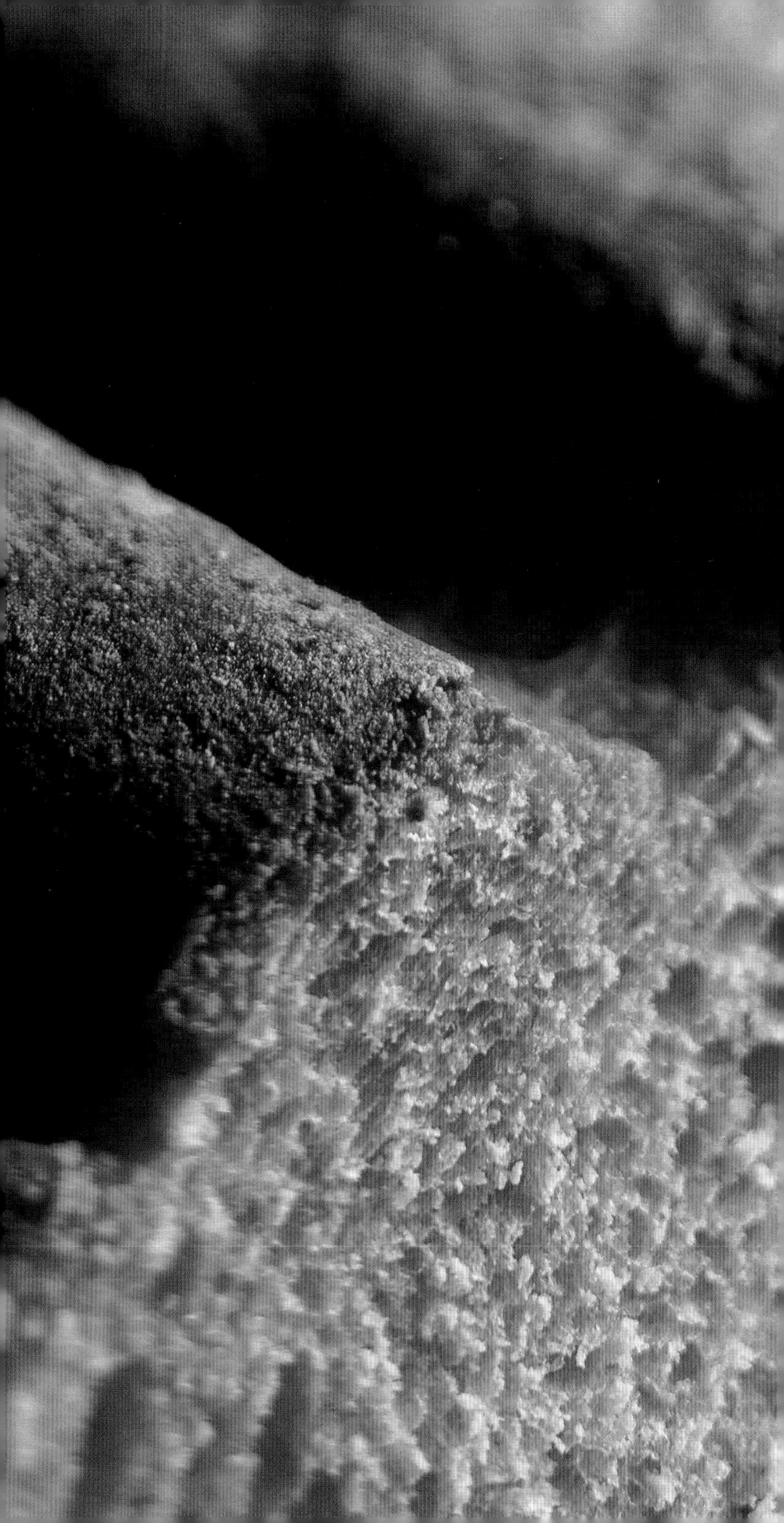

STÄRKEREICHE NAHRUNGSMITTEL

Die Hauptvertreter dieser Kategorie der stärkereichen bzw. aus komplexen Kohlenhydraten aufgebauten Nahrungsmittel sind die Getreidesorten (wie Weizen, Reis, Mais, Hirse, Gerste, Hafer und Roggen) und ihre Erzeugnisse (wie Brot, Nudeln und Getreideflocken). Sie dienen weltweit als Grundnahrungsmittel, wobei der Reis das meistverzehrte Getreide ist.

In den Entwicklungsländern bilden Getreideprodukte und andere stärkereiche Lebensmittel ohnehin den größten Teil der Nahrung und Energiezufuhr. Auch uns legen aktuelle Ernährungsempfehlungen nahe, häufiger zu pflanzlichen Nahrungsmitteln zu greifen und möglichst 55 bis 60% unserer Energiezufuhr aus stärkereicher Kost zu beziehen.

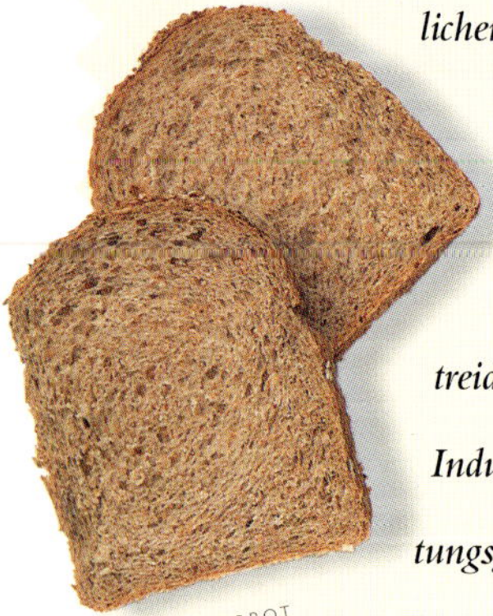

Interessanterweise sinkt der Anteil der Getreideprodukte an der Nahrung mit zunehmender Industrialisierung; gleichzeitig nimmt der Verarbeitungsgrad der Getreideprodukte zu. Getreide enthält im Durchschnitt 70% Stärke (nach Gewicht). Außerdem liefern die Getreidesorten unterschiedliche Mengen an Ballaststoffen, Eiweiß, B-Vitaminen, Vitamin E und diversen Spurenelementen. Ihr Nährstoffgehalt ist allerdings stark von der Verarbeitung abhängig. Viele Nähr-

VOLLKORNBROT

stoffe sind in Keimen und Schalen der Getreidekörner konzentriert. Da sie bei der Verarbeitung oft entfernt werden, sinkt der Gehalt an Vitaminen, Mineral- und Ballaststoffen. Deshalb sollte man Getreide stets in Form des ganzen Korns bzw. weniger bearbeiteter Produkte wie Vollkornbrot, Naturreis und Vollkornnudeln essen. Auch der Verzehr von stark gezuckerten und verarbeiteten Frühstücksflocken und Backwaren wie Plätzchen und Kuchen – die in der Regel sehr viel Fett, Zucker und Salz enthalten – sollte auf ein Minimum reduziert werden. Für diese Produkte wird natürlich intensiv geworben, während die Vielfalt der ungleich gesünderen Vollkornprodukte ein Schattendasein führt.

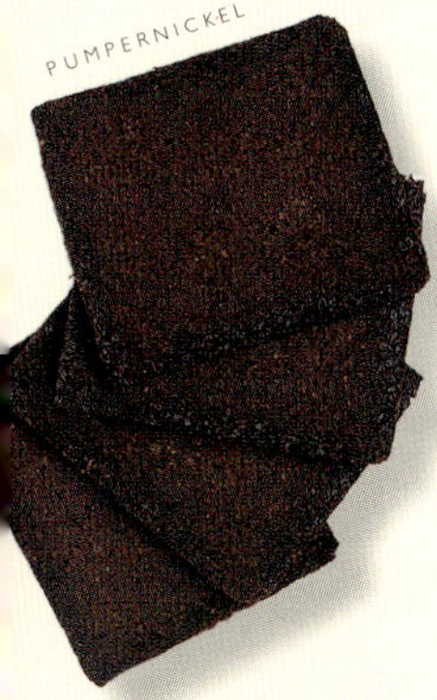

PUMPERNICKEL

Stärkereiche Nahrungsmittel gelten irrtümlich immer noch als Dickmacher. Dabei bringt Stärke als Hauptbestandteil von Getreide und Getreideerzeugnissen nur ein Viertel des Energie- bzw. Kaloriengehalts von Fett auf den Teller, steuert zugleich aber auch Eiweiß und wertvolle Vitamine und Mineralstoffe bei. Hauptkalorienquelle beim Verzehr stärkereicher Nahrungsmittel sind fette Saucen bzw. Streichfette.

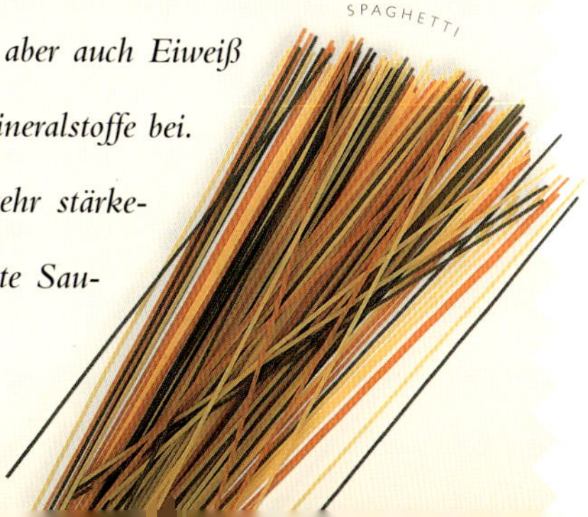

SPAGHETTI

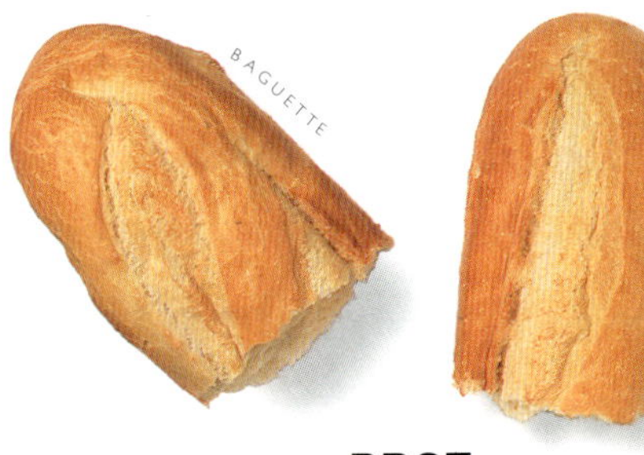

BROT

WEISSBROT

327 kJ/78 kcal je Scheibe (ca. 25 g)

VOLLKORNBROT

323 kJ/77 kcal je Scheibe (ca. 28 g)

Reich an Ballaststoffen, Eisen und Vitaminen

KNÄCKEBROT

139 kJ/33 kcal je Scheibe (ca. 10 g)

Gutes Brot ist im wahrsten Sinne des Wortes ein „Lebensmittel", doch glauben viele Menschen trotz aller Gegenbeweise immer noch, daß Brot dick macht. Dabei ist Brot wichtiger Bestandteil einer gesunden, ausgewogenen Ernährung und kann das Abnehmen unterstützen.

Zunächst muß man den Unterschied zwischen komplexen und raffinierten Kohlenhydraten verstehen. Raffinierte Kohlenhydrate sind etwa in Zucker und Auszugs- bzw. Weißmehlen enthalten, die große Mengen „leerer" Kalorien liefern.

Komplex aufgebaute Kohlenhydrate findet man in Vollkornprodukten wie Naturreis, Vollkornnudeln, Vollkornhafer-, Vollkorngerste- und -weizenflocken. Die „guten" komplexen Kohlenhydrate liefern zugleich eine Vielzahl weiterer wichtiger Nährstoffe und unentbehrlicher Ballaststoffe, sind sättigend und ersetzen somit fett- und zuckerreiche Dickmacher.

Ungesund ist nicht das Weißbrot als solches, sondern vielmehr der Verzicht auf Vollkornbrot. Sechs Scheiben Vollkornbrot liefern etwas mehr als die Hälfte des täglichen Ballaststoffbedarfs und eine gute Portion der komplexen Kohlenhydrate, aus denen wir mindestens 50 % unserer täglichen Kalorienaufnahme bestreiten sollten. Außerdem enthält Vollkornbrot reichlich Vitamin E, das in Weißbrot gar nicht enthalten ist, sowie mehr Kalium, Eisen, Zink, Kupfer, Magnesium, Thiamin, Riboflavin, Panthotensäure, Folsäure, Pyridoxin und Biotin als Brot aus weißem Mehl. Es liefert auch zehnmal soviel Mangan, doppelt soviel Chrom und anderthalbmal soviel Selen wie Weißbrot.

Allerdings ist Vollkornbrot als Quelle von Kalzium, Magnesium und Zink nur von eingeschränktem Wert, da es zugleich viel mehr Phytinsäure enthält als Weißbrot, die die Aufnahme dieser Mineralstoffe behindert. ▶

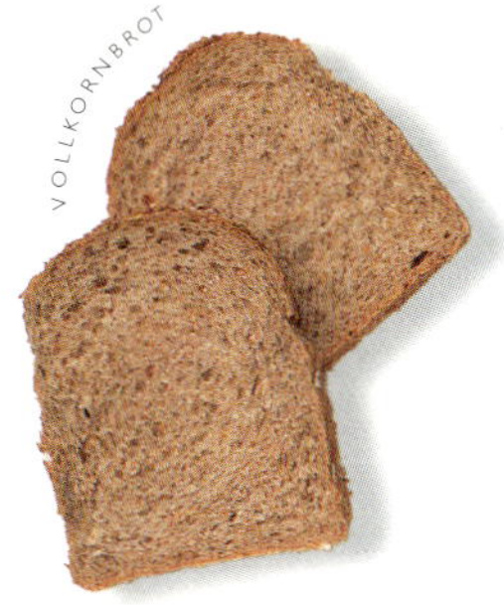

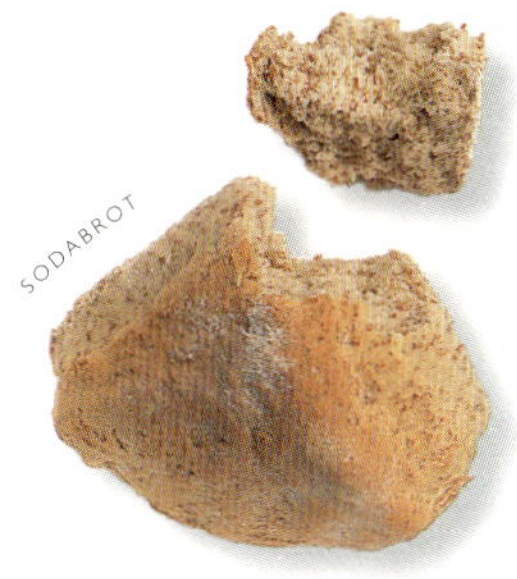

Fortsetzung Brot

Solange Sie ausreichende Mengen an Vollkornbrot verzehren, können Sie dazu ohne schlechtes Gewissen auch Brotsorten aus Auszugsmehl kombinieren.

Wenn Ihre Kinder Vollkornbrot nicht gern mögen, machen Sie ihnen doch Sandwichs aus einer Scheibe Vollkornbrot und einer Scheibe Weißbrot. Hüten Sie sich allerdings vor sogenannten „stärkearmen" Brotsorten, die – bei gleichem Gewicht – etwa 80 % mehr Kalorien enthalten. Weißes Toastbrot enthält oft Zuckerzusätze, die ihm beim Toasten die appetitlich goldbraune Farbe verleihen.

Kulturelle Unterschiede kommen in der Brotherstellung sehr deutlich zum Ausdruck – in Getreidemischungen, Zubereitungs- und Backmethoden, in der Verwendung von Hefe, Kräutern, Gewürzen und Garnierungen. Doch der Gesundheitswert Ihres täglichen Brotes hängt mehr davon ab, was Sie darauf tun: fingerdicke Butter oder ein Eßlöffel Marmelade zum Beispiel bringen mehr Schaden als Nutzen.

- ⊕ *Gut zum Abnehmen und bei Streß.*
- ⊕ *Eine nützliche Quelle gesunder Kalorien für körperlich Aktive.*
- ⊕ *Hilfreich bei Verstopfung, Divertikulitis und Hämorrhoiden.*
- ⊕ *Am besten als Vollkornbrot – frisch oder getoastet – verzehren.*
- ⊖ *Menschen, die an Zöliakie leiden, vertragen keine glutenhaltigen Nahrungsmittel; normales Brot löst bei ihnen schwere Gesundheitsstörungen aus und muß gemieden werden.*

SCHNELLE HILFE

● Brot ist ein gutes Mittel, um den Eiter aus einem Furunkel zu ziehen. Für eine Packung einige Brotscheiben in ein Sieb legen und mit kochendem Wasser übergießen. Brot mit einem Holzlöffel zu einem feuchten Klumpen verarbeiten. In ein Tuch geben, überschüssige Flüssigkeit ausdrücken. Diese Packung etwas abkühlen lassen, auf die betroffene Hautpartie legen und dort belassen, bis sie ganz abgekühlt ist. Behandlung wiederholen, bis sich der Eiter an der Spitze sammelt und durchbricht. Die Stelle mit einem sterilen Verband abdecken.

KLEINE BROTKUNDE

Ein Vergleich des Nährstoffgehalts international beliebter Brotsorten (jeweils auf 100 g Brot bezogen):

Brotsorten	kcal	Ballaststoffe (in Gramm)
WEISSBROT: Weizenbrot aus Auszugsmehl der Typen 405 und 550 mit diversen Zusatzstoffen.	258	2
MISCHBROT: Weizen- bzw. Roggenbrot, dem 10–40% Roggen- bzw. Weizenmehl beigemischt sind.	265	2,8
VOLLKORNBROT: Aus Mehl mit 100%igem Ausmahlungsgrad, das sämtliche Kleie, Ballaststoffe und Vitamine des vollen Korns enthält. Insgesamt höherer Nährstoffgehalt, insbesondere an Vitamin B und E, Eisen, Zink und Selen.	215	6,5
KNÄCKEBROT: Sehr wasserarmes Flachbrot aus Weizen- bzw. Roggenschrot, das ursprünglich aus Skandinavien stammt.	366	9
PUMPERNICKEL: Traditionelles deutsches Schwarzbrot aus Roggenschrot und Roggenmehl. Wertvoll durch geringen Fett- und hohen Ballaststoffgehalt, Vitamin E und Eisen.	211	8
ROGGENBROT: Besonders im Norden Europas beliebtes Brot mit hohem Ballaststoffanteil und geringem Fettgehalt – reich an Vitamin E, Eisen und Zink.	220	6
CHAPATI: Dünnes indisches Fladenbrot.	328	2,5
BAGUETTE: Französisches Weißbrot, köstlich mit Käse oder Salami, aber ballaststoffarm und salzreich. Pluspunkt: hoher Eisengehalt.	270	1,5
MATZE: Traditionelles jüdisches Brot ohne Sauerteig, das vor allem zu Passah gegessen wird. Praktisch salzfrei (andere Brote enthalten rund 5% Salz).	384	3,0
MILCHBROT: Höherer Kalzium- und Fettgehalt.	296	1,9
NAAN: Indisches Hefe-Fladenbrot.	336	1,9
PITTA: Traditionelles griechisches Fladenbrot mit weniger Salz, mehr Ballaststoffen, Eisen und Zink.	265	5,2
SODABROT: Traditionelles, ohne Hefe gebackenes Brot, das in den abgelegenen Regionen von Schottland, Wales und Irland besonders verbreitet ist.	258	2,1

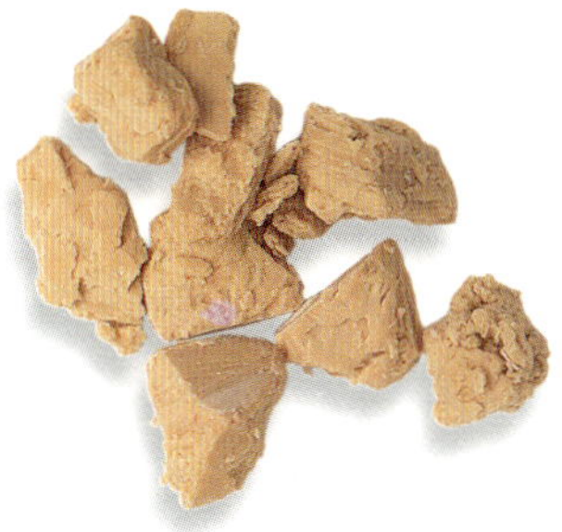

HEFE

TROCKENHEFE

709 kJ/169 kcal je 100 g

Reich an B-Vitaminen und Folsäure

Die zum Backen und Brauen verwendete Hefe ist seit Urzeiten für die Menschen eine wichtige Nahrungsmittelzutat. Erst in den letzten Jahren hat der Ruf der Hefe gelitten. Es gibt viele Hefearten, doch nur eine davon verursacht dem Menschen gesundheitliche Probleme: *Candida albicans,* der in Mundhöhle und Darm lebende Hefepilz, kann die Soor- oder Candida-Mykosen auslösen. Mund- und Vaginal-Candidosen sind hierbei die wohl häufigsten Infektionen, gefolgt von Hautinfektionen und Anal-Pilzinfektionen bei Säuglingen.

Schwere Candida-Infektionen erlebt man vor allem bei Kleinkindern und älteren Menschen als Folge von Antibiotikabehandlungen und bei Menschen, deren Immunsystem durch Krankheiten (besonders HIV-Infizierte), Chemotherapie, Bestrahlung oder lang anhaltenden Gebrauch bestimmter Medikamente, vor allem Kortikosteroide und hormonelle Verhütungsmittel, geschwächt ist.

Die Ärzte sind sich einig, daß eine Einschränkung des Zuckerkonsums bei der Behandlung nachgewiesener Candida-Infektionen hilfreich ist. Doch die Annahme der alternativen Medizin, daß Candida die Ursache für zahlreiche Störungen und Krankheiten des menschlichen Organismus ist, die u.a. chronische Müdigkeit und Allergien als Begleitsymptome hervorruft, findet bei den Schulmedizinern keine Unterstützung. Vor Durchführung eines strikten Diätprogramms, das alle Nahrungsmittel ausschließt, die Hefe in irgendeiner Form enthalten, sollte ein qualifizierter Mediziner zu Rate gezogen werden.

- ⊕ *Back- und Bierhefen sind Lieferanten von B-Vitaminen und Folsäure.*
- ⊕ *Gut zur Stärkung des Nervensystems und für einen gesunden Stoffwechsel.*
- ⊖ *Ein sehr kleiner Prozentsatz der Bevölkerung reagiert überempfindlich auf Hefen und sollte hefehaltige Nahrungsmittel meiden.*

GETREIDE

Wertvoll durch ihren Stärkegehalt

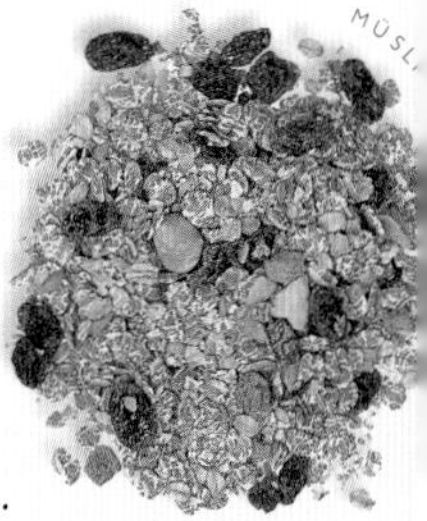

MÜSLI

Als Getreide bezeichnet man die Samen diverser Kulturpflanzen aus der Familie der Gräser. Die wichtigsten weltweit angebauten Getreide sind Gerste, Mais, Hirse, Hafer, Reis, Roggen und Weizen. Ihre Nährwerte sind ähnlich, ihr Hauptbestandteil ist die Stärke. Jedes Getreide ist aber nur so nährstoffhaltig wie der Boden, auf dem es wächst; so können auf selenarmem Boden angebaute Getreide auch nur wenig Selen enthalten und somit einen Mangel an diesem wichtigen Mineralstoff begründen.

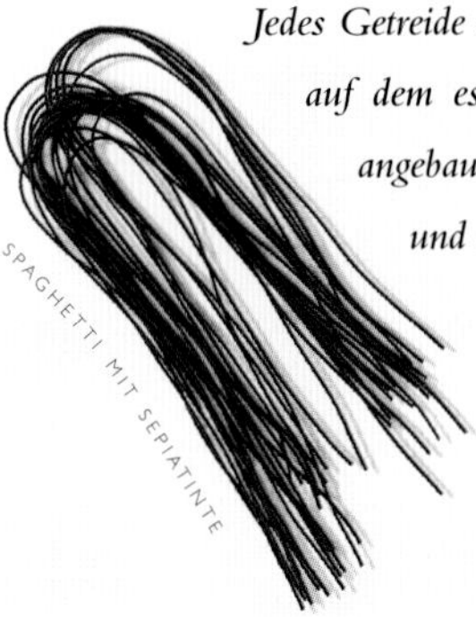

SPAGHETTI MIT SEPIATINTE

Aus dem vollen Korn hergestellte Getreideprodukte sind reicher an Ballaststoffen, B-Vitaminen und Mineralstoffen als stärker bearbeitete. Bis auf den gelben Mais liefert keines dieser Getreide Beta-Karotin. Auch fehlt es den Getreiden an den Vitaminen C und B_{12}, weshalb sie trotz ihres Werts als Grundnahrungsmittel vieler Völker durch Gemüse und tierisches Eiweiß ergänzt werden müssen, um Mangelerkrankungen vorzubeugen.

Wer an Zöliakie leidet, muß Weizen, Gerste, Hafer und Roggen meiden, da sie Gluten enthalten, das bei dieser Krankheit Verdauungs- und andere Störungen auslöst. Auch Sago, Tapioka und Pfeilwurzmehl hält man oft für Getreideprodukte; sie werden aber nicht aus Samen hergestellt, weshalb ihnen die Vitamin-B-reiche Keimschicht fehlt. Sie sind außerdem sehr eiweißarm.

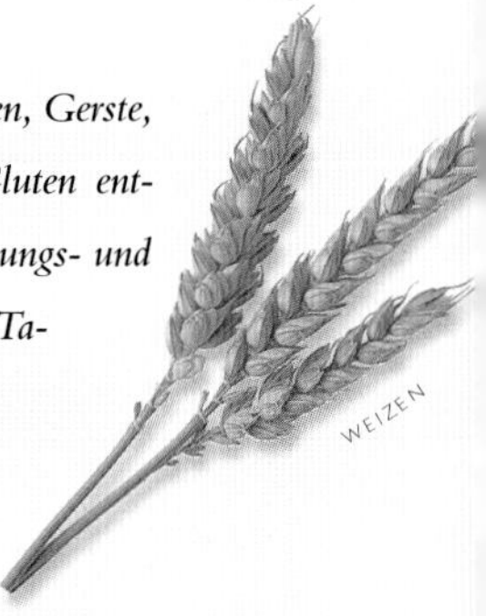

WEIZEN

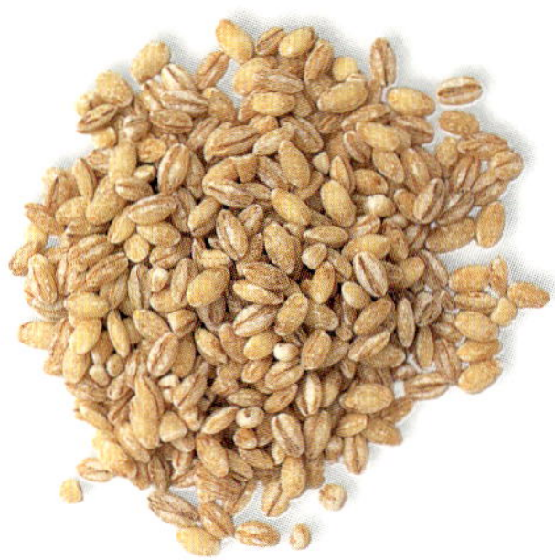

GERSTE

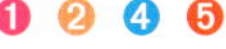

1394 kJ/333 kcal je 100 g

Reich an wasserlöslichen Ballaststoffen und B-Vitaminen

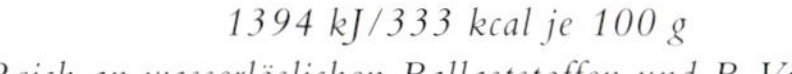

Der botanische Name der Gerste lautet *Hordeum*, und im alten Rom stand sie als stärkendes Nahrungsmittel in so hohem Ansehen, daß einige der besten Gladiatoren *Hordearii* genannt wurden, da Gerste ihr Hauptnahrungsmittel war. Gerste enthält wasserlösliche Ballaststoffe und Beta-Glucane, die den Körper von überschüssigem Cholesterin befreien, sowie Proteasehemmer.

Machen Sie sich dieses gesunde Getreide zunutze: Sie können das Mehl für Plätzchen und Kuchen verwenden, den Schrot an Getreide- und Gemüsegerichte geben und die Körner zu Getränken auskochen oder in Suppen rühren. Gerste macht Milch besonders für Säuglinge leichter verdaulich.

In der Naturheilkunde behandelt man Blasenentzündungen und andere Harnwegsinfektionen traditionell mit Zitronen-Gerstenwasser. Hierzu 15 g gewaschene Gerstenkörner mit zwei unbehandelten, gewaschenen, geviertelten Zitronen und 500 ml Wasser aufkochen, 30 Minuten bei geschlossenem Deckel köcheln lassen. Flüssigkeit abseihen, im Kühlschrank aufbewahren. Täglich mehrere Gläser davon trinken.

- ⊕ *Hilfreich bei Harnwegsinfektionen und Verstopfung.*
- ⊕ *Gut gegen Entzündungen im Halsbereich, der Speiseröhre und des Verdauungstrakts.*
- ⊕ *Cholesterinspiegelsenkend und krebsvorbeugend.*
- ⊕ *Am besten in Form von Vollkorngerste (nährstoffreicher als Graupen) verzehren.*
- ⊖ *Bei Zöliakie unbekömmlich.*

WISSENSWERTES

● Die heilsamen Schleimstoffe der Gerste machen sie zur idealen Kost bei Hals-, Speiseröhren-, Magenschleimhaut- und Dickdarmentzündungen. Wie andere Getreide ist sie sehr mineralstoffreich. Als Lieferant von Kalzium, Kalium und zahlreichen B-Vitaminen hilft Gerste auch bei Streß und Müdigkeit und ist eine nahrhafte Genesungskost.

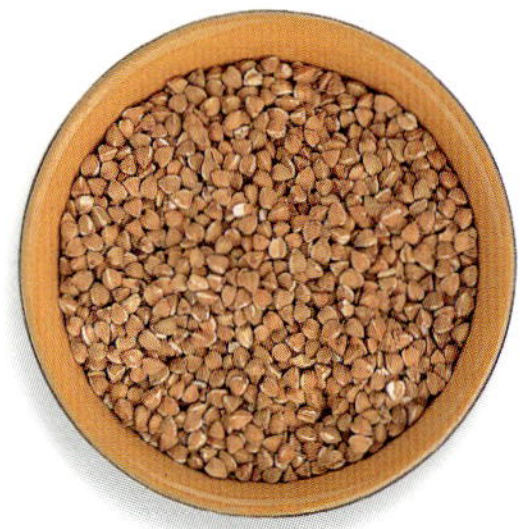

BUCHWEIZEN

1507 kJ/360 kcal je 100 g
Reich an Rutin

Der in Asien heimische Buchweizen gelangte entweder mit den Kreuzrittern nach Europa oder schon einige Jahrhunderte zuvor mit den Arabern nach Spanien.

Obwohl er den Getreiden zugerechnet wird, ist der Buchweizen keine Graspflanze, sondern ein Knöterichgewächs. Er enthält ein Flavonoid-Glykosid namens Rutin, das die Wände der Kapillargefäße kräftigt und elastischer macht, weshalb Buchweizen bei Erfrierungen und Frostbeulen sowie bei Kapillarschwäche besonders hilfreich ist. In der Naturheilkunde wird Buchweizen auch zur Behandlung von Krampfadern empfohlen. Rutin wirkt außerdem gegen Bluthochdruck und Arterienverhärtung.

Aus Buchweizenmehl, das in der orientalischen Küche gern verwendet wird, lassen sich delikate und nahrhafte Pfannkuchen zubereiten. Eine gesunde Köstlichkeit sind die traditionellen russischen Blini – besonders mit Zitronentee gereicht.

- *Gut für den Kreislauf und bei Bluthochdruck.*
- *Gut als Pfannkuchen.*

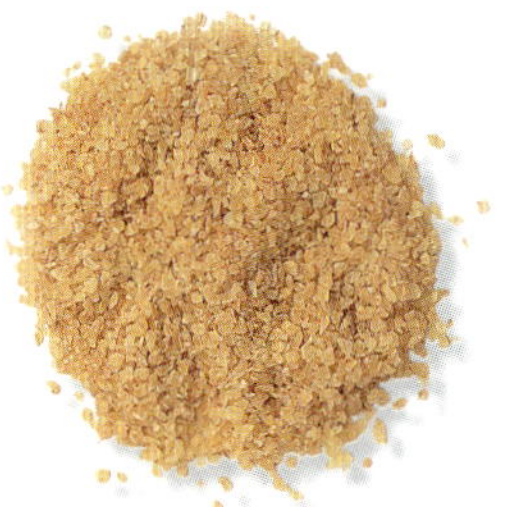

BULGUR

1482 kJ/353 kcal je 100 g
Reich an Eiweiß, Niacin und Eisen

Im Orient verwendet man dieses Weizenprodukt oft anstelle von Reis. Zu seiner Herstellung werden ganze Weizenkörner in Wasser eingeweicht und dann im sehr heißen Ofen geröstet, bis sie aufspringen. Mit seinem nussigen Aroma ist Bulgur eine leckere Zutat zu Salaten.

– *Bei Zöliakie unbekömmlich.*

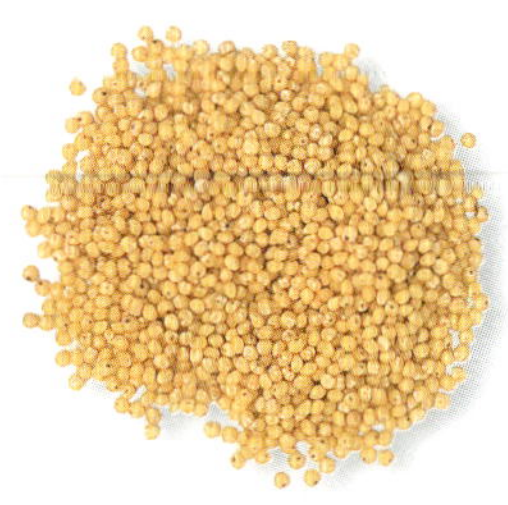

COUSCOUS

953 kJ/227 kcal je 100 g
Reich an Stärke und Niacin

Dieses in Nordafrika beliebte Nahrungsmittel wird aus dem inneren Mehlkörper des Weizenkorns hergestellt und kann zu süßen und herzhaften Gerichten verarbeitet werden.

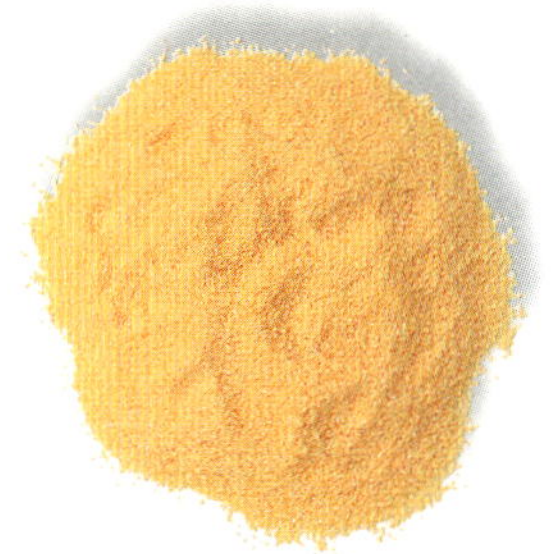

MAIS

MAISMEHL
1486 kJ/354 kcal je 100 g
MAISGRIESS
1541 kJ/367 kcal je 100 g
Reich an Stärke und Kalium

Der ursprünglich in Südamerika beheimatete Mais ist heute Grundnahrungsmittel in vielen armen Regionen der Welt. Noch vor nicht allzulanger Zeit war in den Südstaaten der USA die Mangelerkrankung Pellagra verbreitet, die durch einseitige Maisernährung entstehen kann. Pellagra äußert sich in Juckreiz, Rötung und Schuppung der Haut, Entzündungen der Mundschleimhaut, in Schädigungen von Gehirn und Nervensystem und Gehstörungen.

Voll ausgemahlener Mais und Popcorn enthalten die Nährstoffe des ganzen Maiskorns, während dem Maismehl und -grieß aus entkeimtem Mais generell wichtige Nährstoffe fehlen. Maismehl wird zum Backen und zur Andickung von Saucen verwendet. Die Italiener verarbeiten den Maisgrieß zu Polenta; in Mexiko backt man aus Maismehl vor allem Tortillas.

- *Wertvoll bei Zöliakie, da glutenfrei.*
- *Am besten zu breiartigen Gerichten wie Polenta verarbeiten oder zum Backen verwenden.*

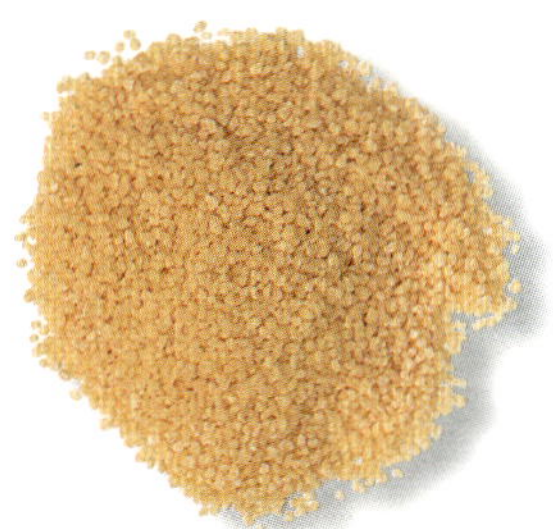

HIRSE

1184 kJ/282 kcal je 100 g
Reich an Eiweiß, Silizium und Eisen

Auch die Hirse ist für Zöliakiekranke geeignet, da sie kein Gluten enthält. Sie wird in der Naturheilkunde hoch geschätzt; der amerikanische Naturheiler Paavo Airola nennt sie sogar „das nährstoffreichste Getreide der Welt – ein ideales, vollwertiges Nahrungsmittel mit hohem Eiweiß- und geringem Stärkegehalt, das sehr leicht verdaulich ist und im Magen niemals zu Gasbildung und Gärung führt".

Hirse ist reich an Silizium (Kieselerde), das Haar, Haut, Zähne, Augen und Nägel gesund erhält. Siliziummangel kann zur Erschlaffung des Bindegewebes führen. Die wertvollen Nährstoffe der Hirse sind im ganzen Korn verteilt, so daß auch beim Schälen kaum etwas davon verlorengeht. Die bekannteste Hirseart ist Sorghum.

- *Wertvoll bei Zöliakie, da glutenfrei.*
- *Gut für Haut, Haar, Nägel, Zähne und Augen.*
- *Am besten in Salaten, zur Andickung in Suppen und Eintöpfen oder zum Brotbacken verwenden.*

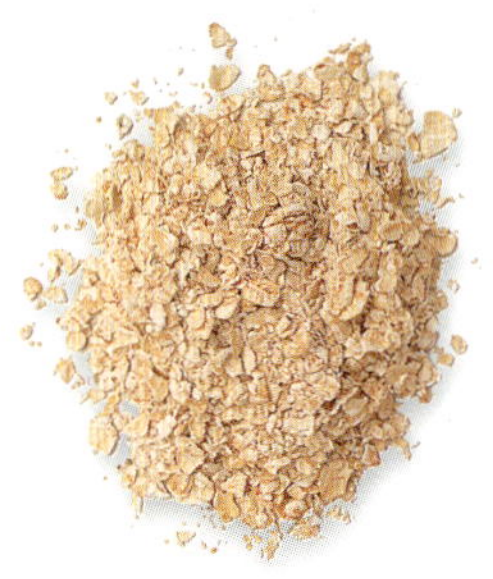

HAFER

1684 kJ/401 kcal je 100 g
Reich an Kalzium, Kalium und Magnesium

Haferschleim und aus Hafer zubereitete Getränke sind in der Naturheilkunde von alters her wichtige Heilmittel. Hafer ist besonders nährstoffreich; er enthält auf 100 g mehr als 12 g Eiweiß, außerdem mehrfach ungesättigte Fettsäuren, etwas Vitamin E und Vitamine der B-Gruppe. Sein Gehalt an Kalzium, Kalium und Magnesium ist außergewöhnlich hoch.

Dr. James Anderson vom Veteranen-Hospital in Kentucky hat den Nachweis geführt, daß der tägliche Verzehr einer Portion Haferkleie den Cholesterinspiegel senkt. Weitere Erkenntnisse über die gesundheitliche Wirkung der wasserlöslichen Ballaststoffe im Hafer haben diesem Getreide sogar die offizielle Anerkennung der amerikanischen Ernährungs- und Arzneimittelbehörde als gesundheitsförderndes Nahrungsmittel eingebracht.

- *Hilfreich zur Senkung des Cholesterinspiegels.*
- *Am besten als Haferbrei oder Haferkleie verzehren oder zum Backen verwenden.*

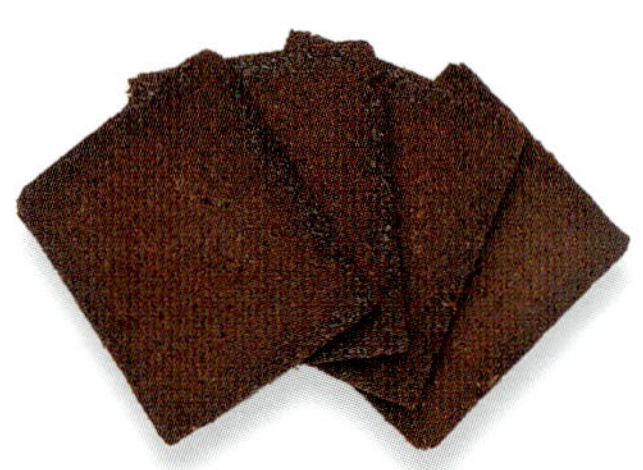

ROGGEN

1591 kJ/379 kcal je 100 g
Reich an Ballaststoffen, B-Vitaminen und Zink

Der Nährwert des Roggens entspricht dem von Weizen – mit zwei wichtigen Ausnahmen: Er enthält wesentlich mehr Ballaststoffe und viel weniger Gluten, weshalb Roggenbrot nicht so stark aufgeht wie Weizenbrot. Menschen, die zwar nicht an Zöliakie, jedoch an einer leichteren Glutenunverträglichkeit leiden, bekommt Roggen oft besser. Roggen gedeiht in kaltem Klima gut und wird deshalb von jeher auch in Skandinavien, Rußland und Deutschland angebaut.

Viele Graubrote bestehen aus einer Roggen-Weizenmehlmischung, doch Pumpernickel und anderes Schwarzbrot sollte ausschließlich aus Roggen bestehen. Wer Gluten schlecht verträgt, sollte die Etiketten genau lesen – Brot wird oft mit Zuckercouleur dunkler gefärbt, so daß man nicht nach der Farbe allein urteilen kann.

- *Bei manchen leichteren Glutenunverträglichkeiten noch bekömmlich.*
- *Am besten als Brot oder Knäckebrot verzehren.*

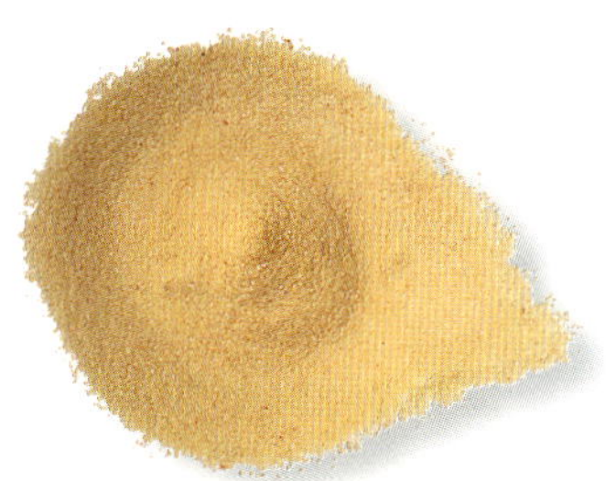

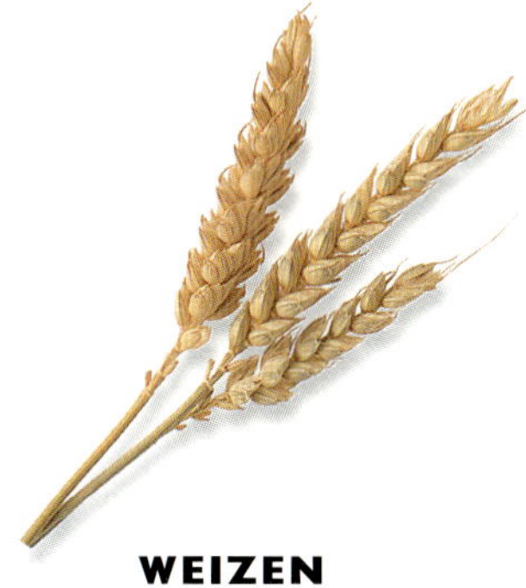

GRIESS

 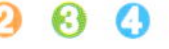

1499 kJ/358 kcal je 100 g
Reich an Stärke und Eiweiß

Grieß entsteht aus den gröberen Teilchen des Weizen-Mehlkörpers, die gesiebt und abgetrennt werden. In Indien und im Orient dient er zur Bereitung köstlicher Süßspeisen, die oft mit Rosenwasser oder anderen Aromaextrakten verfeinert werden. In Italien bildet er den Hauptbestandteil der schmackhaften Gnocchi, die mit Milch, Grieß, Ei, Parmesan und Muskat zubereitet werden – eine gelungene Kombination wertvoller Nährstoffe. In Amerika ist warmer Grießbrei als Frühstücksspeise beliebt.

- ⊕ *Leicht verdaulich und damit als Genesungskost gut geeignet.*
- ⊕ *Am besten zu Nachspeisen oder Frühstücksbrei verarbeiten. Auch Gnocchi sind empfehlenswert.*
- ⊖ *Bei Zöliakie unbekömmlich.*

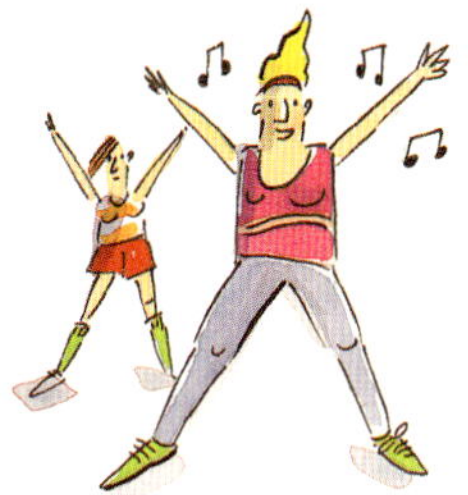

WEIZEN

2 5

1621 kJ/386 kcal je 100 g
Reich an B-Vitaminen und Vitamin E

Weizen ist eines der wichtigsten Grundnahrungsmittel der westlichen Welt. Er wird vorwiegend zu Mehl verarbeitet und dann zu Brot verbacken. Beim Weißmehl gehen durch die Verarbeitung das Eiweiß, die Ballast- und Mineralstoffe sowie die Vitamine – u. a. Zink, Magnesium, Vitamin B_6, Pyridoxin, Vitamin E – weitgehend verloren. Der im Weißmehl nicht mit vermahlene Weizenkeim ist reich an B-Vitaminen, Vitamin E und ungesättigten Fettsäuren und ein ausgezeichnetes Mittel zur Nährstoffanreicherung. Auch Weizensprossen sind äußerst nährstoffreich.

In England schätzten die Landarbeiter früherer Zeiten eine nahrhafte Weizenspeise namens Frumenty – ganze Körner wurden über Nacht in der Asche gebacken, bis sie aufsprangen und einen dicken Brei bildeten.

- ⊕ *Gut für Kranke und Genesende.*
- ⊕ *Am besten zum Backen oder zur Nudelherstellung verwenden; Weizenkeime zur Anreicherung an Getreideprodukte geben.*
- ⊖ *Bei Zöliakie unbekömmlich.*

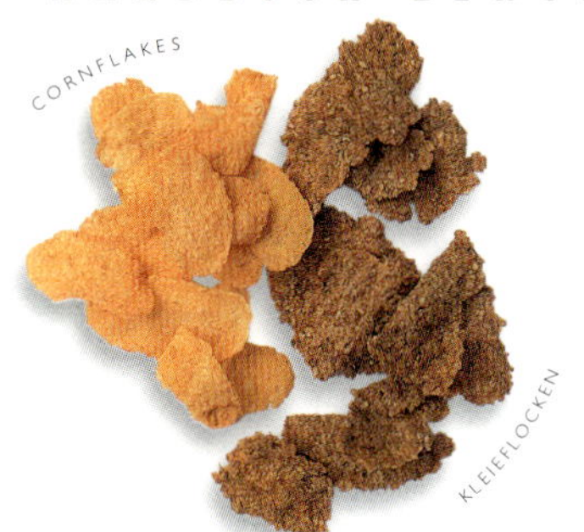

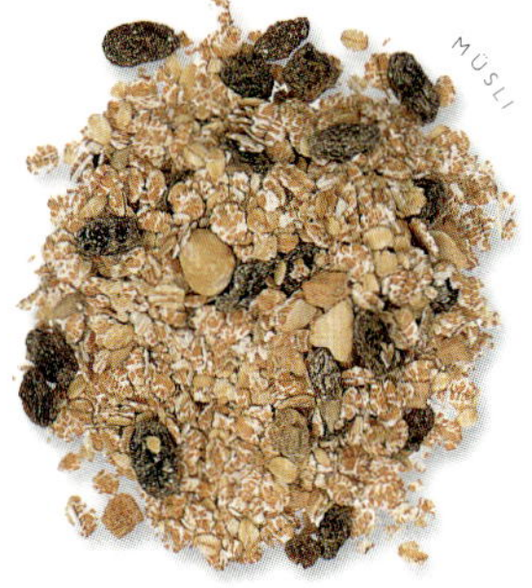

FRÜHSTÜCKSPRODUKTE

CORNFLAKES

1545 kJ/369 kcal je 100 g

MÜSLI

1444 kJ/341 kcal je 100 g

HAFERBREI

318 kJ/76 kcal je 100 g

Reich an wasserlöslichen und unlöslichen Ballaststoffen und B-Vitaminen

Sie dachten vielleicht, diese Frühstücksspeisen seien eine Erfindung des späten 20. Jahrhunderts, doch haben Archäologen Hinweise darauf gefunden, daß der Hafer schon bei den alten Griechen und Römern gebräuchlich war.

Die Geschichte der Frühstücksflocken ist untrennbar mit Dr. John Kellogg, dem berühmten amerikanischen Pionier der Gesundheitskost, verbunden. Er wurde als Erfinder der Cornflakes (1899) bekannt, doch auch die Frühstückszubereitung „Granola" geht auf ihn zurück. Wie andere Frühstücksprodukte auch wurden diese Abwandlungen naturbelassener Getreide als „Gesundheitskost" konzipiert, die in Kombination mit Milch einen nährstoffreichen Tagesbeginn gewährleisten sollten. Heutige Frühstücksprodukte aus Getreide sind allerdings meist zu zucker- und teils auch salzhaltig. Gerade für Kinder vorgesehene Produkte sind oft besonders bedenklich; einige von ihnen bestehen zur Hälfte ihres Gewichts aus Zucker.

Auch die Mehrzahl der Fertigmüslis ist nur ein ernährungsphysiologisch minderwertiger Abklatsch des Originals, das Dr. Max Bircher-Benner, der berühmte Schweizer Arzt und Vorreiter der Naturheilkunde, entdeckte, als er einmal in den Schweizer Bergen mit Schäfern zu Abend aß.

- ⊕ *Die komplexen Kohlenhydrate der Vollkorngetreideprodukte setzen ihre Energie langsam und über mehrere Stunden frei.*
- ⊕ *Hafer gehört zu den stimmungshebenden Nahrungsmitteln, unterstützt die Darmtätigkeit und senkt den Cholesterinspiegel.*
- ⊕ *Am besten frisch mit Milch, aber ohne Zucker essen.*
- ⊖ *Viele Fertigprodukte haben einen ungewöhnlich hohen Zucker- und Salzgehalt.*

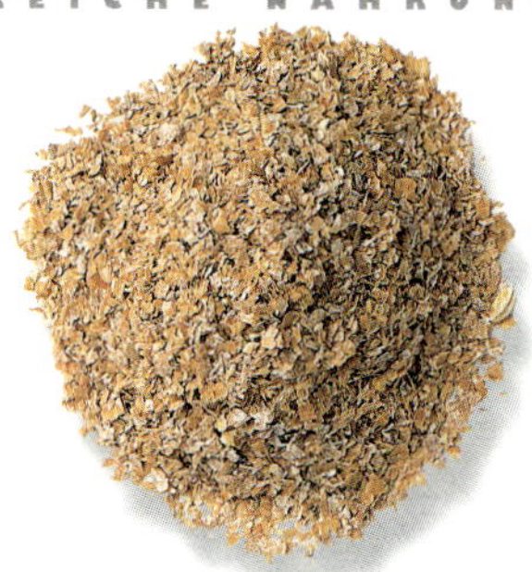

KLEIE

HAFERKLEIE

1617 kJ/385 kcal je 100 g

WEIZENKLEIE

865 kJ/206 kcal je 100 g

Reich an Ballaststoffen

Die aus den Randschichten des Weizenkorns gewonnene Weizenkleie ist sehr reich an wertvollen Ballaststoffen. Haferkleie enthält noch mehr wasserlösliche Ballaststoffe, die regulierend auf den Cholesterinspiegel wirken und den Darm weniger belasten als unlösliche Ballaststoffe. 2–3 EL decken den Mindesttagesbedarf von 18 g.

Eine ausreichende Ballaststoffaufnahme ist für ein einwandfreies Funktionieren des Dickdarms von entscheidender Bedeutung. Es besteht ein direkter Zusammenhang zwischen zu geringer Ballaststoffaufnahme, Verstopfung und der Entstehung von Krampfadern und Hämorrhoiden. Der doppelte Vorteil der wasserlöslichen Ballaststoffe ist: Sie wirken einerseits als Gleitmittel, das die Verdauung beschleunigt und Verstopfung verhindert, andererseits binden sie Cholesterin und schleusen es mit dem Stuhl aus dem Körper. Wesentlich gesünder als pure Kleie ist Vollkornbrot (vier Scheiben entsprechen 1 EL Kleie).

- ⊕ *Cholesterinspiegelsenkend und verdauungsfördernd.*
- ⊕ *Haferkleie wirkt günstig bei Diabetes.*
- ⊕ *Am besten in Form gegarter Speisen verzehren, wie Vollkornbrot, Haferbrei oder Müsli.*
- ⊖ *Ein Übermaß an ungegarter Weizenkleie behindert die Aufnahme von Mineralstoffen, verursacht Blähungen und reizt den Dickdarm.*

SCHNELLE HILFE

- Kleie hilft bei Hautproblemen. Zur Behandlung von Ekzemen und Schuppenflechte 4–5 EL Kleie auf ein taschentuchgroßes Stück Musselin geben. Ecken in der Mitte fest zusammendrehen, mit Bindfaden verschnüren. Kleiesäckchen in warmem Wasser einweichen, die betroffenen Hautpartien damit wie mit einem Schwamm waschen. Oder man hängt es beim Einlassen eines Bads unter den laufenden Wasserhahn, damit sich die Wirkstoffe im Badewasser verteilen.

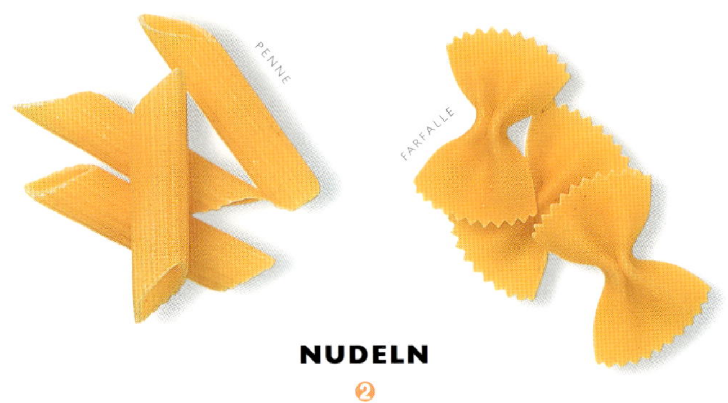

NUDELN

❷

WEISSMEHLNUDELN

1003 kJ/239 kcal je 100 g

VOLLKORNNUDELN

1431 kJ/342 kcal je 100 g

Reich an komplexen Kohlenhydraten

In Europa beginnt die Geschichte der Nudeln wohl mit Marco Polo, der sie 1295 aus China mit nach Italien gebracht haben soll. Es gibt jedoch italienische Feinschmecker, die darauf beharren, ihr Nationalgericht sei in Italien schon lange vor Marco Polo verbreitet gewesen. Nudeln gehörten jedenfalls neben getrockneten Früchten und Gemüsen sowie gepökeltem, geräuchertem oder luftgetrocknetem Fisch und Fleisch zu den ersten richtigen Fertiggerichten. Einmal hergestellt und getrocknet halten sie sich monatelang und sind in wenigen Minuten fertiggekocht.

Die zahlreichen Nudelsorten lassen sich grundsätzlich in zwei Kategorien unterteilen – die nur aus Mehl und Wasser bestehenden und die mit Eiern zubereiteten. Die traditionellen italienischen Nudeln (Pasta) werden ausschließlich aus Mehl bzw. Grieß und Wasser gemacht; entscheidend ist dabei die Art des Mehls, das aus Hartweizen gemahlen wird. Es ist besonders glutenreich und damit das einzige Mehl, das für die Herstellung hochwertiger Spaghetti und all der anderen Pastasorten geeignet ist, die als Trockenware im Handel sind.

Eiernudeln sind die bei uns ursprünglich gebräuchlichere Sorte, die man auch gut selbst machen kann. Sie werden aus wesentlich weicherem Weizen mit geringerem Glutengehalt hergestellt und sind der italienischen Hausfrau als *pasta all'uovo* bekannt. In manchen Regionen, besonders ganz im Süden von Apulien, bereitet man die Eiernudeln mit etwas Olivenöl und einer Prise Salz zu.

Auch wenn Weißmehlnudeln immer noch die meistverzehrten Nudeln sind, findet man heute doch ein größeres Angebot an Vollkornnudeln. Menschen mit Zöliakie oder anderen Glutenunverträglichkeiten können auf Reisnudeln ausweichen, die in Spezialgeschäften erhältlich sind. Es gibt auch Nudeln in diversen Farb- und Geschmacksvariationen – etwa durch Zusatz von Sepiatinte, Tomaten oder Spinat. ▶

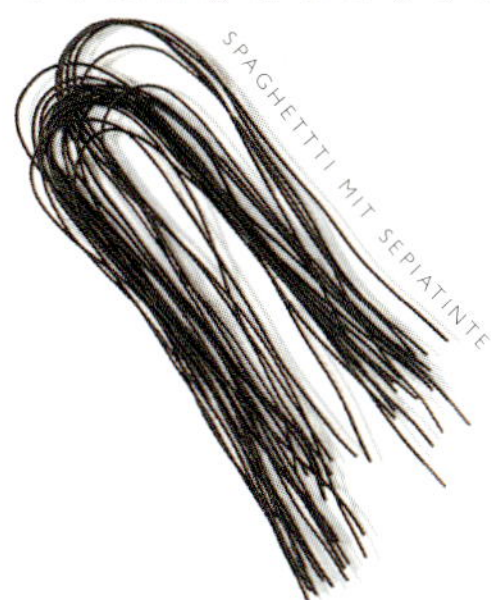

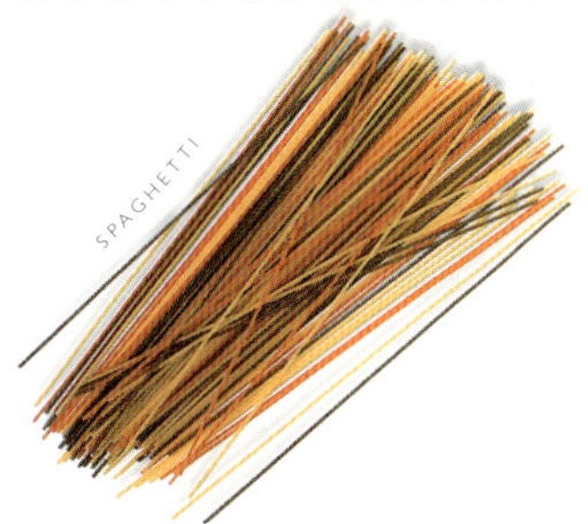

Fortsetzung: Nudeln

Nudeln sind eine ausgezeichnete Quelle komplexer Kohlenhydrate, die ihre Energie langsam und gleichmäßig freisetzen. Vollkornnudeln enthalten zusätzliche Ballast- und Mineralstoffe sowie B-Vitamine. Hartnäckig hält sich der Irrglaube, daß Nudeln dick machen – dabei kommt es eher darauf an, welche Sauce man dazu ißt. So sind etwa klassische Spaghetti mit Knoblauch und Olivenöl (*aglio e olio*), eine simple Mischung aus kaltgepreßtem Olivenöl, Knoblauch, Petersilie, Rosmarin, Thymian und Basilikum (*Spaghetti alle erbe*) oder ein Nudelgericht mit Thunfisch und Frühlingszwiebeln ideale Mahlzeiten: köstlich, sättigend und auch für Schlankheitsbewußte unbedenklich.

Mit Phantasie lassen sich schnell köstliche Nudelgerichte zaubern – von chinesischen Glasnudeln bis zu Pastavariationen mit Meeresfrüchten reichen die Möglichkeiten, den Nährwert und die Wirkung dieser kohlenhydratreichen Kost zu nutzen.

- *Gute Energiespender – besonders für Sportler.*
- *Günstig für Genesende.*
- *Gut als Schlankheitskost.*
- *Am besten bißfest gekocht mit einer leichten Sauce verzehren.*

TRADITIONELLE PASTA

Pasta lunga (lange Ware): Spaghetti, Spaghettini, Engelhaar, Linguine, Fusilli etc.
Fettucce (Bandnudeln): Tagliatelle, Fettuccine, Tagliolini etc.
Tubi (Röhrennudeln): Variationen von Penne, Makkaroni, Rigatoni.
Andere Nudelformen: Farfalle, Conchiglie, Orecchiette, Lumache sowie mit Tomaten, Spinat oder anderen Gemüsen wie roter Bete oder Pilzen gefärbte Nudeln.
Gefüllte Nudeln: Ravioli, Cappelletti, Tortellini, Cannelloni, Lasagne etc.

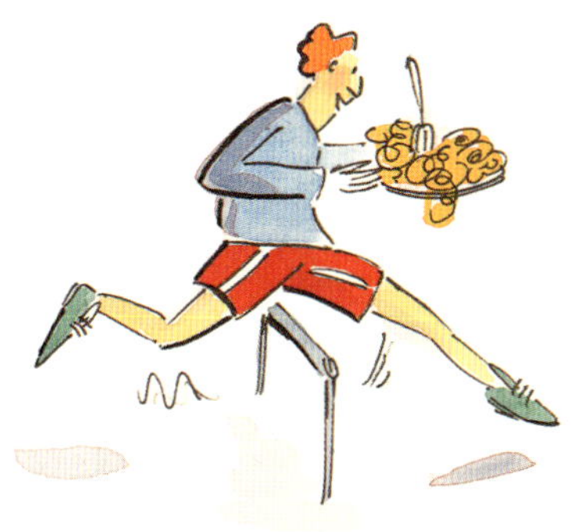

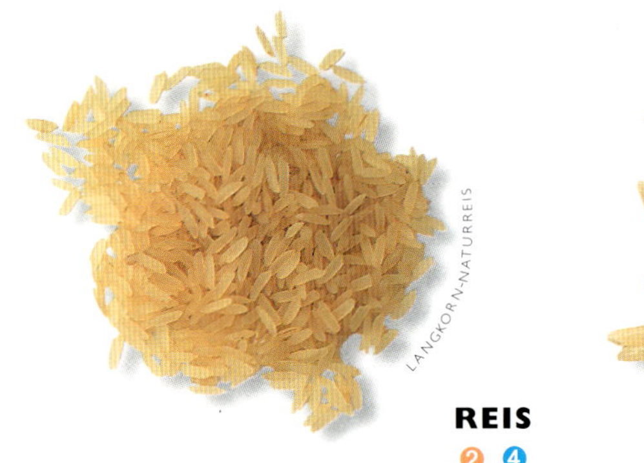

MITTELKORN-NATURREIS

REIS

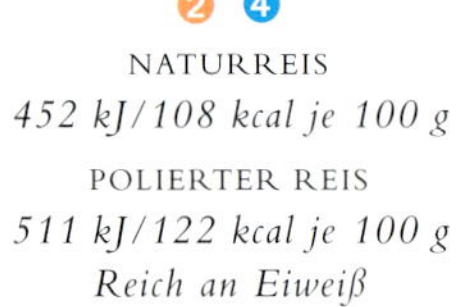

NATURREIS

452 kJ/108 kcal je 100 g

POLIERTER REIS

511 kJ/122 kcal je 100 g

Reich an Eiweiß

In Asien ist Reis seit Jahrhunderten das Grundnahrungsmittel. Er ist fettarm, liefert Eiweiß und die meisten B-Vitamine, aber kein Vitamin A, C oder B_{12}. Ursprünglich verzehrte man ihn als Naturreis, der alle Nährstoffe des Keimlings und der Außenschichten des Reiskorns enthält, doch mit Einführung moderner Verarbeitungstechniken und der Herstellung von poliertem, weißem Reis gingen die meisten B-Vitamine (vor allem Thiamin) verloren. Wird der Reis vor dem Polieren vorgegart (parboiled), so wandern einige Vitamine aus den Randschichten ins Korn, wodurch sich der Thiaminverlust beim Polieren von 80 % auf 40 % reduziert.

Einfach gekochter Naturreis ist ein bewährtes Hausmittel gegen Durchfall – ebenso wie sein Kochwasser. Eine Mischung aus gekochtem Reis und Apfelmus wird von manchen Ärzten als blutdrucksenkendes Mittel empfohlen.

Reis wird in drei Grundsorten unterteilt: Langkorn-, Mittelkorn- und Rundkornreis. Bei ersterem sind die Reiskörner etwa fünfmal so lang wie breit, bei letzterem fast rund.

Langkorn- oder Patna-Reis eignet sich für fast alle Gerichte und wird am besten nach der Wassermethode gegart (siehe rechts). Naturreis benötigt ca. 30 Minuten, weißer Reis 15–20 Minuten.

Der Mittelkornreis, aus dem die Italiener Risotto zubereiten, heißt Avorio. Seine kurzen Körner verkleben beim Kochen und bekommen eine weiche, sämige Konsistenz und ein typisch nussiges Aroma. Für einen guten Risotto muß man neben dem Topf stehenbleiben, ab und zu Flüssigkeit nachgießen und immer wieder rühren. Aber die Mühe lohnt sich.

Basmati ist der klassische Langkornreis der indischen Küche. Er hat ein zartes, sehr typisches Aroma und bleibt beim Kochen schön körnig, was ihn zum idealen Reis für Pilaw und Reissalate macht. Man kocht ihn am besten nach der Quellmethode; er ist in 15–20 Minuten gar. ▶

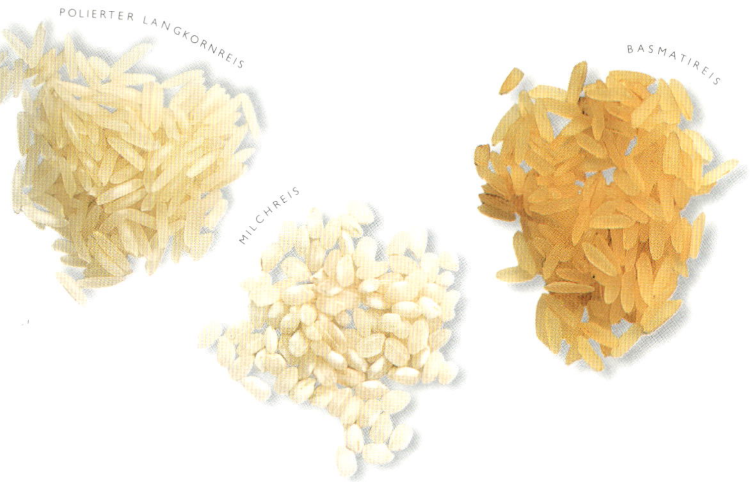

Fortsetzung Reis

Schnellkochreis ist vorgegart, um die Kochzeit zu verkürzen, und sollte nach der Quellmethode gekocht werden.

Der glänzende, klebrige japanische Rundkornreis wird in Japanrestaurants zum Abschluß der Mahlzeit gereicht und dient auch zur Zubereitung von saurem Reis, der so gut zu Sushi paßt.

Milchreis ist ein Rundkornreis, der beim Garen besonders weich wird. Weißer Reis gart in 20 Minuten, Naturreis braucht etwa 40 Minuten. Der traditionell im Ofen gebackene Reispudding ist nach etwa eineinhalb Stunden gar.

Thaireis hat ein zartes Jasminaroma und paßt gut zu europäischen und thailändischen Gerichten. Auch dieser Rundkornreis wird am besten nach der Quellmethode gekocht.

- ✚ *Gut bei Zöliakie, da glutenfrei.*
- ✚ *Hilfreich bei Durchfall.*
- ✚ *Am besten bißfest kochen, dann warm oder kalt verzehren.*

KOCHMETHODEN

Die Wassermethode: Den Reis in einen großen Topf mit reichlich kochendem, leicht gesalzenem Wasser geben. So können sich die Reiskörner frei bewegen und verkleben nicht. Reis köcheln lassen, bis er gar ist. In ein Sieb geben und mit kochendem Wasser übergießen.

Die Quellmethode: Hierbei wird eine abgemessene Wassermenge verwendet, die der Reis während des Garens vollständig aufsaugt. Einen Teil Reis mit zweieinhalb Teilen kaltem Wasser und einer Prise Salz in einen Topf geben. Zum Kochen bringen, gut durchrühren und bei geschlossenem Deckel 15 Minuten köcheln lassen. Dann weitere 15 Minuten ziehen lassen; Reis vor dem Servieren mit einer Gabel auflockern.

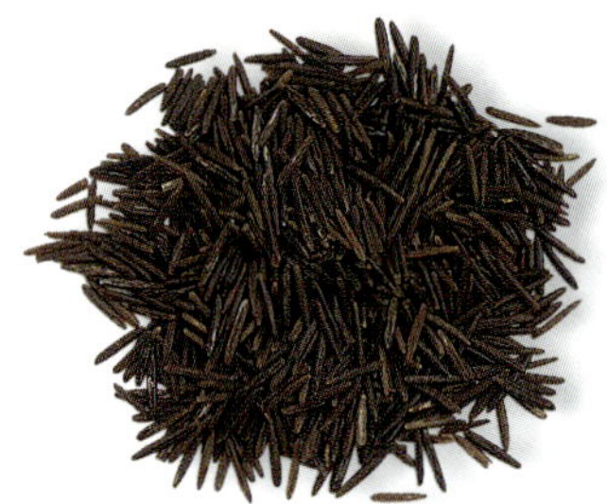

WILDREIS

1041 kJ/248 kcal je 100 g
Reich an Eiweiß, B-Vitaminen und Mineralstoffen

Wildreis ist trotz seines Namens kein Reis, sondern der Samen eines Süßgrases, das in der Region an der Grenze zwischen den USA und Kanada im flachen Uferwasser der Seen und Flüsse wächst. Über 1000 Jahre lang wurde der Wildreis von den Indianern geerntet, indem sie die geschmeidigen Gräser über ihre Kanus bogen und die Samen durch leichtes Klopfen lösten.

Wildreis enthält bedeutende Mengen wichtige Mineralstoffe, u. a. Zink. Die langen schwarzen Körner haben ein nussiges Aroma und sind bißfester als normaler Reis. Wildreis ist teuer, kann aber z. B. in kleinen Mengen zur Verfeinerung von Naturreis dienen. Da er länger garen muß, sollte man ihn 10 Minuten vor dem Naturreis ins kochende Wasser geben, dann ganz normal fertigkochen.

- *Gut bei Depressionen und Reizbarkeit.*
- *Hilfreich bei Menstruationsproblemen.*
- *Am besten an Salate geben oder mit Basmati- bzw. Naturreis mischen.*

WISSENSWERTES

Wildreis ist ein wertvoller Nährstofflieferant. Er enthält mehr Eiweiß als Hafer oder Naturreis, übertrifft mit seinem Gehalt an B-Vitaminen die meisten anderen Getreide und ist reich an wertvollen Linolensäuren.

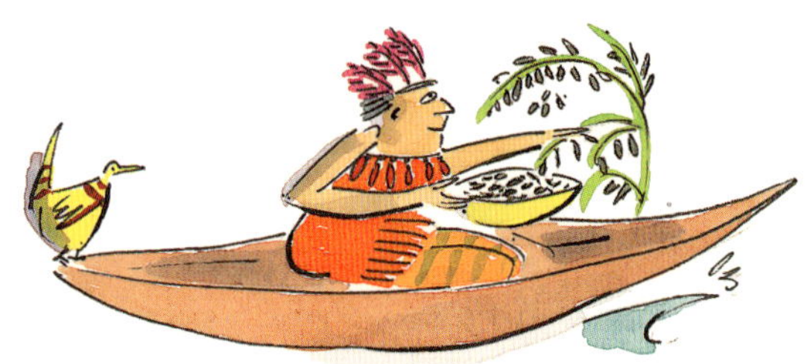

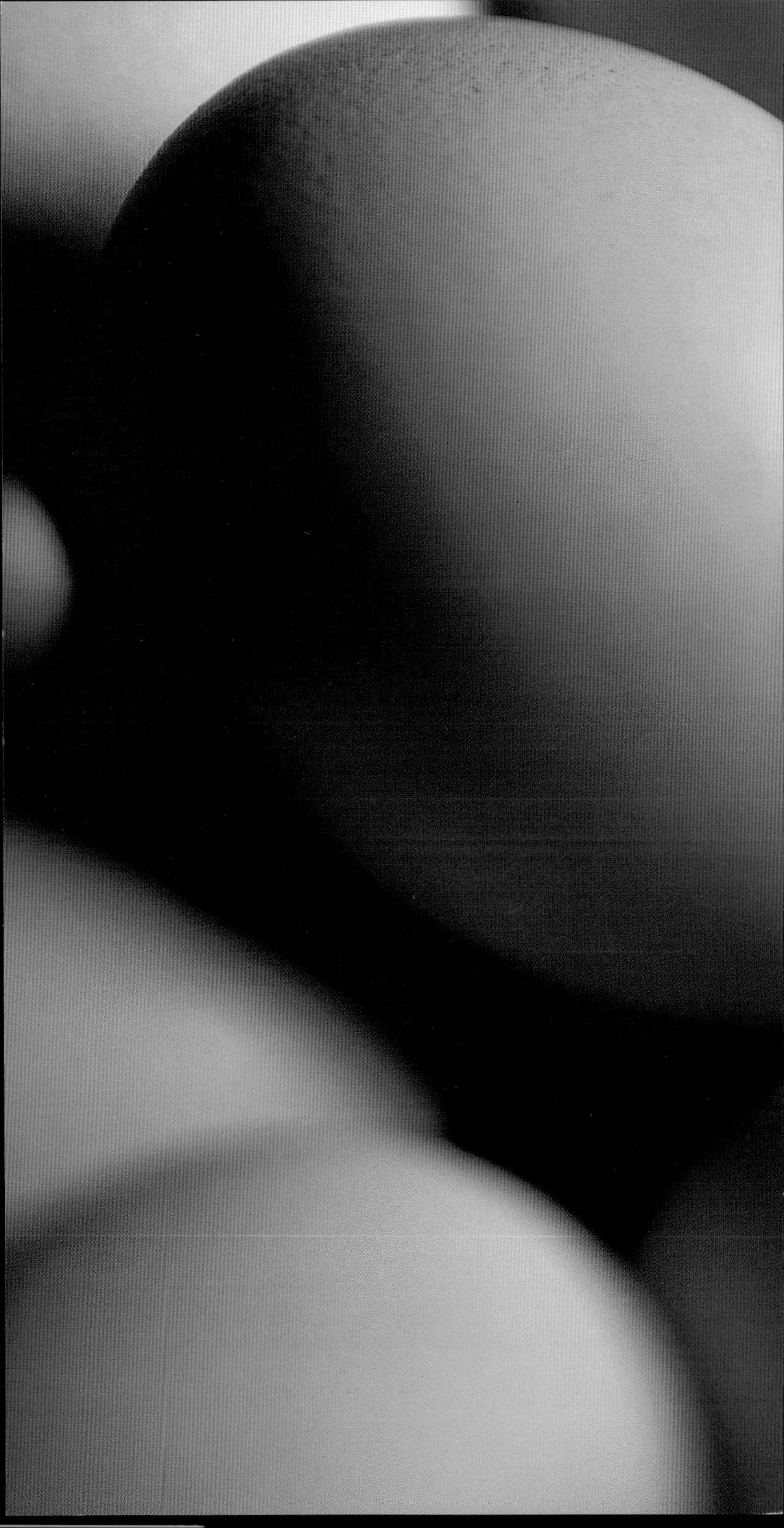

MILCHPRODUKTE UND EIER

Milch, Milchprodukte und Eier sind beliebte Nahrungsmittel und ausgezeichnete Lieferanten lebenswichtiger Nährstoffe. Milch und Milchprodukte gehören zu den besten Kalziumquellen, sind reich an Eiweiß, Riboflavin (Vitamin B_2), Vitamin B_{12} und Vitamin A (Retinol – in fettarmen Produkten etwas vermindert). Eier sind preiswerte Lieferanten von sehr hochwertigem Eiweiß sowie Vitamin A, B_{12} und Zink.

HÜHNEREIER

All dies sollte man bedenken, wenn die Presse wieder einmal neue Schreckensmeldungen über diese Lebensmittel verbreitet – ob es dabei nun um Produktions- und Verarbeitungsmethoden, Fettgehalt oder Nahrungsmittelunverträglichkeiten geht. Die Vielfalt der angebotenen Milchprodukte, die Vielseitigkeit von Eiern und striktere Produktionskontrollen sind gute Gründe, sie auch in Zukunft nicht von unserem Speisezettel zu verbannen.

Viele Menschen meiden Milchprodukte und Eier ihres Fettgehalts wegen – gesättigte Fettsäuren in Milch und Milchprodukten, Cholesterin in Eiern –, doch sollte man dies nicht tun, ohne seine Ernährungsweise gründlich zu überprüfen. Bedenkenswert sind vor allem die lebenslange Bedeutung einer guten Kalziumquelle zur Ver-

ZIEGENKÄSE

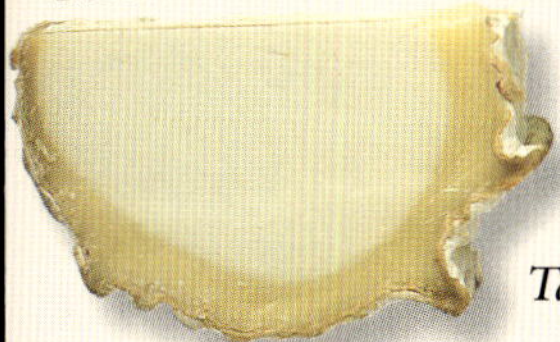

hütung von Osteoporose und die Tatsache, daß das Kalzium aus Milch und Milchprodukten besonders gut verwertbar ist. Wenn man auf diese verzichtet, muß man dafür andere Kalziumlieferanten in die Ernährung aufnehmen. Auch trägt das Cholesterin in Eiern nur wenig zum Blutcholesterin bei.

Für Kleinkinder, vor allem solche mit wenig Appetit, ist Vollmilch eine gute Energiequelle, die sie mit wichtigen Nährstoffen versorgt. Deshalb sollten Kinder unter fünf Jahren nicht mit fettarmer Milch bzw. fettreduzierten Milchprodukten ernährt werden.

Milchprodukte und Eier werden nicht überall auf der Welt verzehrt. Manche Bevölkerungsgruppen verzichten darauf aus religiösen oder philosophischen Erwägungen oder aufgrund bekannter Unverträglichkeiten. Doch in vielen Weltgegenden sind Eier, Milch und Milchprodukte (auch aus Schafs-, Ziegen- oder Büffelmilch) wertvolle Quellen von Eiweiß, Vitamin D und Kalzium für Menschen, deren Kost es sonst an diesen Nährstoffen mangeln würde.

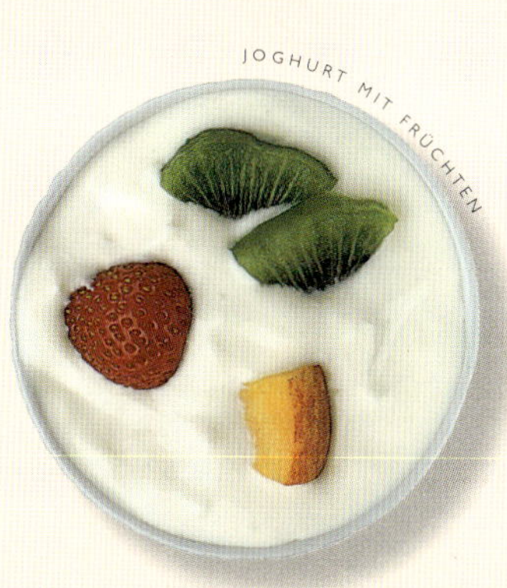
JOGHURT MIT FRÜCHTEN

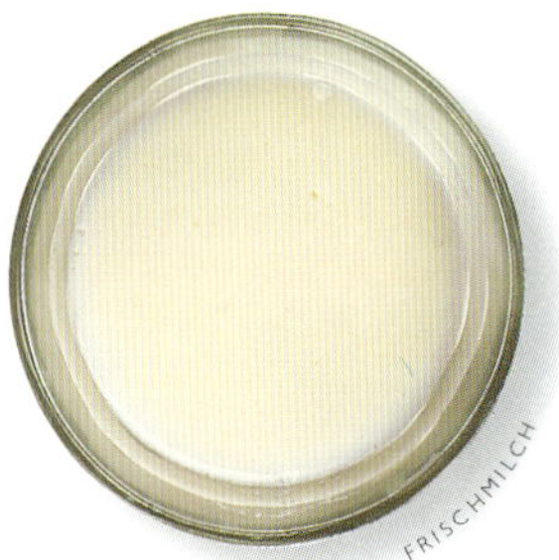

MILCH UND SAHNE

6 9

VOLLMILCH

268 kJ/64 kcal je 100 g

FETTARME MILCH

201 kJ/48 kcal je 100 g

MAGERMILCH

150 kJ/36 kcal je 100 g

Reich an Eiweiß, Kalzium, Zink und Riboflavin

Milch ist eine preiswerte Quelle lebenswichtiger und gut verwertbarer Nährstoffe, zu denen vor allem Kalzium, Eiweiß, Zink und Riboflavin (B_2) gehören. Besonders für ältere Menschen, die an Appetitmangel leiden, Kinder im Wachstumsalter sowie Schwangere und körperlich Aktive ist Milch ernährungsphysiologisch äußerst wertvoll – 600 ml (3 Gläser) decken gut die Hälfte des Kalzium- und Vitamin-B_2-Bedarfs von Schwangeren oder Stillenden und fast den Tagesbedarf aller anderen Menschen. Diese Menge liefert zugleich auch knapp eine Tagesdosis Vitamin B_{12}, etwa ein Drittel des täglichen Eiweiß- und 15 % des gesamten Energiebedarfs.

Leider hat dieses wertvolle Lebensmittel auch Nachteile. Naturheilkundler glauben seit langem, daß Kuhmilch bei Kindern Ekzeme und Katarrhe auslöst und bei Kindern und Erwachsenen übermäßige Verschleimung und Erkältungsanfälligkeit hervorrufen kann. Studien des britischen College für Natur- und Knochenheilkunde in Hampstead ergaben, daß die Babys stillender Mütter, die große Mengen Kuhmilch zu sich nehmen, oft anfälliger für Infektionen wie Ekzemen und chronische Bronchitis sind – und mehr zu Koliken neigen.

Auch Erwachsene sind nicht immun gegen Milchunverträglichkeiten. Für weite Teile der Weltbevölkerung, insbesondere in Indien, Japan und China, ist Kuhmilch äußerst schlecht verdaulich, weil den Menschen das Verdauungsenzym Laktase fehlt, das zum Abbau des Milchzuckers Laktose erforderlich ist.

Doch bevor man jemanden – vor allem Kinder oder Frauen – auf eine milchproduktfreie Diät setzt, sollte man einen Fachmann zu Rate ziehen, um Kalziummangel zu vermeiden.

Ein Nachteil von Milch ist ihr hoher Fettgehalt, weshalb man lieber fett- ▶

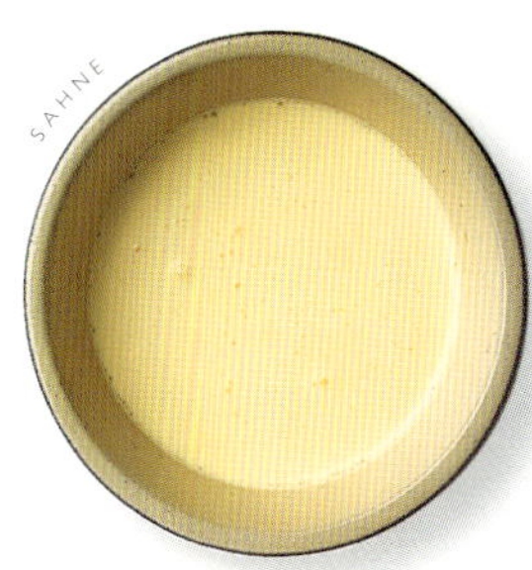

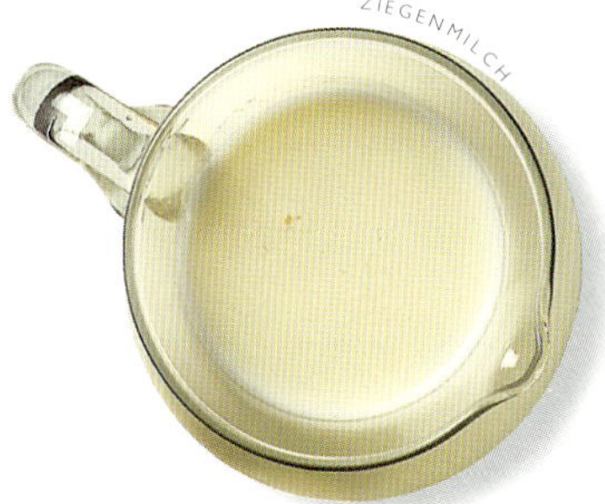

Fortsetzung Milch und Sahne

arme oder Magermilch wählen sollte, auch wenn diese weniger Vitamin A, D und E enthalten als Vollmilch. Aus diesem Grunde und wegen des wesentlich geringeren Kaloriengehalts entrahmter Milch sollten Kinder unter fünf Jahren Vollmilch bekommen.

Es ist allerdings keineswegs sicher, daß die Milch, die Sie trinken, noch ihren vollen Nährstoffgehalt hat. Bei der Pasteurisierung gehen 25 % des Vitamin-C-Gehalts verloren; bis die Milch bei Ihnen zu Hause ankommt, ist der Restgehalt an Vitamin C noch weiter gesunken.

Riboflavin (Vitamin B_2) ist äußerst empfindlich gegen Ultraviolettstrahlen; nach zwei Stunden in der Sonne ist der Riboflavingehalt der Milch bereits um die Hälfte reduziert. Auch das fluoreszierende Licht der Leuchtstoffröhren im Supermarkt schadet dem Riboflavin in Flaschenmilch; Milchkartons bleiben von diesem Effekt verschont. Wenn das Riboflavin abgebaut ist, zerstören die Reststoffe den größten Teil des noch vorhandenen Vitamins C. Nach Verlust des Vitamins C verschwindet beim Kochen der Milch auch die in ihr enthaltene Folsäure.

Für Menschen mit Kuhmilchallergie ist Ziegenmilch oft eine brauchbare Alternative. Dabei ist aber zu beachten, daß Ziegenmilch wesentlich weniger Folsäure enthält, die durch das Kochen der Milch noch weiter reduziert wird, was bei Kleinkindern zu Blutarmut führen kann. Im übrigen ist jede Milch nur so gut wie das Futter, das die Kühe oder Ziegen bekommen, weshalb Milch aus ökologisch arbeitenden Betrieben in jedem Fall zu bevorzugen ist.

Sahne ist köstlich, aber sehr reich an Kalorien, die größtenteils in Form von Fett vorliegen. Ab und zu sollte man sich diesen Genuß jedoch gönnen. Geschlagene Sahne besteht zum großen Teil aus Luft und enthält damit viel weniger Fett aufs gleiche Volumen. Genießen Sie sie sparsam und bewußt.

- ⊕ *Gut fürs Wachstum, zur Kräftigung der Knochen und für Genesende.*
- ⊕ *Am besten frisch aus dem Kühlschrank trinken oder beim Kochen verarbeiten.*
- ⊖ *Bei rheumatoider Arthritis, Ekzemen, Erkältungen, Stirnhöhlenproblemen und manchmal auch Asthma kann durch Genuß von Kuhmilch eine Verschlimmerung der Symptome eintreten.*

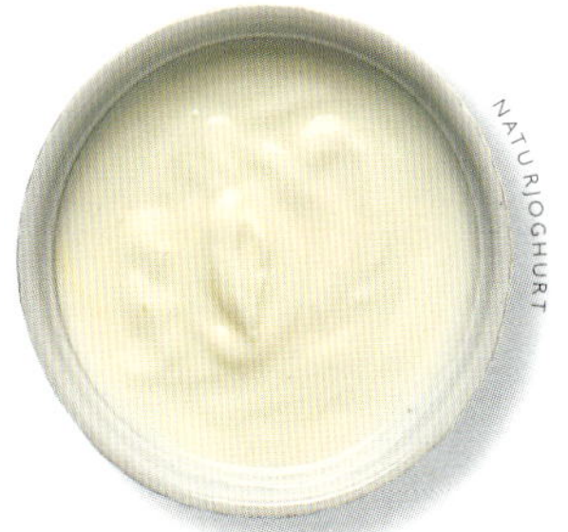

JOGHURT

1 2 6 8 9

FETTARMER JOGHURT
213 kJ/51 kcal je 100 g

NATURJOGHURT
309 kJ/74 kcal je 100 g

Reich an Kalzium und Probiotika

Joghurt wird seit undenklichen Zeiten hergestellt. Er ist eine exzellente Kalziumquelle: Ein 150-g-Becher liefert 210 mg – fast ein Viertel des Mindesttagesbedarfs. Fettarme Sorten enthalten mit 285 mg je Becher sogar noch mehr Kalzium. Joghurt enthält auch kleine Mengen an Vitamin D, das für die Aufnahme des Kalziums eine wichtige Rolle spielt.

Viele Gesundheitsprobleme fangen im Darm an, wenn das Gleichgewicht zwischen „guten" und „bösen" Bakterien in die falsche Richtung kippt. Die meisten Fertigjoghurts entstehen aus pasteurisierter Milch, die mit Kulturen gesundheitsfördernder Bakterien wie *Lactobacillus acidophilus* oder *bulgaricus, Bifidobacteria* oder *Streptococcus thermophilus* geimpft wird. Doch viele Joghurtprodukte, vor allem solche mit besonders langer Haltbarkeit, werden nachträglich noch einmal erhitzt und enthalten keine der lebendigen, gesundheitsfördernden Mikroorganismen mehr, die dem Joghurt seine einzigartigen Eigenschaften verleihen. Statt dessen enthalten sie eine Fülle von Zusatzstoffen wie Stabilisatoren, Emulgatoren, künstlichen Aroma-, Farb- und Konservierungsstoffen und reichlich Zucker oder künstliche Süßstoffe.

Naturjoghurt enthält gesunde Milchsäurebakterien, deren günstige Wirkung auf mehreren Faktoren beruht: Sie synthetisieren einige B-Vitamine – Biotin, Folsäure und B_{12} –, steigern die Kalzium- und Magnesiumaufnahme und regulieren die Darmfunktion. Ihre Anwesenheit im Darm verhindert die Entwicklung krankmachender Bakterien. Selbst Menschen, für die Milch unverdaulich ist, können Joghurt meist vertragen. Bei Einnahme von Antibiotika empfiehlt sich der tägliche Verzehr einer Portion Joghurt. Antibiotika töten alle Bakterien ab – gute wie schlechte –, doch Joghurt hilft, die vom Körper benötigten Bakterien zu ersetzen und den Durchfall zu vermeiden, der oft durch die Zerstörung der Darmflora auftritt.

Viele Frauen, die sich jahrelang mit chronischen Candida-Mykosen und ▶

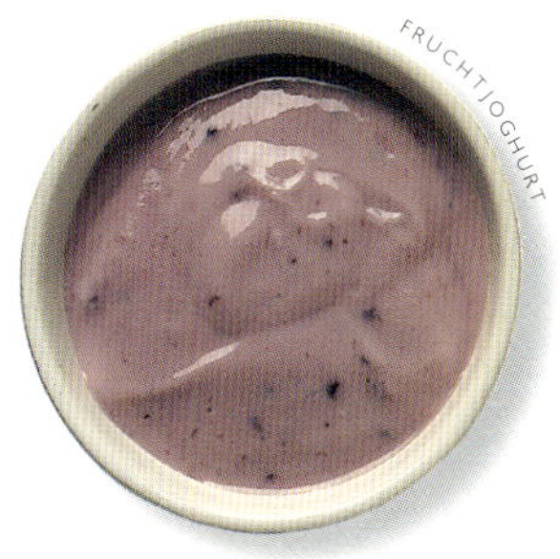

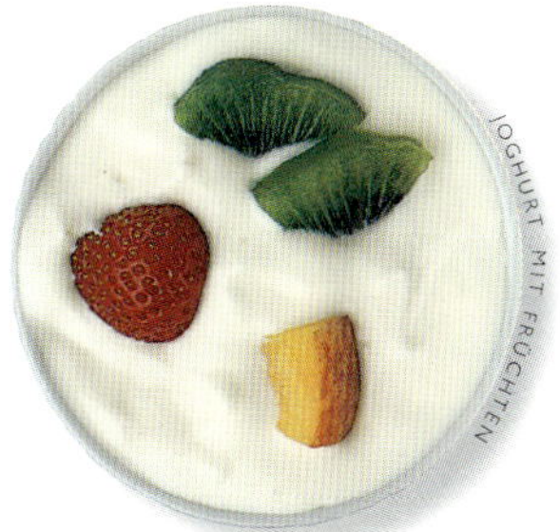

Fortsetzung Joghurt

Blasenentzündungen geplagt haben, können die positive Wirkung des täglichen Verzehrs von Naturjoghurt bestätigen. Er lindert nicht nur die Symptome dieser Leiden, sondern wirkt auf die Dauer auch vorbeugend.

Allmählich mehren sich ernstzunehmende wissenschaftliche Belege für weitere gesundheitsfördernde Wirkungen der erstaunlichen Joghurtbakterien. Tierärzte haben herausgefunden, daß diese „Probiotika" Enzyme produzieren, die direkt durch die Darmwand aufgenommen werden und die Aktivität der körpereigenen Immunabwehr anregen. Neuere japanische Untersuchungen deuten auch darauf hin, daß diese probiotischen Bakterien möglicherweise vor Magenkrebs schützen.

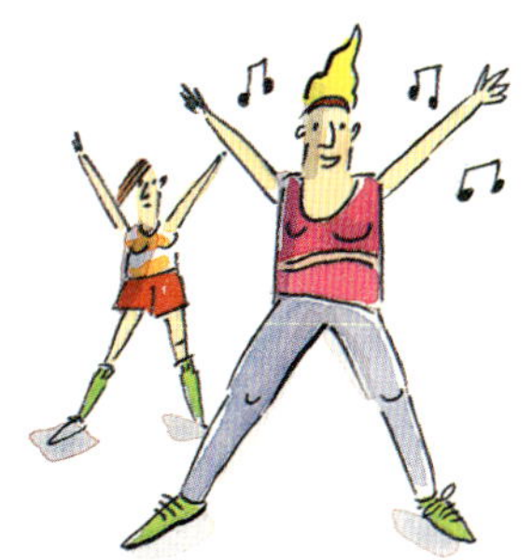

- ⊕ *Gut gegen (durch Antibiotika verursachten) Durchfall, zur Verhütung und Behandlung von Osteoporose, für das Immunsystem, bei Verdauungsproblemen, Candida-Mykosen und Blasenentzündungen.*
- ⊕ *Am besten regelmäßig fettarmen Joghurt (ungeeignet für Kinder unter fünf Jahren), unpasteurisiert, ggf. mit ungesüßtem Früchtemus verzehren.*

SCHNELLE HILFE

- Für eine wirkungsvolle Peelingmaske 2 TL grobes Meersalz in einen Becher Naturjoghurt einrühren. Joghurt gründlich in die Gesichtshaut einmassieren, 15 Minuten einwirken lassen, mit viel kaltem Wasser abwaschen.
- Zur Behandlung von Candida-Mykosen der weiblichen Geschlechtsorgane und Blasenentzündungen nachts kleine Mengen Naturjoghurt auf den betroffenen Bereich auftragen. Ggf. können Sie auch ein paar Teelöffel Joghurt in die Vagina einbringen; am besten nehmen Sie hierzu einen Tampon mit Einführhilfe.

KÄSE

❶ ❸ ❺ ❻ ❾

BRIE

1189 kJ/284 kcal je 100 g

GOUDA

1603 kJ/383 kcal je 100 g

HÜTTENKÄSE

364 kJ/87 kcal je 100 g

Reich an Eiweiß, Kalzium und Vitamin B_{12}

Köstlicher Käse, knuspriges Brot und ein gutes Glas Rotwein – diese Kombination ist als Nahrung für Geist, Körper und Seele kaum zu schlagen. Einen Haken hat die Sache jedoch: Die meisten Käse haben einen hohen Gehalt an gesättigten Fettsäuren, die zu Cholesterinablagerungen in den Arterien und damit zu Herzerkrankungen beitragen. Doch ist es schade, daß der ständig steigende Fettanteil in unseren stark verarbeiteten Nahrungsmitteln viele Gesundheitsbewußte dazu treibt, Milchprodukte links liegenzulassen. Man sollte sich das Geschmackserlebnis eines guten Käses nicht versagen, zumal er einen wertvollen Beitrag zu einer gesunden, ausgewogenen Kost leistet.

Die Käsebereitung gehört wohl zu den ältesten Techniken der Lebensmittelverarbeitung. Schon 3000 v. Chr. stellten die Sumerer 20 verschiedene Käsesorten her, und wahrscheinlich bereitete man bereits zur Zeit der erstmaligen Domestizierung von Schafen und Ziegen um 10 000 v. Chr. Weichkäse aus der Milch dieser Tiere. Etwa 3 000 Jahre später begann der Mensch, auch Rinder zu zähmen, und stellte den ersten Kuhmilchkäse her.

Bei den alten Griechen und Römern war die Kunst der Käsebereitung hoch entwickelt, doch ging von diesem Wissen im Mittelalter viel verloren, es überlebte zum Teil in abgelegenen Gebirgsdörfern, Klöstern und Abteien. Zum Glück ist inzwischen das Interesse an regionalen Käsespezialitäten wiedererwacht; viele kleinere Käsereien und Bauernhöfe erzeugen hochwertige Kuhmilch-, Schafs- und Ziegenkäse, wenn auch nicht alle Länder eine so strikte *Appellation d'Origine Contrôlée* kennen, wie sie für die rund 300 französischen Käsesorten gilt. In Großbritannien beträgt der durchschnittliche Pro-Kopf-Verzehr 8,1 kg Käse im Jahr, in Australien 9,2 kg, in Kanada 15,3 kg, in den ▶

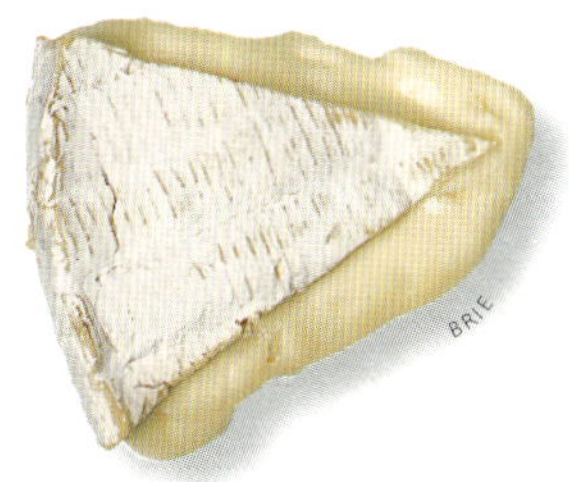

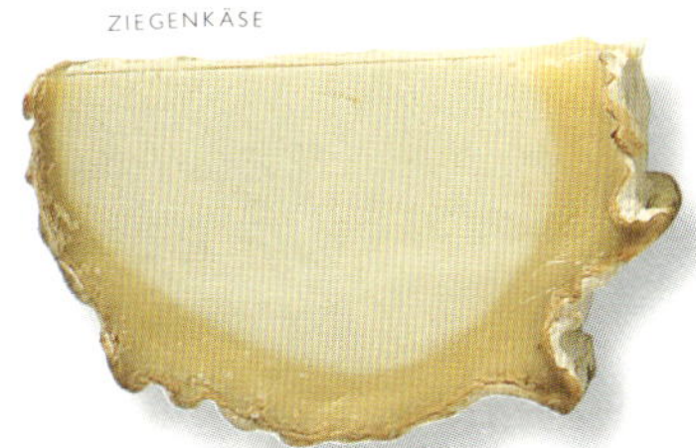
ZIEGENKÄSE

Fortsetzung Käse

Niederlanden 14,8 kg, in Deutschland rund 20 kg und in Frankreich – wo Herzerkrankungen viel seltener sind als in Großbritannien – 22,3 kg im Jahr.

Es macht mir Sorge, daß heute viele Menschen, vor allem junge Frauen, eine fettarme Diät als fettfreie Diät interpretieren und Milchprodukte fast völlig vom Speisezettel streichen – meist der schlanken Linie zuliebe. Dabei ist guter Käse in kleinen Mengen eine unschlagbare Quelle von Kalzium (als Knochenbaustein), essentiellem Eiweiß, Vitamin D (wichtig für die Kalziumverwertung), diversen B-Vitaminen (für das zentrale Nervensystem), Vitamin A (als Krebsschutz und für gesunde Haut) und einer Fülle weiterer lebenswichtiger Mineralstoffe.

Der Nährwert variiert je nach Käsesorte: 100 g Cheddar z. B. liefern fast eine Tagesdosis Kalzium und decken den Tagesbedarf eines Erwachsenen an Vitamin B_{12} zu drei Vierteln, an Eiweiß, Zink und Vitamin A jeweils zur Hälfte, an Jod zu einem Viertel, an Selen und Folsäure zu je einem Fünftel.

Generell gilt: Je härter der Käse, desto höher der Fettgehalt – mit Ausnahme der besonders fetten Rahm- und Doppelrahmfrischkäse. Cheddar, Blauschimmelkäse und Parmesan sind fettreich, Camembert, Brie, Edamer und Schafskäse deutlich fettärmer.

Es gibt heute viele „fettarme" Käsesorten aus entrahmter Milch, die nur um die 15 g Fett je 100 g enthalten. Hüttenkäse hat nur ca. 4 g Fett je 100 g, Magerquark ist praktisch fettfrei. Viele stärker bearbeitete Käseprodukte – die den Namen sowieso kaum verdienen – sind sehr fettreich, wenn auch immer noch gute Kalzium- und Eiweißlieferanten. ▶

WISSENSWERTES

● Käse ist auch ein wertvoller Lieferant von Zink, das für die männliche Sexualfunktion von großer Bedeutung ist. Das Zink ist im Käse zwar nicht in riesigen Mengen, dafür aber in besonders gut verwertbarer Form enthalten – 100 g der meisten Käsesorten liefern mehr als ein Viertel des männlichen Tagesbedarfs an Zink.

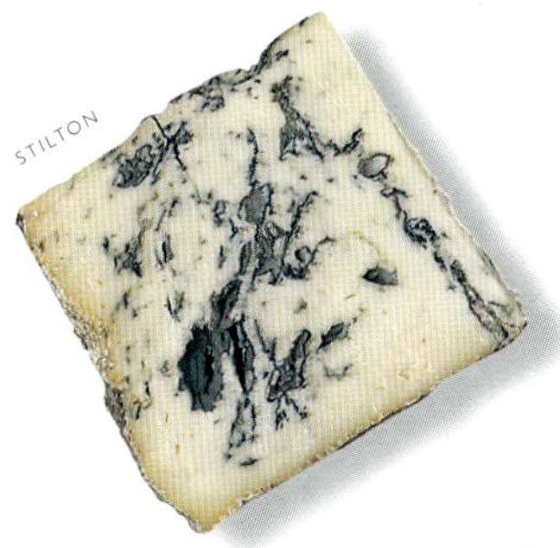

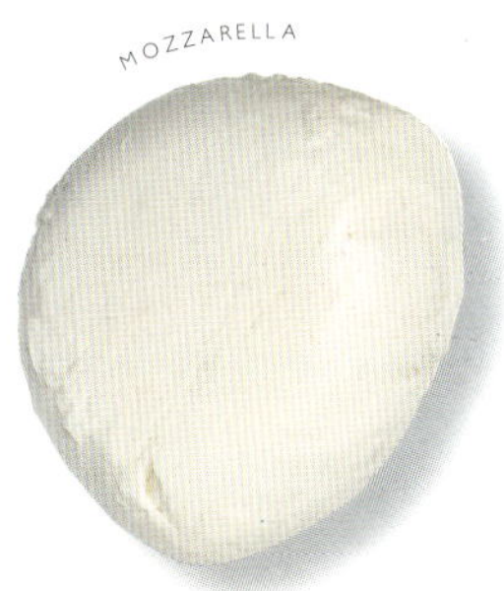

Fortsetzung Käse

- ⊕ *Hilfreich für den Knochenaufbau, zur Vorbeugung und Behandlung von Osteoporose.*
- ⊕ *Eine gute Eiweißquelle.*
- ⊕ *Gut vor der Empfängnis, in der Schwangerschaft und Stillzeit (in der Schwangerschaft keine Rohmilchkäse verzehren).*
- ⊕ *Günstig für die männliche Sexualfunktion.*
- ⊕ *Am besten frisch mit gutem Vollkornbrot oder, da Käse oft sehr salzhaltig ist, mit salzfreier Matze.*
- ⊕ *Paßt gut zu frischem Obst.*
- ⊕ *Gut als Käsesauce oder zum Überbacken.*
- ⊖ *Rohmilchkäse aus unpasteurisierter Milch kann mit Bakterien, besonders* Salmonella *und* Listeria, *verseucht sein und sollte von Menschen mit geschwächtem Immunsystem, Schwangeren und älteren Menschen gemieden werden.*
- ⊖ *Käse enthält einen Stoff namens Tyramin, der Migräneanfälle auslösen kann; weiche Ziegen- und Schafskäse, Hütten- und Frischkäse sind hier meist verträglicher.*
- ⊖ *Bei Einnahme von Monoaminoxidasehemmern (MAOI) sollte auf den Verzehr von Käse, besonders von sehr reifem Hartkäse, verzichtet werden (Blutdruckanstieg!).*

ZIEGEN- UND SCHAFSKÄSE

- Ziegen- und Schafsmilch werden von alters her zur Käsebereitung verwendet. Ziegenkäse, meist sehr jung und weich verzehrt, hat zunächst ein charakteristisches mildes Aroma. Mit zunehmender Reife wird er etwas fester und entwickelt ein ausgeprägtes Aroma.
- Aus Schafsmilch entstehen köstliche, meist milde Käse, die beim Ausreifen wesentlich fester werden. Der vorzügliche spanische Manchega ist ein harter Schafskäse mit vollem, aber immer noch mildem Aroma. Französischer Roquefort, italienischer Pecorino und griechischer Feta sind geschmacksintensivere Schafskäse. Schafs- und Ziegenkäse enthalten weniger Fett und Laktose und sind für Menschen, die keinen Kuhmilchkäse vertragen, oft bekömmlicher.

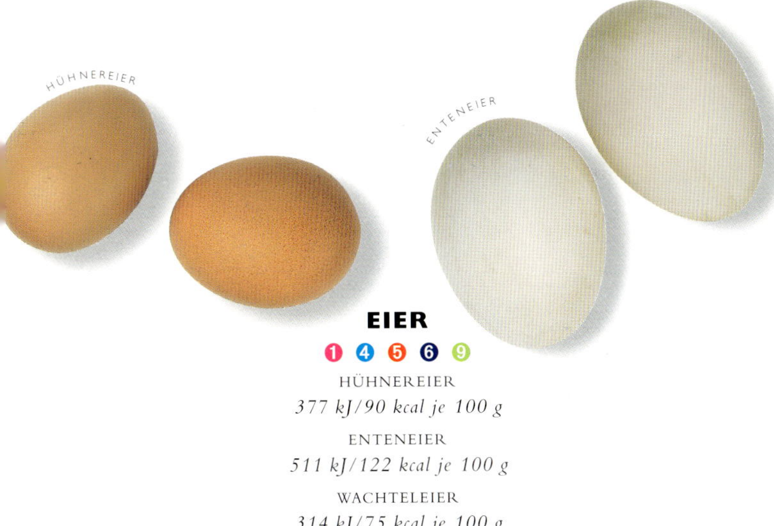

EIER

1 4 5 6 9

HÜHNEREIER

377 kJ/90 kcal je 100 g

ENTENEIER

511 kJ/122 kcal je 100 g

WACHTELEIER

314 kJ/75 kcal je 100 g

Reich an Eiweiß und Vitamin B_{12}

Leider ist das schmackhafte Ei heute infolge der allgemeinen Cholesterinhysterie als einer der Hauptschuldigen an der Entstehung von Herzkrankheiten verschrien. Dieses Mißverständnis ergibt sich aus der häufigen Verwechslung von Nahrungscholesterin und Blutcholesterin. Zweifellos steigert ein erhöhter Blutcholesterinspiegel – d.h. das Cholesterin, das der Körper aus aufgenommenen gesättigten tierischen Fetten produziert – das Risiko koronarer Herzkrankheiten. Doch das Cholesterin in Nahrungsmitteln wie Eiern oder Meeresfrüchten (siehe S. 134) trägt nicht zum Blutcholesterin bei und ist kein Grund zur Besorgnis, außer bei Menschen mit extrem hohem Cholesterinspiegel oder einer angeborenen Stoffwechselstörung, durch die der Körper zuviel Cholesterin produziert.

Während amerikanische Wissenschaftler maximal drei bis vier Eier pro Woche empfehlen, hält die Weltgesundheitsorganisation bis zu 10 Eier für unbedenklich (einschließlich der zum Kochen verwendeten). Eier sind eine ideale Eiweißquelle, wobei weniger die Menge als vielmehr die Qualität des Eiweißes ausschlaggebend ist. Man bezeichnet sie als „biologische Wertigkeit" – ein Maßstab für die Verwertbarkeit verschiedener Eiweißquellen durch den menschlichen Körper. Sie beträgt z. B. bei Linsen 30, bei Sojabohnen 63, bei Käse 70 und bei Eiern 94! Zwei gekochte Eier decken ca. ein Viertel des täglichen Eiweißbedarfs einer Frau und etwa ein Fünftel des Bedarfs eines Mannes. Eier sind auch gute Lieferanten von Zink, Vitamin A, D, E, aber auch von B_{12}. An diesem Vitamin mangelt es bei vegetarischer Kost häufig, doch schon zwei Eier liefern mehr als eine Tagesdosis.

Einer der wichtigsten Inhaltsstoffe im Eigelb ist das Lezithin, das für viele Stoffwechselvorgänge unentbehrlich ▶

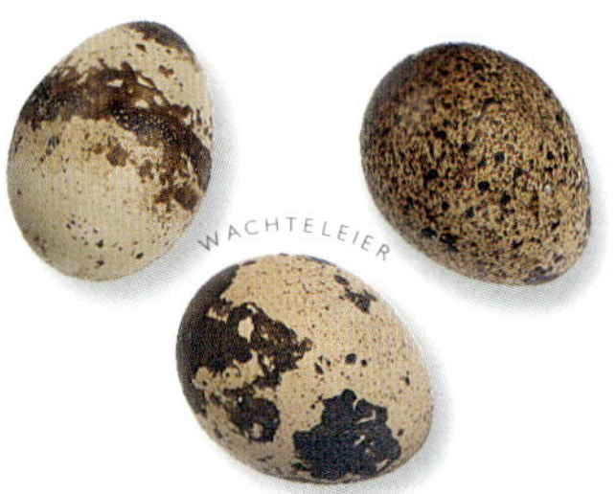

Fortsetzung Eier

ist, u. a. für die Auflösung von gefährlichen Fettablagerungen und Cholesterin. Lezithin beugt der Entstehung von Herzkrankheiten und Gallensteinen vor und fördert die zügige Umwandlung von Körperfetten in Energie. Es macht Eier auch zu einer wichtigen Gehirnnahrung, die nicht nur Gedächtnis und Konzentrationsfähigkeit stärkt, sondern auch zu einer ausgeglichenen seelischen und emotionalen Verfassung beiträgt.

Ob Hühner-, Enten-, Wachtel-, Möwen- oder Gänseeier – der Nährwert ist bei allen gleich. Einzige Ausnahme sind Hühnereier aus Legefabriken, die weniger Vitamin B_{12} und dafür alle möglichen Rückstände aus den Futtermitteln der bedauernswerten Legehennen enthalten. Die Massentierhaltung erhöht auch das Risiko einer Salmonelleninfektion erheblich.

- ⊕ *Gut bei rheumatoider Arthritis und Osteoarthritis.*
- ⊕ *Vorbeugend gegen Krebs und Herzkrankheiten; hilfreich bei Blutarmut.*
- ⊕ *Günstig für die männliche Sexualfunktion.*
- ⊕ *Am besten gekocht oder pochiert verzehren, um zusätzliches Fett zu vermeiden.*
- ⊖ *Eier sind häufig Allergieauslöser und sollten nicht zu früh in die Säuglingskost eingeführt werden; bei manchen Kindern können sie Asthmaanfälle auslösen.*
- ⊖ *Vorsicht vor Salmonellen: Schwangere, Kinder, ältere Menschen und Menschen mit geschwächtem Immunsystem sollten nur Eier verzehren, die so lange gekocht, pochiert oder gebraten wurden, bis das Eigelb fest ist.*

SCHNELLE HILFE

- Eier sind ein ausgezeichnetes und preiswertes Naturkosmetikprodukt. Gegen trockenes Haar ein Ei mit einem Glas Bier verquirlen und nach der Haarwäsche einwirken lassen. Sie erhalten ausgezeichnet frisierbares glänzendes Haar.
- Eine hervorragende adstringierende Gesichtsmaske gegen fettige Haut: Ein Eiweiß mit dem Saft einer halben Zitrone verquirlen, aufs Gesicht auftragen (Augenpartie aussparen) und fünf Minuten einwirken lassen.

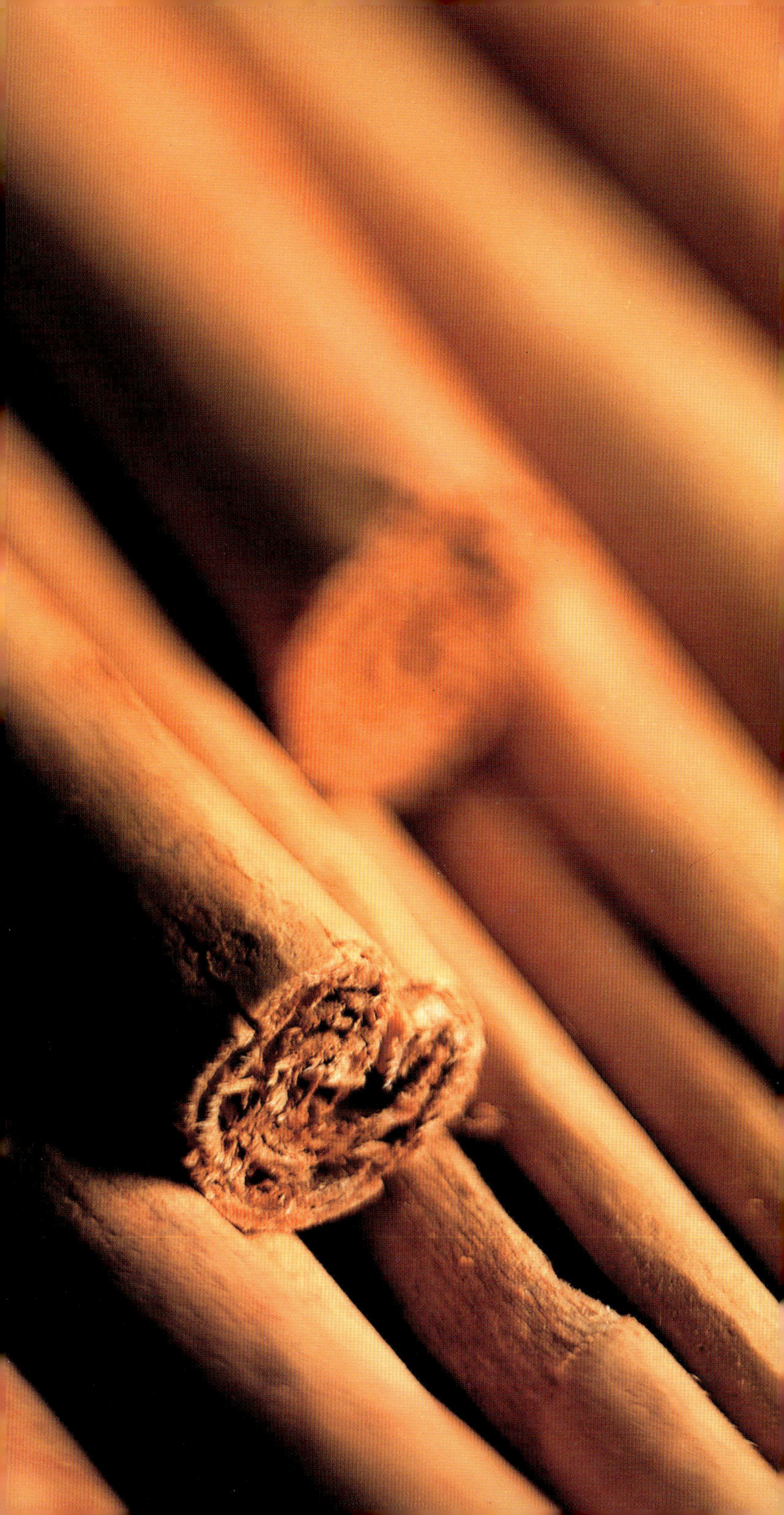

KRÄUTER, GEWÜRZE, ESSIG UND FETTE

Zu den Ernährungsgewohnheiten praktisch aller Völker gehören Geschmacksbeigaben und Saucen, die aus Kräutern, Gewürzen und anderen Grundstoffen, wie etwa Essig, hergestellt werden. Der Gebrauch von Kräutern und Gewürzen ist in den verschiedenen Weltgegenden sehr unterschiedlich und steht meist in umgekehrtem Verhältnis zum Salzkonsum. Durch phantasievolleren Einsatz solcher Würzmittel bei der Essenszubereitung könnte man den Salz- und Fettgehalt unserer Nahrung stark reduzieren.

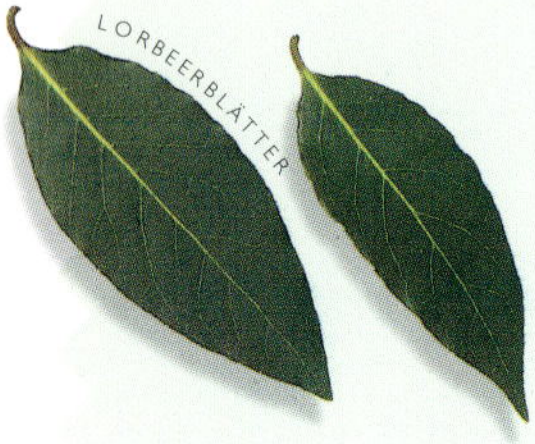

LORBEERBLÄTTER

Viele traditionelle Landes- und Regionalküchen sind durch ihre typische Verwendung von Kräutern und Gewürzen geprägt, die allein oder in Kombination – während des Kochens oder erst bei Tisch – an die Gerichte gegeben werden. Kräuter, Gewürze und Essig werden nicht nur ihres Aromas, sondern auch ihrer konservierenden und heilkräftigen Wirkungen wegen geschätzt. In manchen Ländern mischt man sie gezielt ins Essen, um verbreitete Krankheiten zu verhüten oder zu bekämpfen; auch viele gebräuchliche Arzneimittel werden aus Kräutern oder anderen Pflanzen gewonnen.

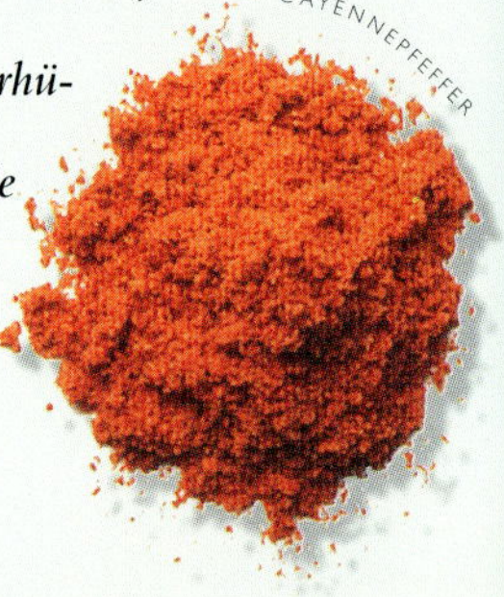

CAYENNEPFEFFER

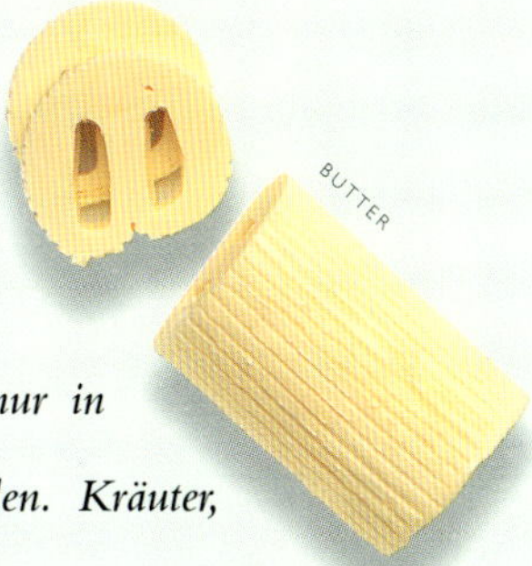

Obwohl manche Kräuter Karotinoide und Vitamin C enthalten, liefern sie keinen wesentlichen Beitrag an Nährstoffen, da sie nur in kleinen Mengen verwendet werden. Kräuter, Gewürze und Essig enthalten aber eine Reihe bioaktiver Substanzen, die – auch wenn ihre Wirkungsweise noch nicht erforscht ist – zunehmend beachtet und in wissenschaftliche Studien, u.a. auch in die Krebsforschung, einbezogen werden.

BUTTER

Fette sind der Nahrungsbestandteil mit der höchsten Energiedichte. Je industrialisierter eine Gesellschaft wird, desto größer wird der Anteil der Fette und Öle an der Energiezufuhr. Fette lassen sich nach ihrer chemischen Zusammensetzung in gesättigte, einfach und mehrfach ungesättigte Fettsäuren einteilen. Darüber hinaus unterscheidet man pflanzliche und tierische Fette. Manche Fette spielen eine wichtige Rolle beim Aufbau der Zellwände, besonders der des Nervengewebes. Doch wird der übermäßige Verzehr von Fetten und Ölen in manchen industrialisierten Ländern heute für Fettsucht, koronare Herzkrankheiten und manche Krebserkrankungen mitverantwortlich gemacht.

BALSAMESSIG

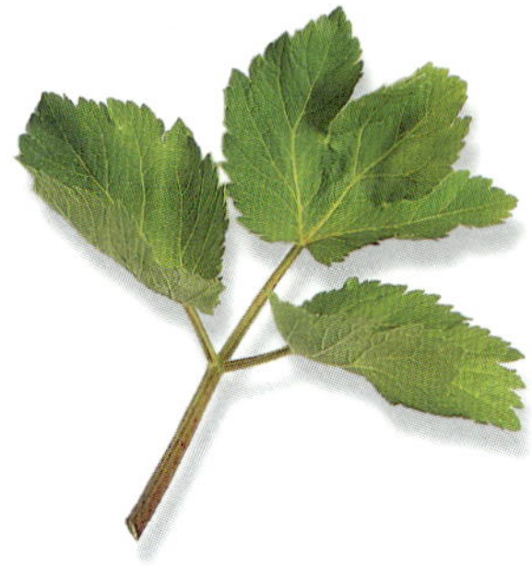

ZITRONENMELISSE

Reich an ätherischen Ölen

Dieses Kraut wirkt beruhigend bei Nervosität, lindert Magenbeschwerden und ist auch zur Behandlung leichter bis mittelschwerer Depressionen hilfreich. Ebenso soll es bei allerlei kindlichen Beschwerden helfen.

Bereiten Sie aus den Blättern einen beruhigenden Tee, und genießen Sie das zarte Aroma des Citronellaöls und der anderen Flavonoide der Pflanze. Es sind die ätherischen Öle, die der Zitronenmelisse ihren herrlichen Duft verleihen.

- *Gut bei Streßbelastung, Depressionen und nervösen Magenverstimmungen.*
- *Am besten an Salate geben oder als Kräutertee trinken.*

SCHNELLE HILFE

- Als traditionelle Behandlung schmerzhafter Schwellungen, die durch Gicht hervorgerufen werden, kann man mit warmem Melissentee getränkte Kompressen auf den entzündeten Bereich legen.
- Melissenblätter können auch zur Linderung von Insektenbissen und -stichen dienen.

ENGELWURZ

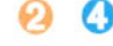  

Reich an Tanninen und ätherischen Ölen

Engelwurz kann man als Tee – ausgezeichnet bei Verdauungsstörungen – oder als Tinktur verwenden – dreimal täglich knapp 1 TL gegen leichtere Erkrankungen der oberen Atemwege. Sie enthält ätherische Öle, etwas Vitamin A und B und ist reich an Tanninen. Kräuterkundler setzen die getrocknete Wurzel bei Leberproblemen, Arthritis und als mildes Anregungsmittel ein. Die amerikanische Engelwurz (*Angelica atropurpurea*) ist wirksam gegen Blähungen und Sodbrennen. Die chinesische Engelwurz lindert Menstruationsbeschwerden und wird gegen Blutarmut eingesetzt.

- *Gut bei Verdauungsstörungen, Atemwegserkrankungen, Arthritis und Blutarmut.*
- *Nichts für Diabetiker, da sie den Blutzucker steigern kann.*

SCHNELLE HILFE

- Zur Linderung von Gelenkschmerzen einige Engelwurzblätter ins Badewasser streuen.

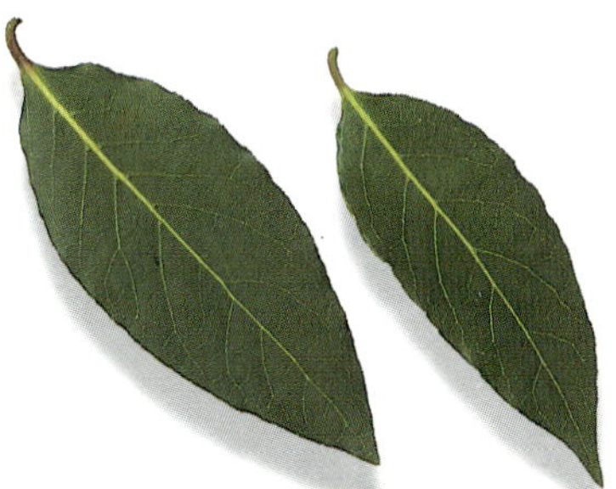

LORBEER

Reich an ätherischen Ölen

Das typische Aroma der Lorbeerblätter ist unentbehrlicher Bestandteil des klassischen französischen *Bouquet garni*. Sie wirken auch antiseptisch und helfen bei Verdauungsbeschwerden, Blähungen und Krämpfen. Lorbeer enthält die ätherischen Öle Geraniol, Cimeol und Eugenol. An Speisen gegeben, verbessert er durch Anregung der Verdauungssaftproduktion die Nährstoffaufnahme.

Lorbeerblätter sind eine wertvolle Nahrungsbereicherung bei Genesung von schweren Krankheiten, insbesondere bei Magersucht.

- ⊕ *Gut für die Verdauung und für Genesende.*
- ⊕ *Am besten an Suppen und Eintöpfe geben oder für ein* Bouquet garni *verwenden.*
- ⊖ *Ätherisches Lorbeeröl kann allergische Reaktionen auslösen. Nur in stark verdünnter Mischung – und nur äußerlich! – anwenden.*

SCHNELLE HILFE

● Eine Abkochung aus Lorbeerblättern kann, ins Badewasser gegeben, schmerzlindernd wirken.

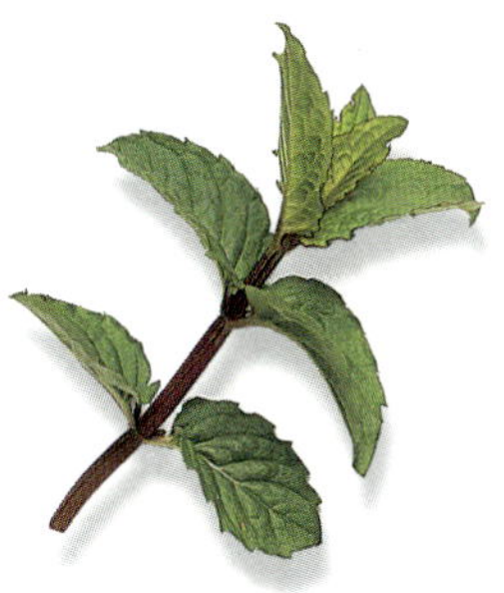

MINZE

Reich an ätherischen Ölen

Dieses Kraut enthält die ätherischen Öle Menthol, Menthon, Menthylacetat und Flavonoide. Minze wirkt beruhigend auf den Magen und hilft auch bei Reizkolon und Darmkrämpfen. Ein Tee aus frischen Pfefferminzblättern wird im Orient als beliebtes Verdauungsgetränk nach den Mahlzeiten gereicht. Pfefferminztee kann auch Kopfschmerzen (vor allem streßbedingte) lindern.

- ⊕ *Gut für die Verdauung und zur Streßlinderung.*
- ⊕ *Am besten als Sauce zu Lamm, als aromatische Zutat zu Nachspeisen oder als Tee zu sich nehmen.*
- ⊖ *Manche Menschen sind allergisch gegen Pfefferminzöl; immer zuerst auf einem kleinen Hautbereich ausprobieren. Nicht bei Babys verwenden.*

SCHNELLE HILFE

● Mit einer Mischung aus fünf Tropfen Pfefferminzöl auf 25 ml Traubenkernöl können Sie schmerzende Muskeln einreiben oder die Schläfen massieren. Das lindert Kopfschmerzen.

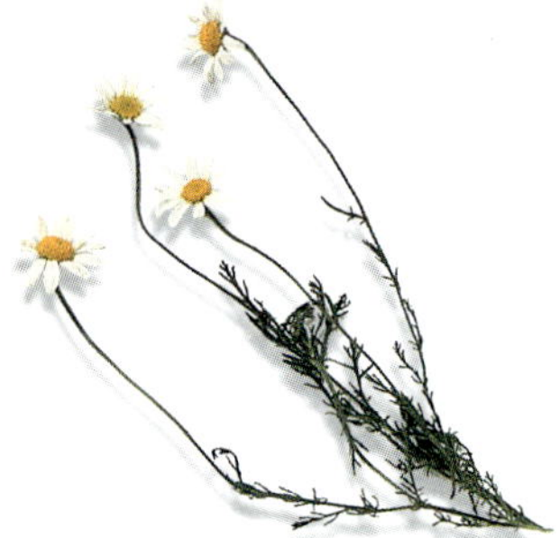

KAMILLE

 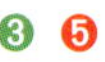 

Reich an ätherischen Ölen

Dieses Wunderkraut, das ätherische Öle, Flavonoide, Tannine und Kumarine enthält, ist ideal bei Schlaflosigkeit, nervösen Magenbeschwerden und allgemeiner Nervosität. Der aromatische Tee hilft gegen Völlegefühl, Magenschmerzen und entsprechend verdünnt gegen Koliken bei Babys. Kamille wirkt entzündungshemmend und kann bei Gelenkbeschwerden und Menstruationsschmerzen helfen. Als Mittel gegen Schlaflosigkeit bei Kindern, erhöhte Temperatur und allgemeine Reizbarkeit ist sie kaum zu übertreffen.

- ⊕ *Gut für Nerven und Verdauung und bei Hautproblemen.*
- ⊕ *Am besten als Tee trinken.*

SCHNELLE HILFE

- Drei Kamillenteebeutel in einem warmen Bad lindern den heftigen Juckreiz bei Ekzemen.
- Ein starker Kamillenaufguß kann als Mundspülung bei Entzündungen im Mundraum dienen.
- Inhalationen mit Kamille sind bei Schnupfen hilfreich.

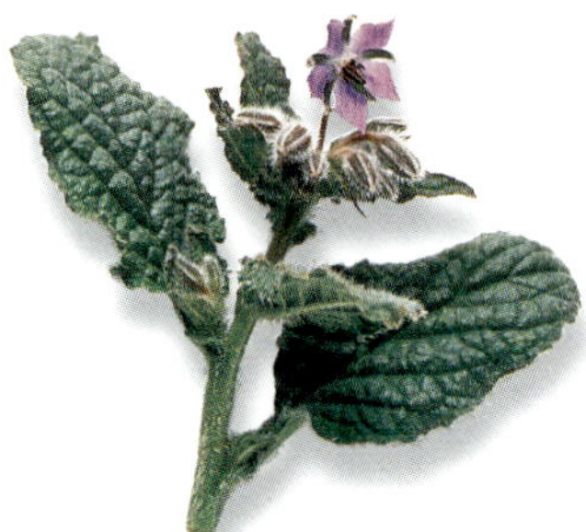

BORRETSCH

Reich an Gamma-Linolsäure

Borretsch wirkt temperatursenkend, nierenanregend und hilft bei chronischen Erkältungen. Er enthält eine Reihe von Alkaloiden sowie Tannine und Schleimstoffe, doch am interessantesten ist sein hoher Gehalt an Gamma-Linolsäure (GLA), der ihn so hilfreich bei PMS, rheumatoider Arthritis und Ekzemen macht. Borretschtee verhilft auch zu einem geruhsameren Schlaf.

- ⊕ *Hilfreich bei Erkältungen, Hautproblemen, PMS und erhöhter Temperatur.*
- ⊕ *Als eßbare Garnierung für Kaltschalen oder in Salaten verwenden.*
- ⊖ *Die Alkaloide können toxisch wirken; frische Blätter können eine Kontaktdermatitis auslösen – deshalb mit Handschuhen pflücken.*

SCHNELLE HILFE

- Gegen trockene, schuppende Haut hilft ein Gesichtsdampfbad. Geben Sie etwas Borretsch in eine Schüssel mit 2,5 l kochendem Wasser, und halten Sie unter einem Handtuch Ihr Gesicht 10–15 Minuten über den Dampf. Mit kaltem Wasser nachspülen.

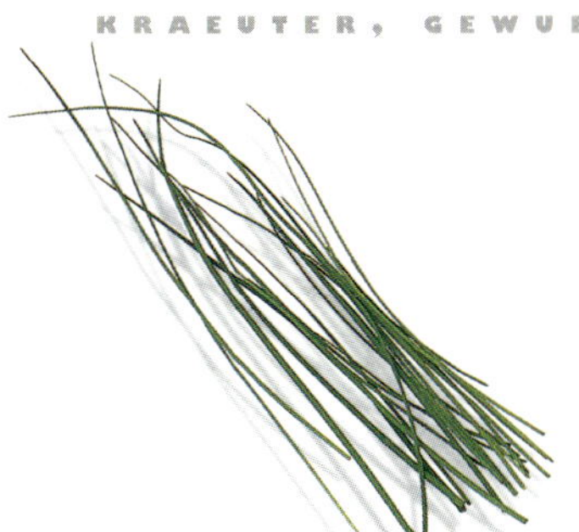

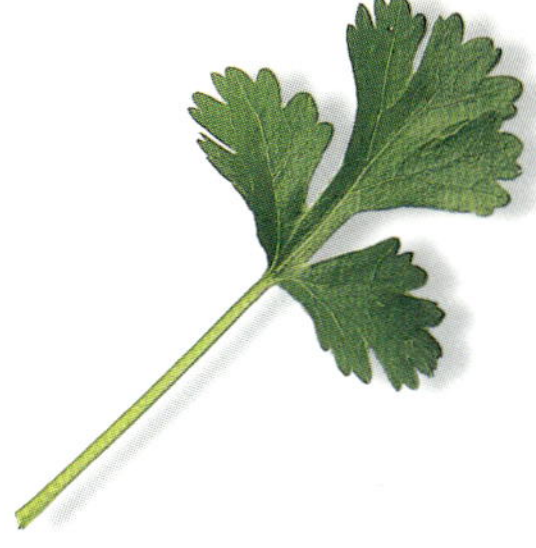

SCHNITTLAUCH

Reich an Schwefelverbindungen

Dieses Kraut gehört wie der Knoblauch und die Zwiebel zur Gattung *Allium* und hat auch eine ähnlich heilkräftige Wirkung. Beim Kochen sollte man Schnittlauch erst ganz zum Schluß an die Gerichte geben, sonst verliert er sein einzigartiges zartes Aroma. Schnittlauch wirkt antiseptisch; sein Duft und Geschmack fördern den Appetit und regen die Produktion der Verdauungssäfte an.

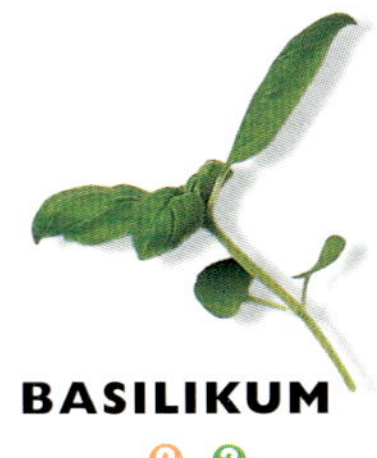

BASILIKUM

2 3

Reich an ätherischen Ölen

Basilikum enthält ätherische Öle, insbesondere Linalool, Limonen und Estragol. Es lindert Blähungen, fördert die Verdauung und soll durch seine antiseptischen Eigenschaften bei Akne helfen. Basilikum wirkt auch leicht beruhigend und ist gut als Betthupferl bei Schlaflosigkeit geeignet: Einfach vor dem Zubettgehen drei bis vier kleingezupfte Blätter in einem Salat-Tomaten-Sandwich verzehren.

KORIANDER

Reich an ätherischen Ölen

Vom Koriander verwendet man die Früchte und die Blätter, die einen sehr unterschiedlichen Geschmack haben. Die aromaintensive Pflanze enthält Linalool, Pinen, Terpinen und Flavonoide. Sie gehört zu den beliebtesten Würzpflanzen in Indien, wo man die frischen Blätter auf Currygerichte streut. Ayurvedische Heilkundige setzen Koriander als harntreibendes Mittel, Verdauungshilfe und Potenzmittel ein.

- *Hilfreich für die Verdauung, Potenz und bei Streßbelastung.*
- *Am besten in Currygerichten, Saucen und Salaten verzehren.*

SCHNELLE HILFE

- Ein Tee aus 1–2 TL gehackter Korianderblätter auf eine Tasse kochendes Wasser hilft bei Blähungen, Reizkolon und Streß.
- 1 TL zerstoßene und angeröstete Korianderfrüchte in einem Glas warmem Wasser ist ein gutes Gurgelmittel bei Candida-Mykosen im Mundraum.

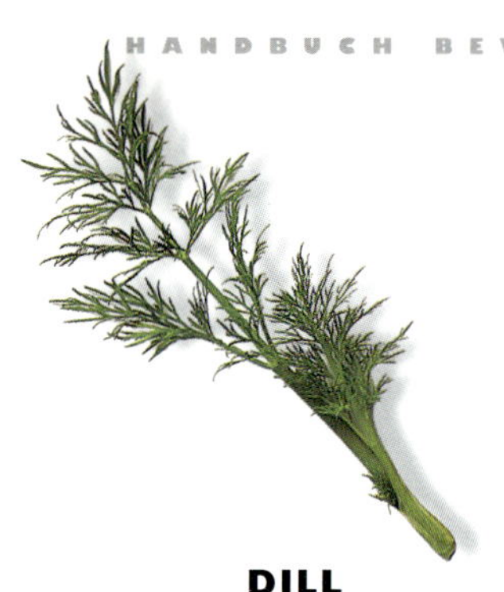

DILL

2

Reich an ätherischen Ölen

Dill enthält die ätherischen Öle Karvon, Limonen und Phellandren sowie Kumarine und Xanthone. Er ist äußerst wirksam zur Linderung von Koliken, Blähungen und Magenschmerzen. Babys verabreicht man ihn meist in Form von „Dillwasser".

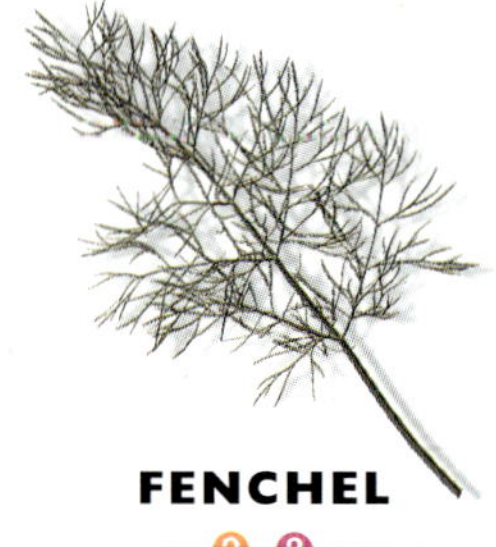

FENCHEL

2 8

Reich an ätherischen Ölen

Fenchel enthält ätherische Öle und einige Flavonoide. Er hilft bei Blähungen, regt die Lebertätigkeit an und fördert die Verdauung. Ein Aufguß der Früchte ist hilfreich bei Nierensteinen und Blasenentzündung. Früher verzehrte man Blätter, Wurzeln und Früchte zur Steigerung der körperlichen Leistungsfähigkeit und als Schlankheitsmittel.

⊖ *Fenchelfrüchte wirken bei übermäßigem Genuß toxisch.*

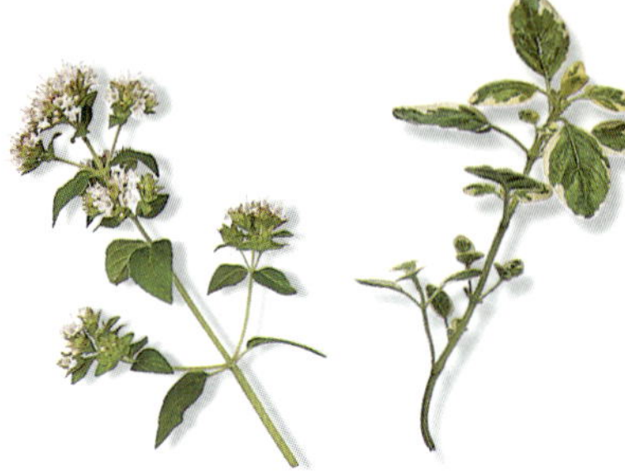

MAJORAN UND OREGANO

Reich an ätherischen Ölen

Origanum vulgare, bei uns auch Dost oder Wilder Majoran genannt und besonders als typisches Pizzagewürz beliebt, enthält äußerst wirkkräftige ätherische Öle, u.a. Thymol, Carvacrol und Origanen, die ihn zu einer wichtigen Arzneipflanze machen. Er wirkt stark antiseptisch und ist sehr geeignet zur Behandlung von Atemwegsproblemen wie Husten, Bronchitis und sogar Asthma. Eine Tasse Oreganotee ist ein ausgezeichnetes Mittel bei Angstzuständen und Nervosität. Mit etwas Honig gesüßt, ist er auch als entspannender Schlummertrunk bei Schlaflosigkeit sehr empfehlenswert. Bei Zahnschmerzen hilft es, ein oder zwei Oreganoblätter zu kauen.

⊕ *Wertvoll für die Nerven und bei Atemwegsbeschwerden.*

⊕ *Am besten als Würzmittel z. B. auf Pizza verwenden oder als Tee zubereiten.*

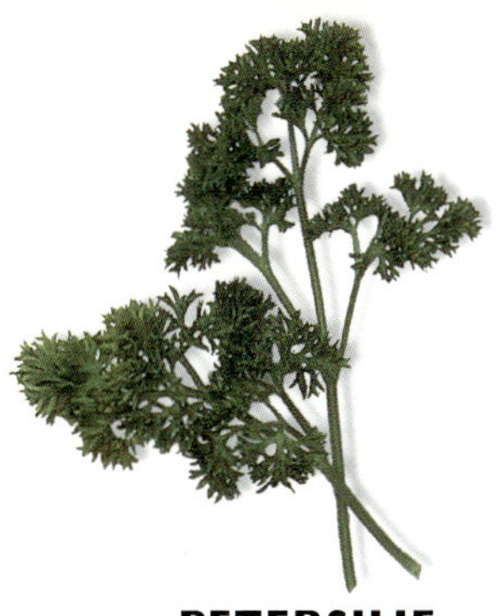

PETERSILIE

Reich an ätherischen Ölen, Vitamin A und C

Petersilie enthält die ätherischen Öle Apiol, Myristicin und Limonen sowie Kumarine und Flavonoide. Sie ist auch reich an Vitamin A und C, Eisen, Kalzium und Kalium. Sie wird als harntreibendes und entzündungshemmendes Mittel eingesetzt. Da sie die Harnsäureausscheidung fördert, hilft sie bei Rheuma und Gicht. Frauen mit Neigung zu prämenstruellen Ödemen trinken eine Mischung aus Petersilien-, Sellerie-, Möhren- und Apfelsaft. Petersilientee – alle drei Stunden ein Glas – ist ein sanftes, natürliches Entwässerungsmittel. Die Samen wirken ebenfalls harntreibend.

- ⊕ *Hilfreich als entwässerndes und entzündungshemmendes Mittel.*
- ⊕ *Am besten an Salate oder Gemüse geben oder als Tee trinken.*
- ⊖ *Petersiliensamen können in großen Mengen toxisch wirken; Nierenkranke sollten sie meiden.*

SCHNELLE HILFE

● Kauen Sie nach Genuß von Zwiebeln, Knoblauch oder zuviel Alkohol einige Petersilienblättchen, um den Atem zu erfrischen.

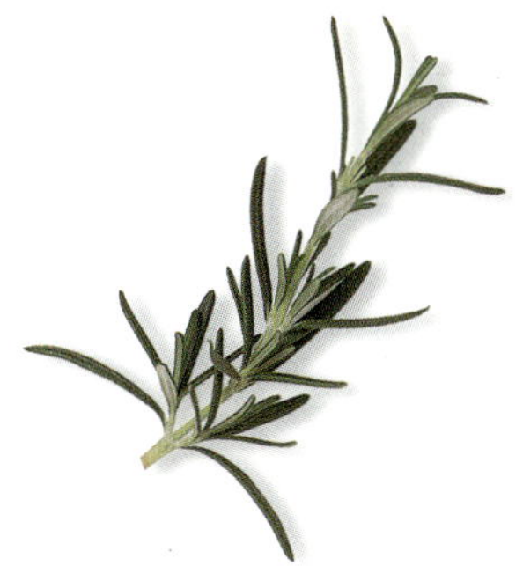

ROSMARIN

Reich an ätherischen Ölen

Rosmarin wirkt generell stärkend und belebend, vor allem auf die Hirnrinde, hilft bei Gedächtnisschwund durch Förderung der zellulären Sauerstoffaufnahme und mindert nervöse Spannungen. Er enthält die ätherischen Öle Borneol, Kampfer, Limonen, Flavonoide und Rosemaricen. Rosmarin wirkt auch entzündungshemmend und regt die Gallensäureproduktion an, was zur Fettverdauung hilfreich ist. Rosmarintee ist ein ausgezeichnetes Naturheilmittel gegen Kopfschmerzen.

Außerdem fördert Rosmarin die Durchblutung und kräftigt schwache Blutgefäße. Seiner belebenden Wirkung wegen wird er in vielen Kräutershampoos eingesetzt; ein Rosmarinaufguß mit Borax hilft bei Schuppen.

- ⊕ *Hilfreich für Nervensystem, Verdauung und Durchblutung.*
- ⊕ *Am besten an Lamm- und Hühnergerichte geben.*

SCHNELLE HILFE

● Ein Büschel frische Rosmarinzweige, unter den Heißwasserhahn gehängt, verleiht dem Badewasser belebende Wirkung.

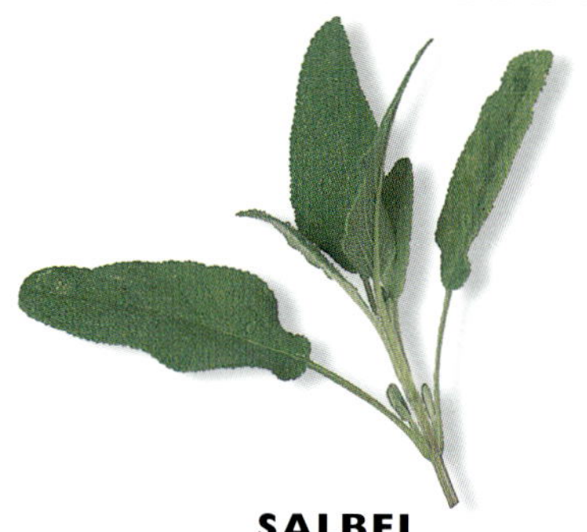

SALBEI

  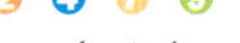

Reich an ätherischen Ölen

Salbei regt den Gallenfluß an und fördert die Fettverdauung. Er enthält ätherische Öle, Thujon, Bitterstoffe, Flavonoide und Phenolsäuren, wirkt antiseptisch und entzündungshemmend. Kräuterheilkundler setzten ihn gegen Menstruationsbeschwerden, nervöses Schwitzen und Atemwegsinfektionen ein. Thujon ist ein pflanzliches Östrogen, weshalb Salbei auch gegen die Hitzewallungen der Wechseljahre helfen kann.

Der chinesische rote Salbei, auch *Dan shen* genannt, enthält Tanshinone, die die Herzfunktion unterstützen, indem sie die Durchblutung der Herzkranzgefäße verbessern. Er ist ferner ein hochwirksames Antiseptikum und ein sehr effektives Gurgelmittel bei Halsentzündungen. Salbeitee ist auch als Mundspülmittel bei Zahnfleischentzündungen und Entzündungen der Mundschleimhaut hilfreich.

- ⊕ *Gut bei Menstruationsbeschwerden, für die Verdauung und bei Atemwegsinfektionen.*
- ⊕ *Paßt zu geschmacksintensivem Fleisch wie Schwein und Wild, in Wurst oder als Tee verwenden.*
- ⊖ *In der Stillzeit mäßig verzehren.*

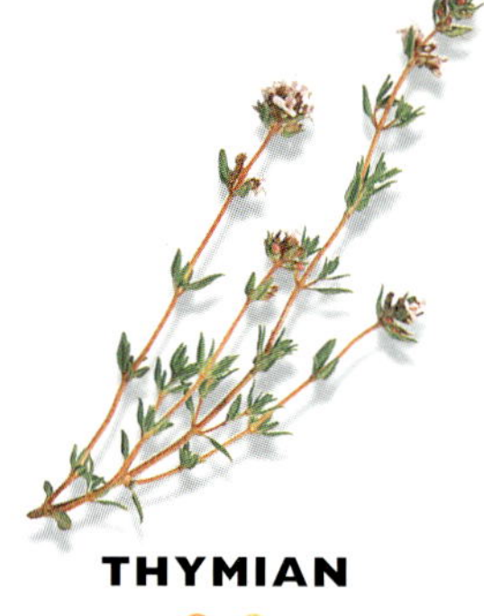

THYMIAN

② ⑦

Reich an ätherischen Ölen

Dieses beliebte Küchenkraut kann auch als Tee zubereitet werden. Es enthält die ätherischen Öle Thymol (auch Bestandteil vieler Antiseptika und Mundspülmittel) und Carvacrol sowie Flavonoide. Es unterstützt die Fettverdauung; außerdem haben Thymol und Carvol eine spezielle Wirkung auf die glatte Muskulatur der Luftröhre, weshalb Thymian auch bei Verschleimung günstig wirkt. Thymianöl wird in vielen Arzneimitteln und als Aromastoff verarbeitet. Thymiantee ist ein gutes Gurgelmittel bei Halsentzündungen und Entzündungen der Mundschleimhaut.

- ⊕ *Günstig bei Halsentzündungen, Husten und Verschleimung.*
- ⊕ *Am besten im* Bouquet garni *verwenden oder an Schmortöpfe, Marinaden und Hühnergerichte geben.*
- ⊖ *Ätherisches Thymianöl wirkt toxisch! Schwangere sollten es nicht für Massagen oder zum Baden verwenden.*

SCHNELLE HILFE

- **Bei rheumatischen Schmerzen und Beschwerden fünf Tropfen Thymianöl ins Badewasser geben.**

GEWÜRZE

Wertvoll zur Geschmacksverfeinerung

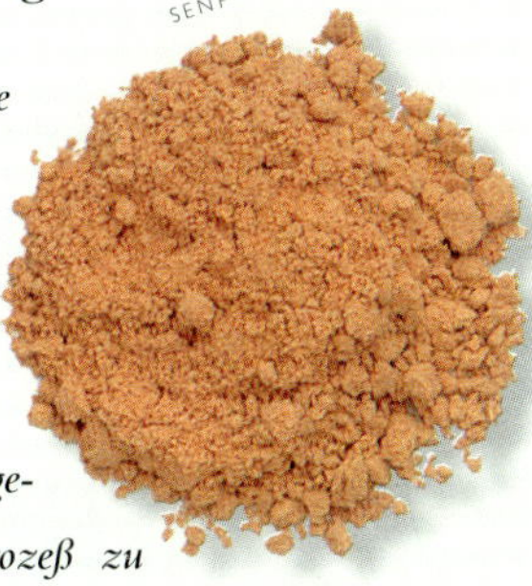

Auch die Gewürze haben eine lange kulinarische und medizinische Tradition. Sie können zur Geschmacksverfeinerung herzhafter wie süßer Gerichte beitragen. Vor den Zeiten der Konservendosen und Tiefkühlkost wurden Gewürze oft genutzt, um den Zersetzungsprozeß zu kaschieren oder aufzuhalten, da manche von ihnen ätherische Öle enthalten, die Mikroorganismen abtöten oder im Wachstum hemmen. Andere Gewürze setzte man aufgrund ihrer antimikrobiellen Wirkung zur Behandlung verschiedenster Darmprobleme ein; solche Rezepte wurden von Generation zu Generation weitergereicht. Die Öle mancher Gewürze werden auch in Kosmetika verarbeitet.

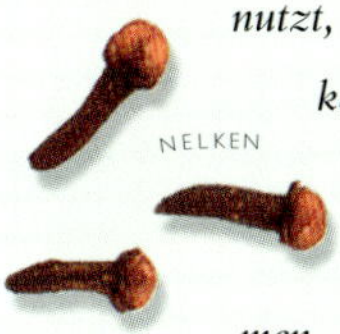

Man sollte also die Gewürze, obwohl sie sehr geringen Nährwert haben und nur in kleinen Dosen eingesetzt werden, nicht als bedeutungslos abtun. Bei ihrer Verwendung ist jedoch Vorsicht geboten, da manche Gewürze in falscher Dosierung innerlich und äußerlich toxisch wirken können, wie in den Beschreibungen angegeben.

Mit ihren exotischen Düften und intensiven Aromen käme den Gewürzen eine viel größere Rolle in unseren Küchen zu. Frisch gemahlen sind sie am aromatischsten, deshalb sollten Sie immer nur kleine Mengen kaufen. Es gibt sie fertig gemischt, doch am besten stellt man sich seine Lieblingsmischungen selbst zusammen.

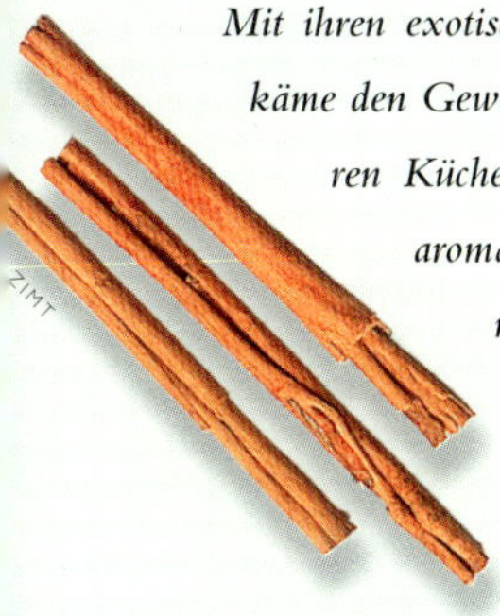

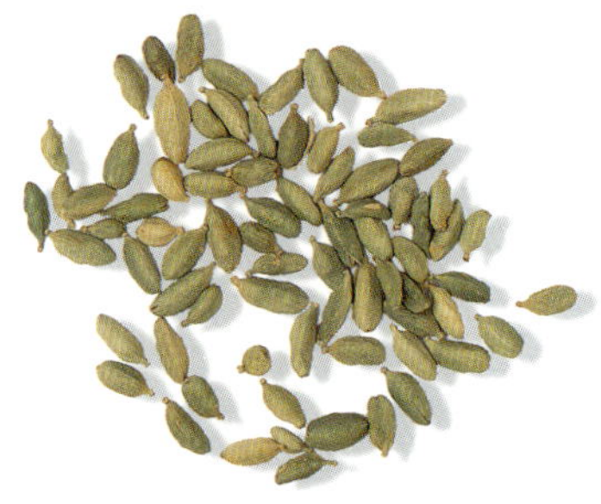

KARDAMOM

Reich an aromatischen Ölen

Kardamom ist hilfreich bei Verdauungsproblemen, vor allem bei Durchfall, Koliken und Blähungen. Die Kapseln werden in süßen und pikanten Rezepten eingesetzt und sind in Indien unentbehrlicher Bestandteil vieler Currygerichte. In der ayurvedischen Heilkunde gelten Kardamomsamen als herzstärkend und schleimlösend. Das Kauen einiger Kardamomsamen vertreibt Mundgeruch.

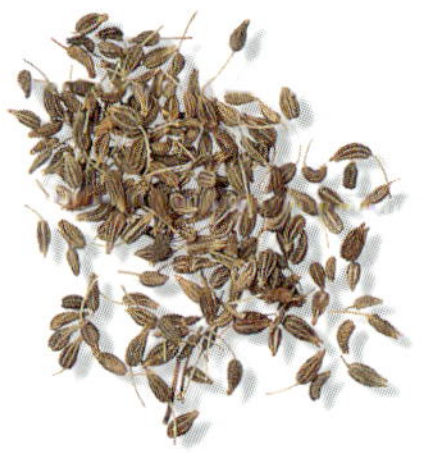

ANIS

Reich an ätherischen Ölen

Das Aroma und die Wirkung von Anis beruhen auf den ätherischen Ölen Anethol und Estragol. Die Früchte sind hilfreich bei trockenem Husten und zur Schleimlösung. Ein Tee aus den Anisfrüchten wirkt appetitanregend und verdauungsfördernd.

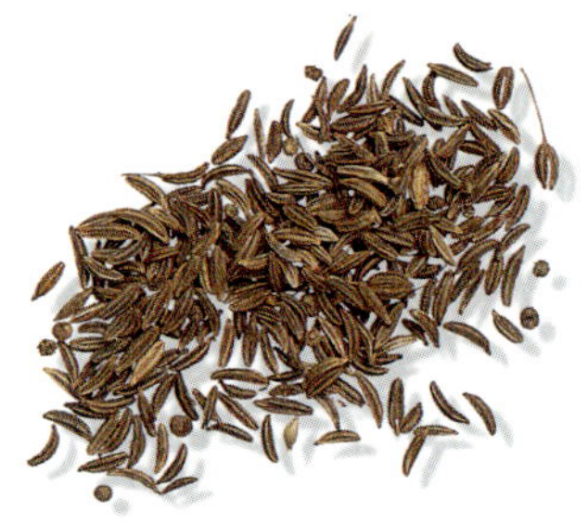

KÜMMEL

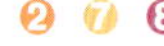

Reich an Karvon, Limonen und Pinen

In Mitteleuropa ist der Kümmel seit langem als Verdauungshilfe bekannt. Dank seiner Inhaltsstoffe Karvon, Limonen und Pinen hilft er ausgezeichnet gegen Blähungen. Am besten gibt man ihn als Gewürz an blähende Gerichte wie Kohl oder Bohnen oder trinkt einen Kümmelaufguß bei Verdauungsbeschwerden. Er wirkt sanft entwässernd, schleimlösend und wird oft in Hustenmitteln für Kinder verarbeitet.

- ⊕ *Wertvoll bei Atemwegs- und Verdauungsbeschwerden.*
- ⊕ *Am besten an kräftige Fleischgerichte, Suppen oder Gebäck geben.*

SCHNELLE HILFE

- **Eine Mischung aus fünf Tropfen Kümmelöl auf 25 ml Traubenkernöl ist hilfreich zur Behandlung von Krätze.**

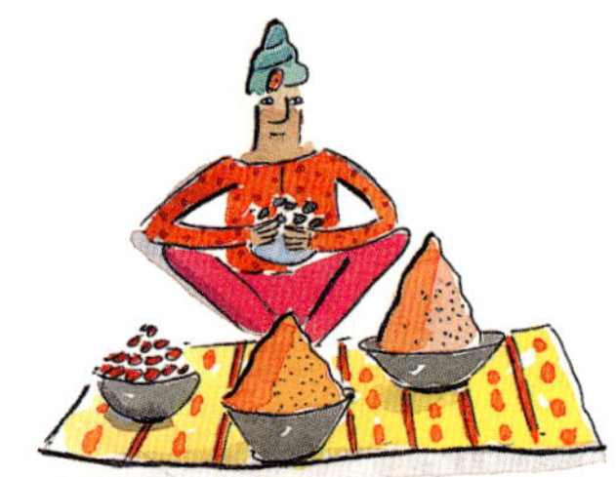

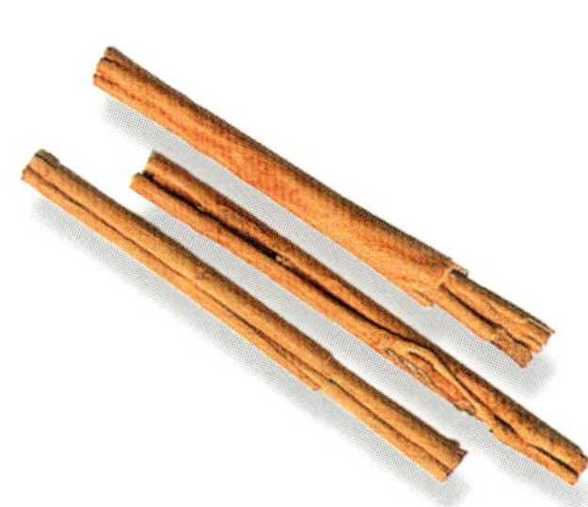

ZIMT

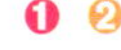
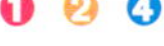

Reich an ätherischem Öl

Dieses Gewürz wirkt anregend, stärkend und antiseptisch. Es durchwärmt den ganzen Organismus und hilft bei der Bekämpfung der Müdigkeit und Apathie, die so oft mit Grippe oder anderen Virusinfektionen einhergehen. Geben Sie eine zerkleinerte Zimtstange an einen heißen süßen Grog, wenn eine Erkältung im Anzug ist oder Sie sich anderweitig elend fühlen. Wichtigster Inhaltsstoff ist das ätherische Öl Zimtaldehyd, das leicht beruhigend, schmerzlindernd und blutdrucksenkend wirkt. Zimt gilt auch als verdauungsfördernd und hilft bei Übelkeit und Durchfall. In der ayurvedischen Heilkunde dient er zur Behandlung der Magersucht und als schleimlösendes Mittel.

- ⊕ *Gut bei Husten, Verdauungsstörungen, Müdigkeit und Apathie.*
- ⊕ *Paßt zu Gebäck, Heißgetränken, Fleisch- und Fischgerichten.*

SCHNELLE HILFE

● Der Dampf einer in Wasser gekochten Zimtstange ist ein ausgezeichnetes Inhalationsmittel bei verstopften Stirnhöhlen und festsitzendem Husten.

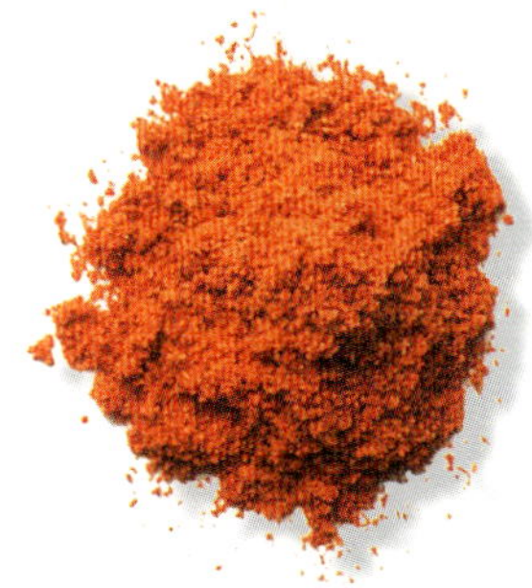

CAYENNEPFEFFER

Reich an Capsaicin

Dieses feurige Gewürz wurde von Naturheilkundlern bei akuter Krankheit eingesetzt, wenn der Körper auskühlte und der Puls sich verlangsamte. Der Inhaltsstoff Capsaicin gibt dem Cayennepfeffer sein Aroma und seine erstaunliche Fähigkeit zur Kreislaufanregung; auch bei Frostbeulen ist er hilfreich. Die Capsicidine der Samen haben starke antibakterielle Wirkung. Cayennepfeffer regt die Verdauung an und schützt vor Mageninfektionen und Lebensmittelvergiftung.

- ⊕ *Hilfreich bei Kreislaufproblemen und zur Anregung der Verdauung.*
- ⊕ *Sparsam an Suppen, Eintöpfe und pikante Speisen geben.*
- ⊖ *Die Haut kann auf scharfe Paprikasorten empfindlich reagieren – Handschuhe verwenden.*

SCHNELLE HILFE

● Für ein wärmendes Massageöl 50 g feingehackte Chilischoten mit 250 ml Traubenkernöl mindestens eine Stunde lang im heißen Wasserbad ziehen lassen. In eine dunkle Glasflasche abseihen, im Kühlschrank aufbewahren. Sparsam verwenden.

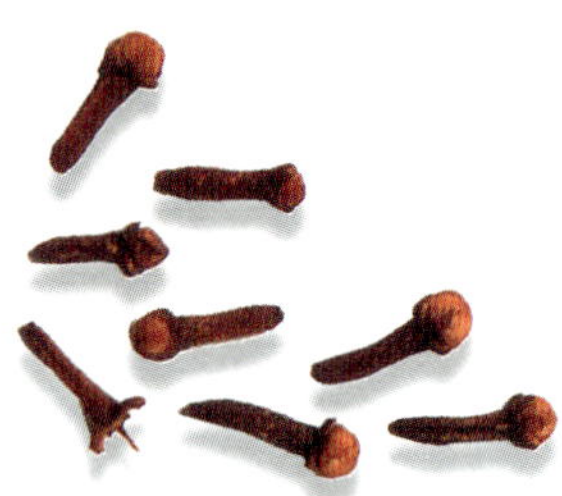

GEWÜRZNELKEN

Reich an Eugenol

Gewürznelken wirken antiseptisch, wärmend und kreislaufanregend. Ein bis zwei zerstoßene Nelken im Kräutertee geben Ihnen neuen Schwung. Wichtigster Inhaltsstoff ist das ätherische Öl Eugenol. In Indien und China kaut man die Nelken zur Erfrischung des Atems. Als Bestandteil der Gewürzmischung Garam Masala gibt sie der indischen Küche ihr typisches Aroma. Ayurvedische Heilkundler kannten die zahnschmerzlindernde Wirkung der Gewürznelke, lange bevor man bei uns Nelkenöl zu diesem Zweck einsetzte.

- ⊕ *Wertvoll als Antiseptikum und zur Kreislaufanregung.*
- ⊕ *Am besten zum Marinieren und Einmachen verwenden.*

SCHNELLE HILFE

- Zur Behandlung von Eiterbeulen zwei oder drei Tropfen Nelkenöl auf die Hautoberfläche geben.
- Bei Zahnschmerzen eine Gewürznelke kauen oder einige Tropfen Nelkenöl um den betroffenen Zahn verreiben; nach Bedarf wiederholen.

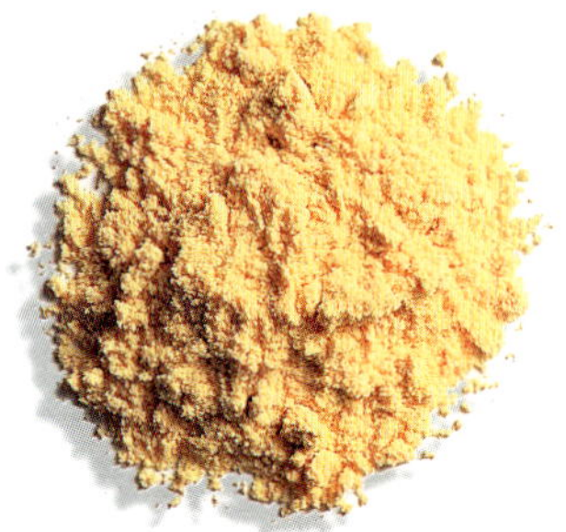

SENF

Reich an Sinigrin

Senfkörner enthalten Sinigrin, das in Allylisothiocyanat umgewandelt wird, welches dem Senf seinen Geschmack, Geruch und seine Schärfe gibt. Medizinisch wird er heute meist äußerlich angewandt, obwohl er auch als Entwässerungs- und Brechmittel dienen kann. Mit Wasser angerührtes Senfpulver kann, auf ein Tuch verteilt, als Umschlag bei Hexenschuß und Ischiasleiden, Bronchitis, Lungenentzündung und Nervenschmerzen eingesetzt werden. Als Gewürz regt Senf die Magensaftproduktion an.

- ⊕ *Gut bei Atemwegserkrankungen und zur Schmerzlinderung*
- ⊕ *Am besten als Würzmittel für Saucen und Eingelegtes verwenden.*
- ⊖ *Senf kann auf der Haut Blasen hervorrufen; vor dem Auflegen von Senfumschlägen an einem kleinen Bereich ausprobieren.*

SCHNELLE HILFE

- 1 TL Senfpulver in einer großen Schüssel mit heißem Wasser ergibt ein belebendes Fußbad zur Linderung von Kopfschmerzen, Erkältungen und Grippe.

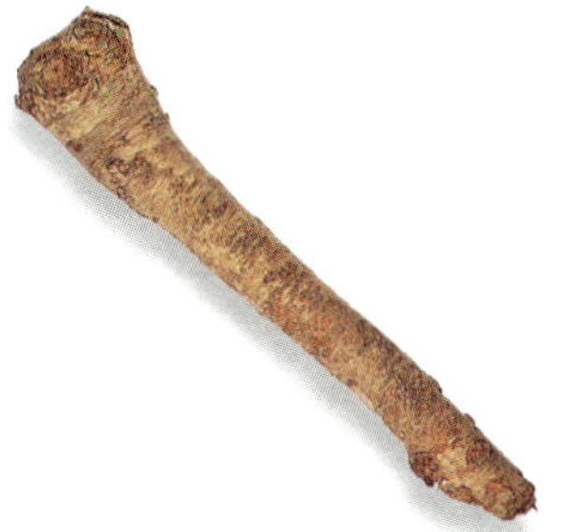

MEERRETTICH

Reich an Siligrin und Schwefel

Der Meerrettich gehört wie die Brunnenkresse zur Familie der Kreuzblütler und teilt viele ihrer stärkenden und heilenden Eigenschaften. Seine antibakterielle und krebsvorbeugende Wirkung rührt aus seinem Gehalt an Siligrin her, das zu Isothiocyanaten abgebaut wird. Er ist auch reich an Schwefelstoffen. Traditionell reicht man Meerrettich zu gebratenem Fleisch und fettem Fisch, deren Verdauung er unterstützt. Er ist auch ein gutes Mittel bei Husten, Grippe und Stirnhöhlenproblemen: Hierzu 1 TL frisch geriebene Meerrettichwurzel mit etwas Honig in eine Tasse heißes Wasser einrühren.

- ⊕ *Hilfreich bei Erkältungen, für die Verdauung und als antibakterielles Mittel.*
- ⊖ *Kann bei Hautkontakt Blasenbildung hervorrufen.*
- ⊖ *Bei Schilddrüsenproblemen sparsam einsetzen, da er Goitrogene enthält.*

SCHNELLE HILFE

● Bei nicht aufgeplatzten Frostbeulen ist ein Umschlag aus geriebenem, in heißem Wasser eingeweichtem Meerrettich hilfreich.

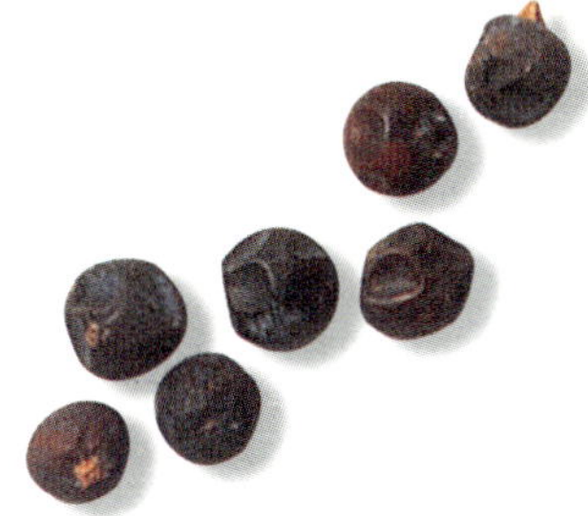

WACHOLDERBEEREN

Reich an ätherischen Ölen

Diese Beeren geben dem Gin sein einzigartiges Aroma und bereichern zahlreiche Gerichte mit ihrer intensiven Würze. In der Kräutermedizin dienen sie als harntreibendes Mittel bei Blasenentzündungen und anderen Harnwegserkrankungen. Auch bei Rheuma und Gicht sind sie hilfreich, da sie die Harnsäureausscheidung fördern. Wie viele Küchenkräuter regen sie die Verdauung an.

- ⊕ *Gut bei Harnwegsinfektionen, Rheuma, Gicht und für die Verdauung.*
- ⊖ *Bei Nierenleiden, akuten Harnwegsinfektionen und in der Schwangerschaft sollte man Wacholderbeeren meiden.*

SCHNELLE HILFE

● Wacholderöl – fünf Tropfen auf 25 ml Traubenkernöl – ist ein gutes Massageöl bei Zellulitis, da es den Abtransport von unter der Haut eingelagerten Schlackstoffen beschleunigt. In der Schwangerschaft sollte es jedoch nicht angewendet werden.

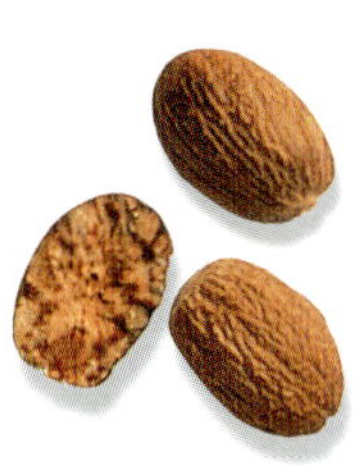

MUSKAT

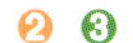

Reich an Myristicin

Der immergrüne Muskatnußbaum, *Myristica fragrans*, liefert zweierlei Gewürze – Muskatnuß und Muskatblüte. Ihr Aroma ist sehr ähnlich, wobei die Muskatblüte etwas bitterer schmeckt. Wichtigster Inhaltsstoff von Muskat ist das Myristicin, das eine starke Wirkung auf das Gehirn ausübt und chemisch dem Meskalin (aus dem berühmten mexikanischen Peyote-Kaktus) ähnelt. Muskat regt den Appetit an und ist ein wertvolles Heilmittel bei Lebensmittelvergiftung, Durchfall und Übelkeit. In der ayurvedischen Heilkunst gilt Muskat als Mittel für schöne Haut. Es wird auch in traditionelle Mittel gegen Schlaflosigkeit, Husten und Übelkeit gegeben.

- ⊕ *Günstig für Verdauungstrakt und Haut.*
- ⊕ *Am besten an Milch- und Käsespeisen geben.*
- ⊖ *Muskat wirkt in zu hoher Dosis stark giftig – sparsam einsetzen!*

SCHNELLE HILFE

● Bei Lebensmittelvergiftung alle vier Stunden Pfefferminztee mit etwas Muskat trinken.

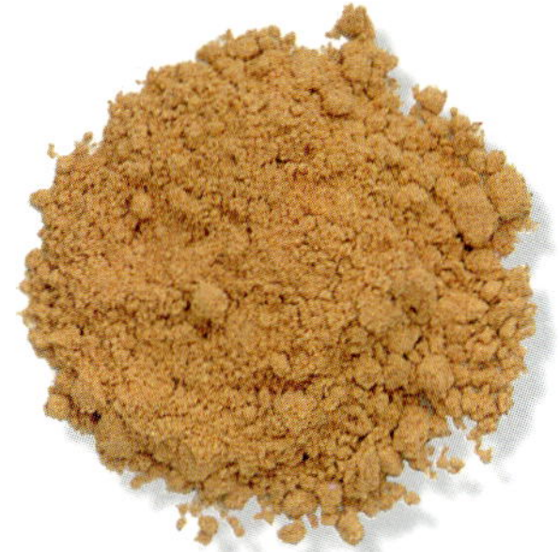

INGWER

Reich an Zingiberen, Gingerolen und Shogaolen (Ingwerpulver)

Der in der asiatischen Küche beliebte Ingwer paßt zu süßen und pikanten Gerichten. Er wirkt lindernd bei Husten und Erkältungen und ist allgemein wärmend. Darüber hinaus ist er wertvoll zur Verhütung von Reisekrankheit und Morgenübelkeit in der Schwangerschaft. Ein Schlummertrunk aus frischem, geriebenem Ingwer, mit heißem Zitronensaft und Honig gemischt, kann eine Erkältung im Ansatz unterbinden. Ingwerpulver ist noch schärfer als die frische Wurzel.

- ⊕ *Hilfreich gegen Husten, Erkältung und Übelkeit.*
- ⊕ *Paßt gut zu süßen und pikanten Gerichten.*

SCHNELLE HILFE

● Gegen Morgenübelkeit, Reisekrankheit und Übelkeit nach Operationen oder als wärmendes Getränk: Ein 1 cm langes Stück Ingwerwurzel schälen, in eine Tasse reiben, mit heißem Wasser übergießen, zehn Minuten abgedeckt ziehen lassen. Abseihen, 1 TL Honig unterrühren und schlückchenweise trinken.

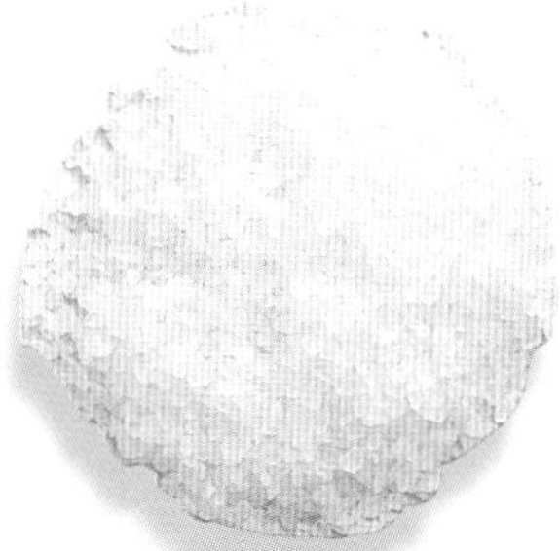

SALZ

Im Übermaß schädlich

Kochsalz ist eine chemische Substanz mit dem Namen Natriumchlorid, und obwohl Natrium für die Körperfunktionen unentbehrlich ist, kann es auch Probleme verursachen: Bei Überversorgung mit Natrium müssen die Nieren vermehrt arbeiten, um es auszuscheiden, das Herz pumpt mehr Blut durch die Nieren, und der Blutdruck steigt an. Da es eigentlich unnötig ist, unserer Nahrung noch Salz hinzuzufügen – sie enthält von Natur aus mehr als genug –, wäre es sinnvoll, unseren Salzverbrauch soweit wie möglich zu reduzieren.

Ein zu hoher Salzkonsum begünstigt nicht nur Bluthochdruck, Schlaganfälle und Herzinfarkte, sondern auch die zyklusbedingte oder bei Herzinsuffizienz auftretende Ödembildung. Überhöhte Salzaufnahme wird mit Magenkrebs in Verbindung gebracht, verschlimmert Asthma, führt zu Kalziummangel und ist ein wichtiger Faktor bei der Entwicklung der Osteoporose. Professor MacGregor vom St. George's Hospital in London plädiert dafür, unseren täglichen Salzkonsum von 10 auf 5 g zu senken. Tatsächlich brauchen wir nur 1 g.

Erschwerend kommt hinzu, daß das aufgenommene Salz zum großen Teil aus verarbeiteten Produkten stammt. Salz ist von allen gesetzlich zugelassenen gesundheitsschädlichen Stoffen der am meisten gebrauchte. In Fast food und Fertigprodukten versteckt sich besonders viel Salz. Studieren Sie die Verpackungsangaben sorgfältig. Je weiter oben auf der Zutatenliste das Salz steht, desto mehr ist enthalten. Achten Sie auch auf natriumhaltige Stoffe wie Natriumglutamat, Natriumhydrogenkarbonat, Backpulver, Natriumnitrat und -nitrit. Angaben in „mg Natrium je 100 g" täuschen. Multiplizieren Sie den Wert mit 2,5, um auf den tatsächlichen Salzgehalt zu kommen.

- ⊕ *Zur Aufrechterhaltung der Körperfunktionen unentbehrlich.*
- ⊖ *Beim Kochen durch aromatische, würzige Kräuter ersetzen.*
- ⊖ *Übermäßiger Salzkonsum führt zu Bluthochdruck, Schlaganfällen und Herzinfarkten.*
- ⊖ *Begünstigt Ödeme und wird mit Magenkrebs, Asthma und Osteoporose in Verbindung gebracht.*

ESSIG

Wertvoll als pikantes Würz- und Konservierungsmittel

Essig gehört zu den ältesten bekannten Würzmitteln und ist zugleich ein unschätzbares Konservierungsmittel, da er unter Luftabschluß unbegrenzt haltbar ist. Seit Anbeginn ihrer Geschichte praktiziert die Menschheit die Kunst der Essigbereitung: In der Frühzeit der chinesischen und japanischen Reiche wie auch bei den alten Griechen und Römern war sie ein blühendes Handwerk. Das Wort „Essig" ist von acetum, *der lateinischen Bezeichnung für Essig, abgeleitet.*

Bei der Essigherstellung wird eine alkoholische Flüssigkeit durch Essigsäurebakterien zu Essig umgewandelt, der am Ende dieses Prozesses 6–12% Essigsäure enthält. Zwar werden heute die meisten Essige industriell hergestellt, doch die hochwertigsten Essige werden immer noch nach dem seit Jahrhunderten unveränderten, äußerst langsam ablaufenden Orléansverfahren gewonnen, bei dem bis zur Erreichung des erforderlichen Säuregehalts mindestens drei Monate vergehen.

Mit seinem pikant-säuerlichen Aroma eignet sich Essig hervorragend als fettfreies Dressing für Salate – etwa anstelle fetter Mayonnaise. Durch Zusatz von Gewürzen, Kräutern oder Früchten – Chilischoten, Knoblauch, Rosmarin, Estragon, Lorbeer, Himbeeren, Erdbeeren u.a. – läßt sich eine Fülle köstlicher Aromavarianten herstellen, mit denen man in der Küche wunderbar experimentieren kann.

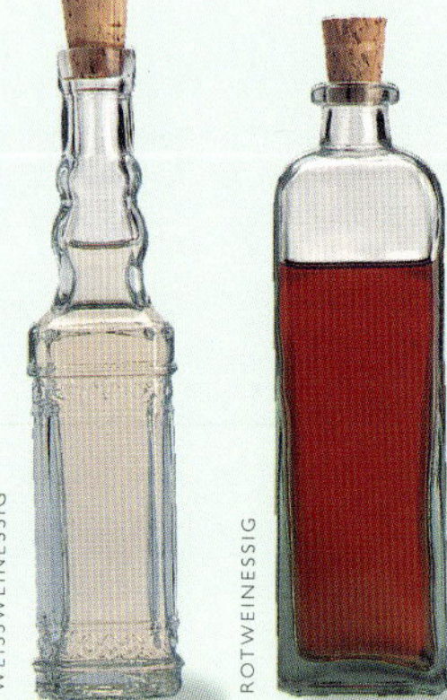

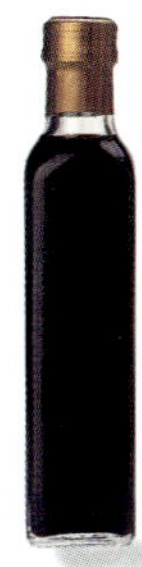

BALSAMESSIG

4,2 kJ/1 kcal je 100 g
Reich an Essigsäure

Der bis vor kurzem außerhalb seiner Heimatregion um die norditalienische Stadt Modena wenig verbreitete Balsamessig war jedoch Spitzenköchen und Feinschmeckern seit langem bekannt und bei den Italienern stets hoch geschätzt. Er wird aus Traubenmost gewonnen, der idealerweise von der Trebbianorebe stammen sollte. Der Herstellungsprozeß dauert mindestens 12 Jahre, während derer der Most in Holzfässern reift. Die besten Balsamessigsorten sind bis zu 50 Jahren alt. Mit seinem delikaten süß-sauren Aroma und seiner dunklen Farbe schmeckt er besonders gut zu zartem Salat, frischen Artischocken oder gerösteten roten Paprika.

- *Wertvoll als Konservierungsmittel.*
- *Köstlich als Würze.*
- *Am besten zu Salaten und gegarten Gemüsen verwenden.*

SCHNELLE HILFE

● Essig ist ein gutes Antiseptikum und in Verbindung mit Knoblauch ein wirksames Fungizid – etwa zur Bekämpfung von Fußpilz.

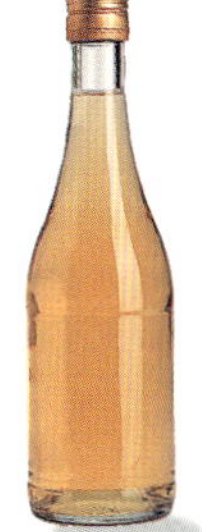

APFELESSIG

4,2 kJ/1 kcal je 100 g
Reich an Essigsäure

Dieser aus Apfelwein gewonnene Essig erfreut sich besonderer Beliebtheit. Er hat weniger Säure als Malzessig, aber ein typisches frisches Aroma, das an einige der altmodischeren Apfelsorten erinnert. Apfelessig paßt hervorragend zu hochwertigem Olivenöl als Grundlage für aromatische, leichte Salatdressings. In Nordamerika gehört er zu den bewährtesten Hausmitteln zur Linderung von Rheuma und Arthritis: Dr. D. C. Jarvis empfiehlt in seinem Bestseller der Volksmedizin – *5 x 20 Jahre leben* – 2 TL Apfelessig und 2 TL Honig, in einem Glas Wasser aufgelöst, dreimal täglich zu den Mahlzeiten und vor dem Schlafengehen zur Stärkung der Abwehrkräfte zu trinken.

REISESSIG

4,2 kJ/1 kcal je 100 g
Reich an Essigsäure

Dieser traditionelle Essig der asiatischen Küche wird direkt aus Reis oder aus Reiswein (Sake) hergestellt. Er ist milder als anderer Essig und eine delikate Zutat zu chinesischen und japanischen Gerichten.

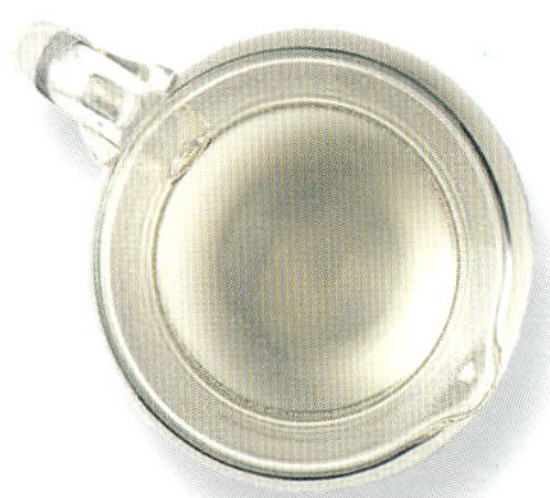

MALZESSIG

4,2 kJ/1 kcal je 100 g
Reich an Essigsäure

Dieser Essig ist in England besonders beliebt, wo man ihn auf „Fish and Chips" träufelt und zum Einlegen von Zwiebeln, Gürkchen und Walnüssen verwendet. Zu seiner Herstellung wird Gerstenmalz zunächst mit Hefe vergoren, bevor man die Essigsäurebakterien dazugibt. Er kann mit Zuckercouleur dunkler gefärbt werden. Destillierter Malzessig wird oft zum Einlegen und Konservieren verwendet.

⊕ *Gut als Konservierungsmittel.*
⊕ *Am besten zum Einlegen verwenden oder zu Backfisch mit Pommes frites reichen.*

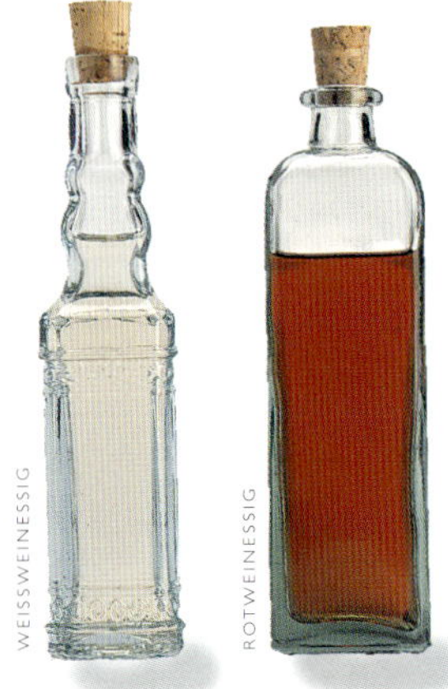

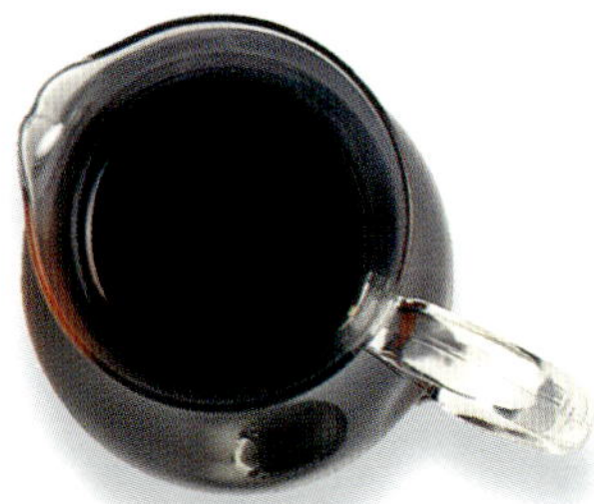

ESSIGESSENZ

4,2 kJ/1 kcal je 100 g
Reich an künstlichen Farb- und Aromastoffen

Dieser Essig entsteht nicht durch Gärung, sondern durch Verdünnung synthetischer Essigsäure, und ist eigentlich kein richtiger Essig. Er kann mit Zuckercouleur eingefärbt sein; oft werden auch Zucker, künstliche Aromastoffe und Salz zugesetzt.

⊖ *Besonders für Menschen mit Allergien und hyperaktive Kinder nicht empfehlenswert.*

WEINESSIG

4,2 kJ/1 kcal je 100 g
Reich an Essigsäure

Weinessig entsteht aus Wein mit niedrigem Alkoholgehalt, dem Essigsäurebakterien zugesetzt werden. Durch den langwierigen Reifeprozeß in Holzfässern erhält man ein Endprodukt mit hohem Gehalt an aromatischen Verbindungen, die einem guten Weinessig sein delikates Aroma geben. Alle echten Essige, mit Ausnahme des Balsamessigs, können mit Gewürzen, Kräutern und sogar Obst verfeinert werden.

FETTE UND ÖLE

Wertvoll durch ihren Gehalt an Vitaminen und essentiellen Fettsäuren

Das Thema Fette ist kompliziert und verwirrend, doch ein Grundverständnis der diversen Fettarten – gesättigte, mehrfach oder einfach ungesättigte und trans-Fettsäuren, Cholesterin, Lipoproteine hoher und niedriger Dichte (HDL und LDL), Omega-3, Omega-6 – ist ein wichtiger Schritt zur gesunden Ernährung. Wir brauchen etwas Fett in unserer Kost, um die fettlöslichen Vitamine A, D, E und K resorbieren zu können.

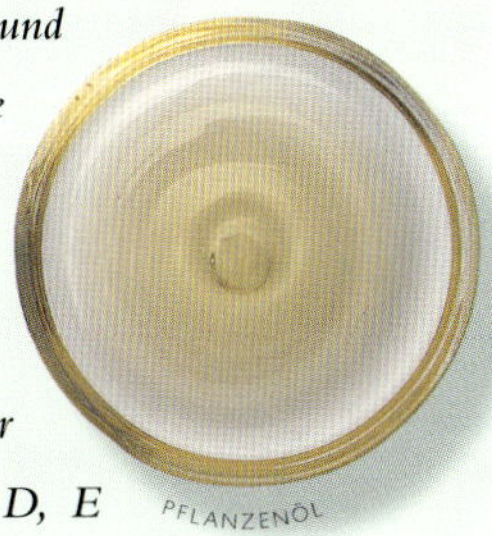

PFLANZENÖL

Von allen Bestandteilen unserer Nahrung haben Fette – aufs Gewicht gerechnet – die meisten Kalorien: doppelt so viele wie stärkereiche Nahrungsmittel. Eine fettarme Ernährung soll jedoch keine fettfreie Ernährung sein, und der völlige Verzicht auf Fett kann ebenso zu schweren Krankheiten führen wie übertriebener Fettkonsum und Übergewicht.

Der erste Schritt zur Reduzierung des Fettkonsums besteht in einer Beschränkung der sichtbaren Fette – wie Butter, Käse, Sahne, Fettränder an Steaks, Koteletts und Schinken. Schwieriger wird es, die „versteckten" Fette in Fleischwaren, Keksen und Schokolade zu meiden. Hier hilft nur das Studium der Angaben auf den Verpackungen. Die umseitige Tabelle zeigt Ihnen, in welch kleinen Mengen fettreicher Produkte bereits 10 g Fett enthalten sind – ein Drittel der empfohlenen Gesamtfettaufnahme pro Tag.

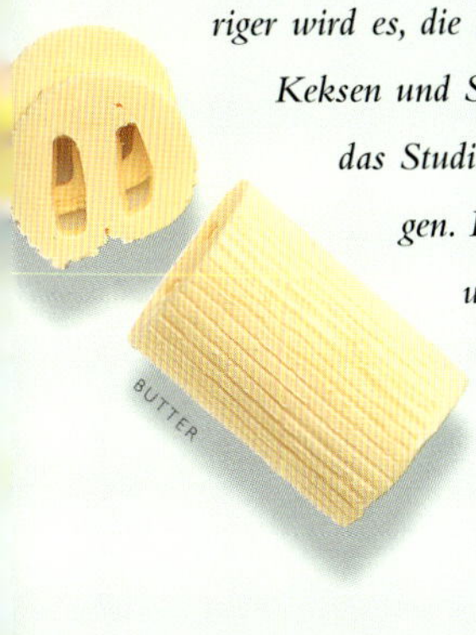

BUTTER

FAKTEN ZUM FETTGEHALT

NAHRUNGSMITTEL	MENGE, IN DER 10 G FETT ENTHALTEN SIND
Bockwurst	40 g
Bratwurst	32 g
Butter	12 g
Crème fraîche	25 g
Doppelrahmfrischkäse	30 g
Emmentaler	33 g
Fleischwurst	27 g
Garnelen, fritiert	55 g
Gebratene Ente mit Haut	25 g
Gorgonzola	30 g
Hackfleisch (halb und halb)	40 g
Kartoffelchips	30 g
Käsekuchen	14 g
Lammkotelett mit Fettrand	30 g
Margarine	8 g
Mayonnaise	8 g
Milchschokolade	35 g
Omelett	50 g
Pflanzenöl	10 g
Pommes frites (gefroren)	50 g
Quiche	35 g
Sahne	33 g
Salami	33 g
Sandkuchen	40 g
Schmalz	10 g
Schokoladenkekse	35 g
Speck, durchwachsen	15 g
Spritzgebäck	30 g

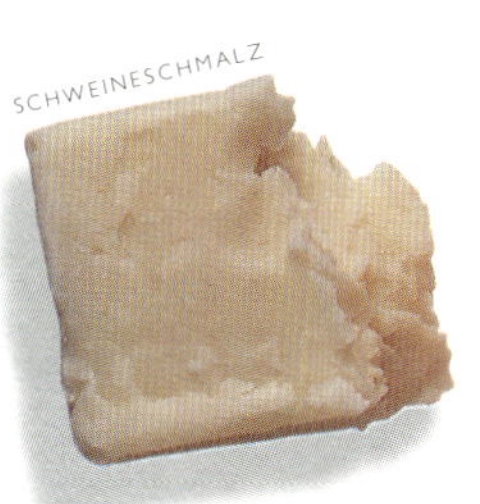

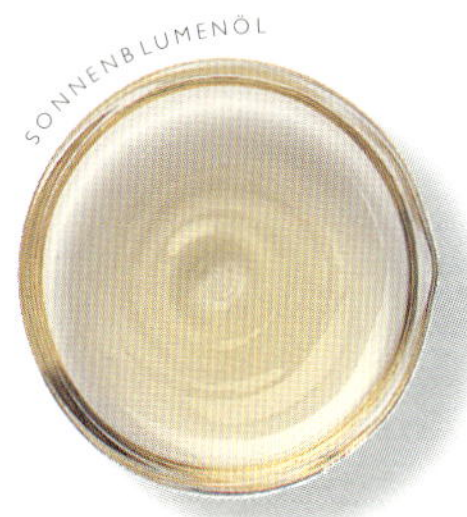

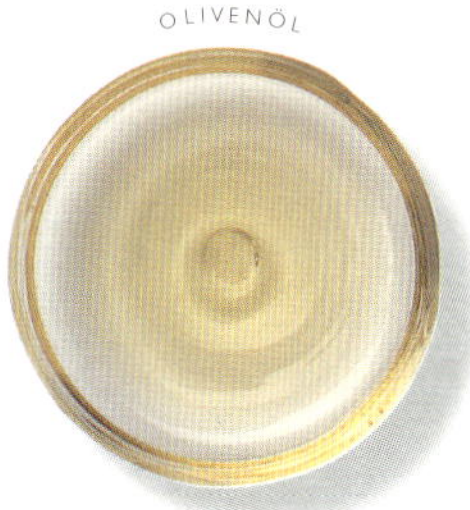

GESÄTTIGTE FETTSÄUREN

Im Übermaß schädlich

Tierische Fette – Butter, Schmalz, das Fett in Fleisch, Käse, Sahne und Milch – bestehen vorwiegend aus gesättigten Fettsäuren. Auch einige Pflanzenfette sind reich an gesättigten Fettsäuren. Der Körper kann gesättigte Fettsäuren selbst produzieren und braucht sie nicht zusätzlich aufzunehmen.

- ⊖ *Verzehr möglichst einschränken.*
- ⊖ *Werden mit Herzerkrankungen und Brustkrebs in Verbindung gebracht.*

MEHRFACH UNGESÄTTIGTE FETTSÄUREN

Reich an den fettlöslichen Vitaminen A, D, E und K

Mehrfach ungesättigte Fettsäuren findet man vor allem in Pflanzenölen wie Soja-, Mais-, Sonnenblumen- und Distelöl. Sie kommen auch in Fettfischen vor und sind, obwohl genauso kalorienreich wie gesättigte Fettsäuren, äußerst wichtig für den Organismus und sollten daher regelmäßig verzehrt werden.

- ⊕ *Liefern essentielle Fettsäuren für die Haut und zum Aufbau der Körperzellen.*
- ⊕ *Am besten in Form von Pflanzenölen oder Fettfisch verzehren.*

EINFACH UNGESÄTTIGTE FETTSÄUREN

Reich an den fettlöslichen Vitaminen A, D, E und K

Einfach ungesättigte Fettsäuren sind vor allem in Olivenöl, Rapsöl, Nüssen und Samen enthalten; sie haben eine bedeutende herzschützende Funktion. Der enorme Verbrauch an Olivenöl im Mittelmeerraum gilt inzwischen als ein Grund dafür, daß Herzerkrankungen in Südeuropa viel seltener sind als in Nord- und Mitteleuropa sowie Nordamerika.

- ⊕ *Beugen Herzerkrankungen vor.*
- ⊕ *Liefern Fettsäuren für gesunde Haut und zum Aufbau der Körperzellen.*
- ⊕ *In Form von Oliven- oder Rapsöl, Avocados, Nüssen und Samen verzehren.*

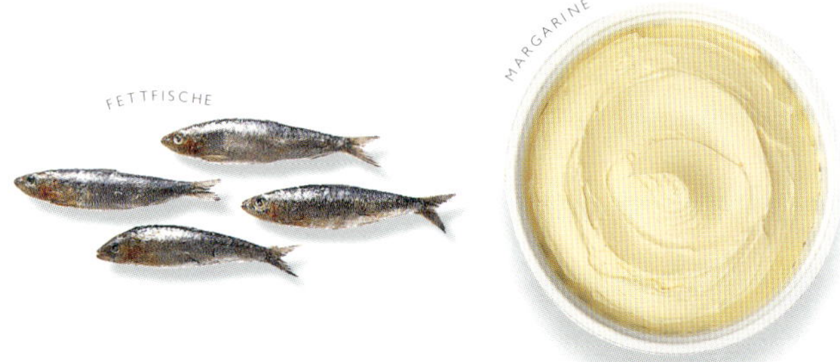

ESSENTIELLE FETTSÄUREN

Reich an Omega-6 und Omega-3

Essentielle Fettsäuren sind die Omega-6- und die Omega-3-Fettsäuren – wichtige Bausteine für die Körperzellen, besonders für Hirnzellen und Gewebe des zentralen Nervensystems. Sie finden sich in einfach und mehrfach ungesättigten Fetten. Ihr Fehlen kann die Entwicklung des kindlichen Gehirns während der Schwangerschaft und im frühen Kindesalter beeinträchtigen.

Neuere Studien geben Grund zur Besorgnis, daß es bei ausschließlich vegetarischer Ernährung in der Schwangerschaft u. U. zu einem Mangel an essentiellen Fettsäuren kommen kann. Omega-6-Fettsäuren sind in Oliven- und Sonnenblumenöl, Omega-3-Fettsäuren besonders in Fettfisch, Sojabohnen, Rapsöl und Walnüssen reichlich enthalten.

- ⊕ *Unentbehrlich für die Entwicklung des Gehirns und des zentralen Nervensystems.*
- ⊕ *Am besten in Form von Oliven-, Sonnenblumen- und Rapsöl, Sojabohnen und Walnüssen verzehren.*

TRANS-FETTSÄUREN

Im Übermaß schädlich

Trans-Fettsäuren werden auf den Zutatenlisten nicht angegeben; höchstens wird eine Margarine gelegentlich als „frei von" oder „arm an trans-Fettsäuren" deklariert. Nachdem man uns jahrzehntelang versichert hat, Margarine sei gesünder für das Herz als Butter, hat die amerikanische Forschung inzwischen die trans-Fettsäuren als neue Übeltäter ausgemacht.

Flüssige Öle werden hydriert bzw. gehärtet, um eine streichfähige Margarine herzustellen. Auch kommerziell eingesetzte Speiseöle werden teils gehärtet, um in Friteusen länger haltbar zu sein. Ein Nebenprodukt dieses Verfahrens sind die trans-Fettsäuren, die sich mittlerweile in großangelegten amerikanischen Bevölkerungsstudien als mindestens so schädlich für das Herz erwiesen haben wie gesättigte Fettsäuren.

- ⊖ *Nach Möglichkeit meiden.*
- ⊖ *Werden mit Herzerkrankungen in Verbindung gebracht.*

CHOLESTERIN

Der Cholesterinspiegel im Blut ist ein wichtiger Indikator für das persönliche Risiko einer Herzerkrankung. Zwar spielen auch andere Faktoren eine Rolle – Rauchen, Übergewicht, Bewegungsmangel und falsche Ernährung –, aber das Cholesterin ist von besonderer Bedeutung. Es ist unentbehrlicher Bestandteil jeder Körperzelle, doch brauchen wir kein Cholesterin aufzunehmen, da der Körper es aus anderen Fetten selbst produziert.

▶ Bei den meisten Menschen läßt sich ein erhöhter Cholesterinspiegel durch Einschränkung des Verzehrs gesättigter Fettsäuren senken, während eine Einschränkung des Cholesteringehalts der Nahrung nur einem kleinen Prozentsatz der Betroffenen hilft. Pflanzliche Nahrungsmittel enthalten kein Cholesterin. Dagegen findet man es in allen tierischen Lebensmitteln; den höchsten Gehalt haben Innereien und Eigelb.

▶ Das Cholesterin kann in zweierlei Form im Körper zirkulieren: Es ist entweder an Lipoproteine niedriger Dichte (LDL) oder an Lipoproteine hoher Dichte (HDL) gebunden. LDL ist das „schlechte“ Cholesterin; Menschen mit einem hohen Anteil an LDL-Cholesterin im Blut sind besonders gefährdet, an Herzleiden zu erkranken. Ein hoher Verzehr an gesättigten tierischen Fetten erhöht den LDL-Spiegel. Ein hoher HDL-Spiegel hingegen senkt das Risiko einer Herzkrankheit.

▶ Cholesterinreiche Nahrungsmittel, die aber ansonsten kaum gesättigte Fettsäuren enthalten, scheinen sich auf den Blutcholesterinspiegel nur wenig auszuwirken. Es gibt andererseits viele Nahrungsmittel, vor allem solche mit hohem Gehalt an löslichen Ballaststoffen (wie Haferkleie, Trockenfrüchte und Grapefruits), die die Ausscheidung von überschüssigem Cholesterin unterstützen. Eine Etikettierung als „cholesterinfrei“ oder „cholesterinarm“ kann irreführend sein; wichtiger ist der Gehalt an gesättigten Fettsäuren.

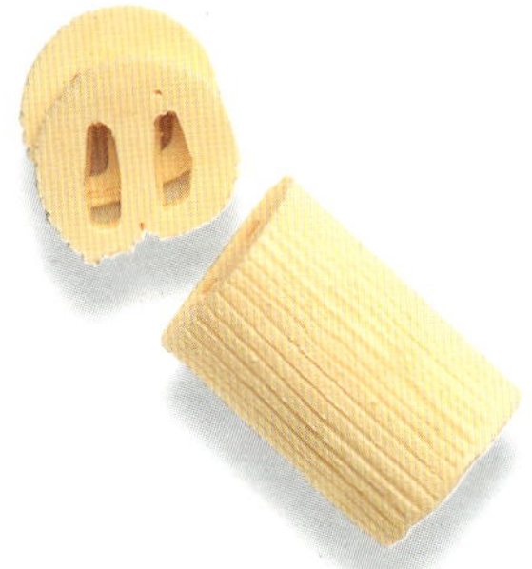

BUTTER

③

3227 kJ/771 kcal je 100 g
Reich an Vitamin A, D und E

Butter ist köstlich und bei sparsamem Gebrauch sicher gesünder als Margarine, da Butter ein Naturprodukt ist, Margarine hingegen ein künstliches Fabrikerzeugnis. Der Haken bei der Sache ist, daß Butter fast vollständig aus Fett besteht, das zu 60 % in Form gesättigter Fettsäuren vorliegt. 100 g Butter liefern 771 kcal, dafür ist sie auch eine reiche Quelle der Vitamine A, D und E. Butter darf mit Beta-Karotin eingefärbt werden; bei gesalzener Butter ist auf die Höhe des Salzgehalts zu achten.

Im Gegensatz zu den meisten Milchprodukten ist Butter ein schlechter Kalziumlieferant und enthält praktisch keine B-Vitamine.

⊕ *Liefert essentielle Fettsäuren für gesunde Haut und zum Aufbau der Körperzellen.*

⊕ *Am besten sparsam anstelle von Margarine verwenden.*

⊖ *Keine Butter auf Verbrennungen oder Verbrühungen auftragen – das Fett hält die Hitze in der Haut.*

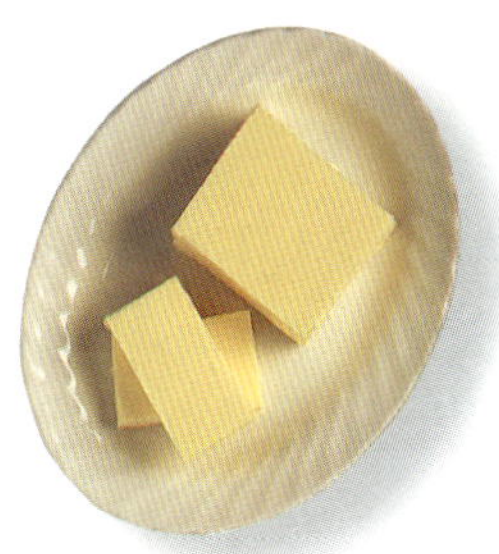

MARGARINE

③

2842 kJ/679 kcal je 100 g
Reich an Vitamin D und E

Margarine ist ein komplexes Chemieprodukt aus Ölen, Fetten, Aroma- und Farbstoffen. Ihr Herstellungsverfahren wurde 1869 von dem französischen Chemiker Mège-Mouriès entwickelt. Es handelt sich meist um eine Mischung aus pflanzlichen und tierischen Ölen, insbesondere Fischölen, die durch Hydrierung zu mehr oder weniger fester Margarine gehärtet wird. Bei diesem Vorgang entstehen als Nebenprodukt die schädlichen trans-Fettsäuren. Der Gesamtfettgehalt ist bei Margarine – mit Ausnahme der fettarmen Sorten – genauso hoch wie bei Butter. Doch während 100 g Butter 54 g gesättigte Fettsäuren liefern, enthalten feste Margarinen nur 36 g, spezielle Diätmargarinen sogar nur 16 g.

Halbfettmargarinen sind sehr viel fett- und kalorienärmer und ebenso wie Diätmargarinen in der Regel cholesterinfrei.

⊕ *Liefert essentielle Fettsäuren für gesunde Haut und zum Aufbau von Körperzellen.*

⊖ *Am besten durch wenig Butter ersetzen.*

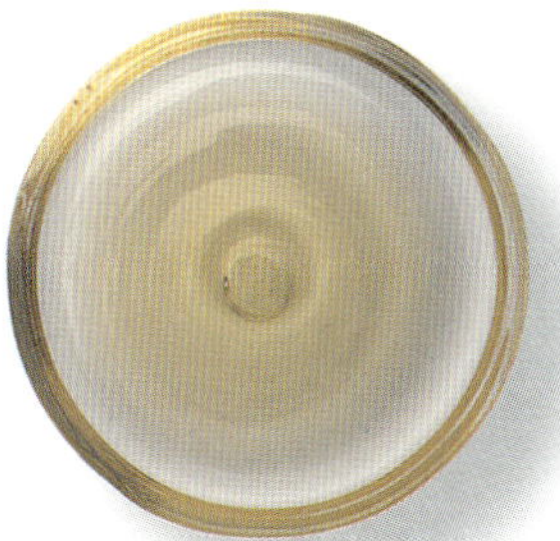

PFLANZENÖLE

3864 kJ/920 kcal je 100 g
Reich an Vitamin E

Wie alle Fette sind Öle äußerst kalorienreich – rund 900 kcal je 100 g. Die meisten Pflanzenöle enthalten nur wenige gesättigte Fettsäuren und ein gutes Quantum Vitamin E; Palm- und Kokosöl enthalten jedoch beide große Mengen an gesättigten Fettsäuren, und Kokosöl enthält praktisch kein Vitamin E. In den meisten nur als „Pflanzenöl" etikettierten Ölen ist mindestens eins dieser Öle enthalten, weshalb man diese Produkte meiden sollte. Die mehrfach ungesättigten Fettsäuren in Pflanzenölen sind von größter Bedeutung, weil sie essentielle Fettsäuren liefern, die unser Körper nicht selbst produzieren kann. Sonnenblumenöl ist mit 49 µg je 100 g das Vitamin-E-reichste Öl.

Sonnenblumen-, Mais- und Distelöle sind ideal für leichte Salatdressings und zum Kochen. Spezialöle wie Walnuß-, Soja- und Sesamöl sind in den letzten Jahren durch das zunehmende Interesse an Wokgerichten in den Vordergrund gerückt. Mandelöl ist delikat für Salatdressings; Rapsöl hat wenig Eigengeschmack, eignet sich aber dank seines hohen Rauchpunkts gut zum Braten. Haselnußöl hat ein ausgeprägtes Aroma, aber einen niedrigen Rauchpunkt – gut für Saucen, jedoch nicht als Bratöl. Erdnußöl ist ein gutes Allzwecköl mit nussigem Aroma, hohem Rauchpunkt, wenigen gesättigten und vielen einfach ungesättigten Fettsäuren sowie mit einem nennenswerten Anteil an mehrfach ungesättigten Fettsäuren.

- ⊕ *Liefern essentielle Fettsäuren für gesunde Haut und zum Aufbau von Körperzellen.*
- ⊕ *Am besten sparsam für Salatdressings oder Wokgerichte verwenden.*
- ⊖ *Beim Überhitzen von Ölen oder mehrfacher Wiederverwendung von Fritieröl entstehen toxische Stoffe, die gesundheitsgefährdend sind.*

SCHNELLE HILFE

- **Oliven- oder anderes Pflanzenöl kann als Pflegemittel bei sehr trockener Haut oder Schuppenflechte dienen. Diese Öle sind am wirksamsten, wenn man sie nach dem Baden aufträgt.**

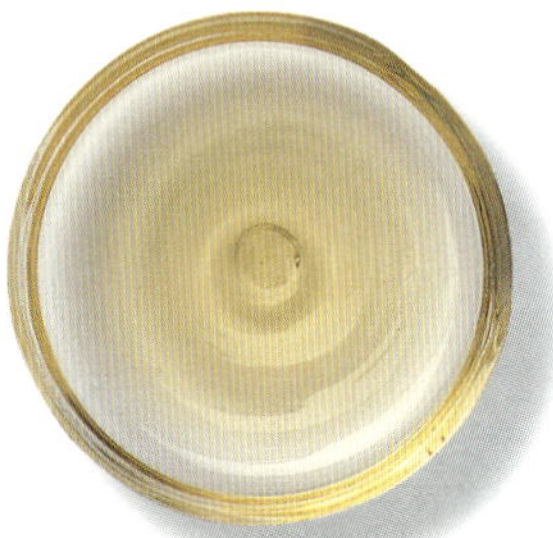

OLIVENÖL

❶ ❷ ❸ ❹ ❻

3876 kJ/926 kcal je 100 g
Reich an Vitamin E

Längst wurde die mediterrane Volksweisheit, daß Olivenöl ein Lebensmittel von besonderer Heilkraft sei, durch die moderne Forschung bestätigt. Vitamin E gehört zu den wirksamsten Antioxidantien, und das Olivenöl ist mit der aktivsten Form dieses Vitamins – Alpha-Tocopherol – üppig ausgestattet. So wird dem Olivenöl eine schützende Wirkung gegen verschiedene Krankheiten zugeschrieben, bei denen man einen Zusammenhang mit den sogenannten „freien Radikalen" vermutet; dazu gehören u.a. Krebs, Arthritis, vorzeitige Senilität und Herz- und Gefäßerkrankungen. Auch steigt bei regelmäßigem Genuß von Olivenöl der Spiegel des „guten" HDL-Cholesterins, was vermutlich zur herzschützenden Wirkung der Mittelmeerkost beiträgt.

Neuere Untersuchungen ergaben, daß Olivenöl die Gallensäureproduktion stärker und nachhaltiger anregt als andere Fette. So erreicht das Olivenöl auf einer von der amerikanischen Ernährungs- und Arzneimittelbehörde aufgestellten Verdaulichkeitsskala den maximalen Punktwert von 100, Sonnenblumenöl nur 83, Erdnußöl 81 und Maisöl magere 36. Olivenöl wird auch besser resorbiert und fördert die Darmbewegungen, die die Nahrung durch den Körper transportieren. Dadurch ist es hilfreich bei Leberleiden, Verdauungsstörungen und Geschwüren.

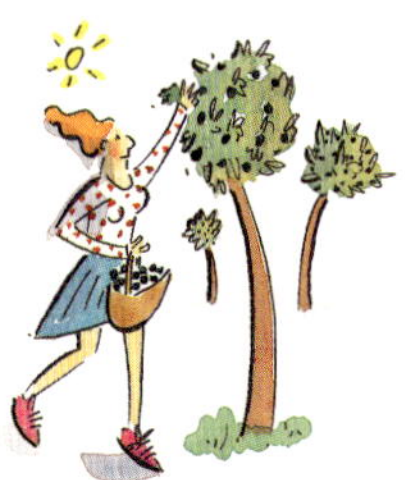

- ✚ *Vorbeugend gegen Krebs, Herzkrankheiten, Geschwüre, Arthritis.*
- ✚ *Am besten kaltgepreßtes Olivenöl mit maximalem Gehalt an wichtigen Antioxidantien verwenden.*

SCHNELLE HILFE

● Olivenöl ist als Kurpackung für trockenes, brüchiges und dauerwellengeschädigtes Haar geeignet. Das Öl ins nasse oder feuchte Haar einmassieren, unter Frischhaltefolie und einem Handtuch einige Stunden einwirken lassen; dann mit Shampoo auswaschen.

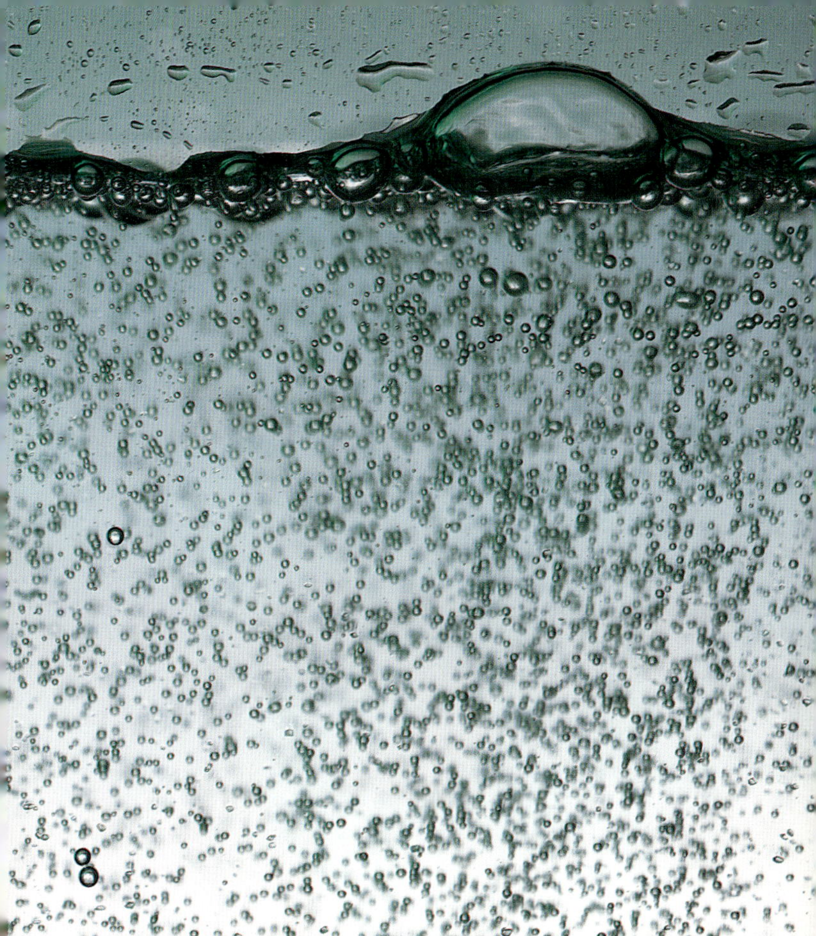

SÜSSES UND GETRÄNKE

Zucker spendet Energie, enthält aber im übrigen keine wertvollen Nährstoffe. Und wir können unseren Energiebedarf ebenso aus gesünderen Quellen wie Früchten, Gemüsen und Milch decken. Getränke ihrerseits sind wichtig für den ausgeglichenen Wasserhaushalt des Körpers, doch sollten wir uns die notwendige Flüssigkeit besser in Form von heilkräftigem Wasser als durch überzuckerte Limonaden zuführen.

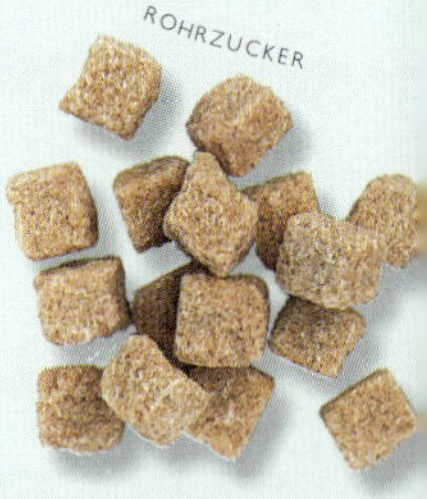

ROHRZUCKER

Einer Ernährungsweise, bei der ein großer Anteil der Energiezufuhr aus raffinierten Zuckern (gezuckerten Getränken, süßem Gebäck und Süßigkeiten) stammt, mangelt es meist an Vitaminen, Mineral- und Ballaststoffen. Der Verzehr raffinierter Zucker macht heute in Europa im Durchschnitt 14–17% der Energieaufnahme aus, bei Kindern teilweise sogar 17–20%. Beunruhigend ist zudem, daß diese Ernährungsgewohnheiten mit zunehmender Industrialisierung auch in anderen Weltregionen übernommen werden.

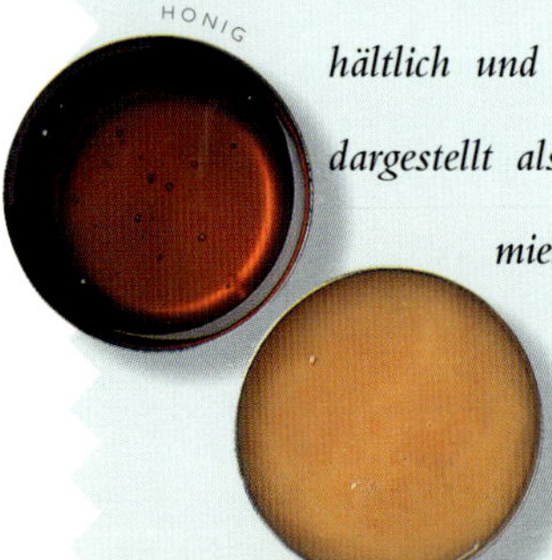

Limonaden, Süßigkeiten und Gebäck sind überall erhältlich und werden intensiv beworben und attraktiver dargestellt als die gesünderen Alternativen. Wir konsumieren sie oft zwischendurch und haben dann zu den Mahlzeiten keinen Hunger mehr auf Nahrungsmittel mit höherem Nährwert.

HONIG

KAFFEEBOHNEN

Sie verursachen Karies und können dick machen, da wir oft nicht merken, daß wir „nebenbei" viel mehr Energie zu uns nehmen, als unser Körper benötigt.

Unser Drang nach Süßem hat die Getränkeindustrie veranlaßt, Limonadengetränke zu entwickeln, die jede Menge Zucker bzw. Süßstoff und Aromastoffe enthalten. Viele Fertigprodukte und -gerichte enthalten ebenfalls Süßstoffe. Zwar behaupten die Hersteller, Süßstoffe seien gesundheitlich unbedenklich, doch sind einige in manchen Ländern schon vom Markt genommen worden, weil sie im Verdacht stehen, Krebs zu erregen.

Da der Körper eines Erwachsenen zu 50–70% aus Wasser besteht, ist es wichtig, daß wir genug trinken, um unseren Durst zu stillen und den Wasserhaushalt im Gleichgewicht zu halten. Eine ausreichende Flüssigkeitsaufnahme kann auch Verstopfung verhindern. Die beliebtesten Flüssigkeitsquellen sind Wasser, Tee und Kaffee. Tee und Kaffee enthalten kaum Nährstoffe und werden vor allem ihrer erfrischenden und belebenden Wirkung wegen getrunken, doch ist Wasser immer noch das gesündeste Getränk, sofern es aus einer sauberen Quelle stammt.

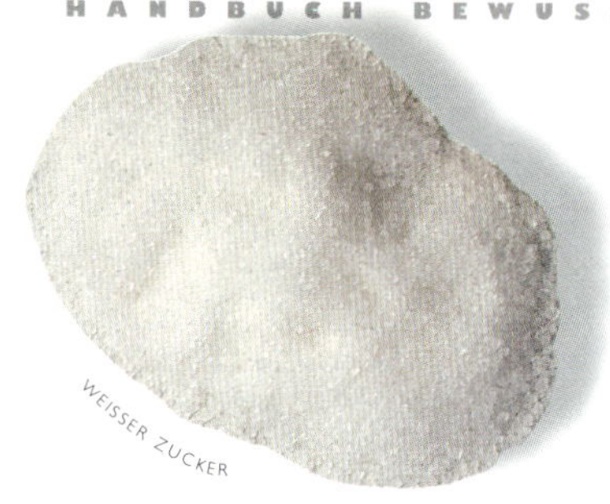

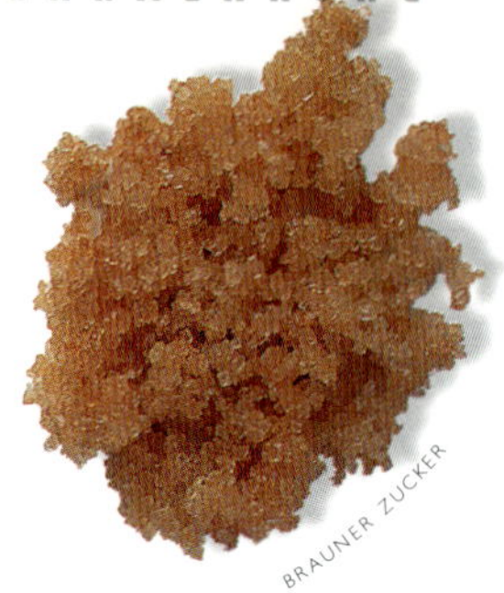

ZUCKER

BRAUNER ZUCKER

1515 kJ/362 kcal je 100 g

WEISSER ZUCKER

1649 kJ/394 kcal je 100 g

Nährstoffarm

Der Zucker, den man im Laden kauft, ob weiß oder braun, ist weder natürlich noch gesund. Zucker ist nicht die direkte Ursache für Herzinfarkte, Diabetes, Verhaltensstörungen oder Akne, aber er ist oft das erste Glied einer Kette von Fehlentwicklungen, die zu gesundheitlichen Katastrophen führen können. Eine Halbierung des durchschnittlichen Zuckerkonsums brächte enorme gesundheitliche Vorteile.

Regelmäßiger Verzehr von zuviel Zucker kann paradoxerweise zu einem zu niedrigen Blutzuckerspiegel führen. Dieser kann auch bei Diabetes oder Krankheiten der Bauchspeicheldrüse auftreten, entsteht aber oft durch falsche Eßgewohnheiten. Schweißausbrüche, Zittern, Schwäche, Schwindel, Kopfschmerzen und Verwirrung können die Folge eines zu niedrigen Blutzuckers sein.

Raffinadezucker, obligatorischer Bestandteil von Marmeladen, Kuchen, Puddings, Keksen, Obstkonserven und Limonaden, hat keinerlei Nährwert, sondern beschert uns nur eine Riesenportion Kalorien und kaputte Zähne. Inzwischen keimt sogar der Verdacht, daß schlechte Eßgewohnheiten, unregelmäßige Mahlzeiten und ein hoher Zuckerkonsum die geistige Verfassung ernsthaft beeinträchtigen. Depressionen, Müdigkeit, Reizbarkeit, Konzentrationsmangel, PMS, Stimmungsschwankungen, schlechte Schulleistungen und Hyperaktivität sind nur einige der Probleme, die sich durch gesündere Kost, bessere Zeitplanung der Mahlzeiten und reduzierten Zuckerkonsum günstig beeinflussen lassen.

Der durchschnittliche Zuckerverbrauch beträgt bei uns derzeit über 33 kg pro Kopf und Jahr. Da Erwachsene in der Regel weniger zuckerreiche Nahrungsmittel verzehren als Kinder, kann man davon ausgehen, daß der Zuckerkonsum der meisten Kinder noch höher liegt. Der größte Teil stammt aus Getränken, Süßigkeiten, Schokoriegeln und zahlreichen Fertigprodukten, deren versteckter Zuckergehalt oft erschreckend hoch ist.

Zucker bietet kaum Nährwert und wird oft als billiger Füllstoff in stark ▶

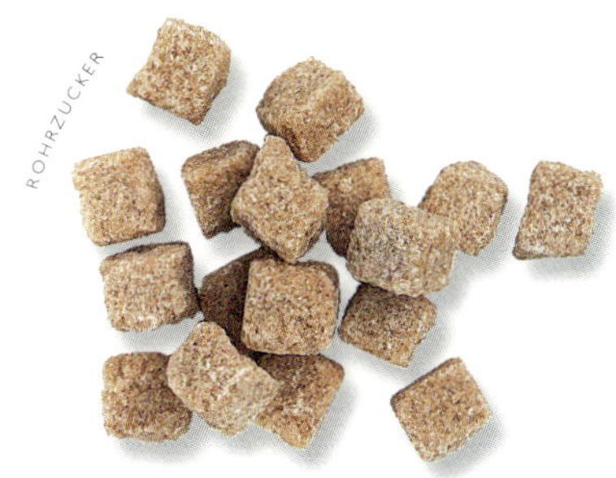

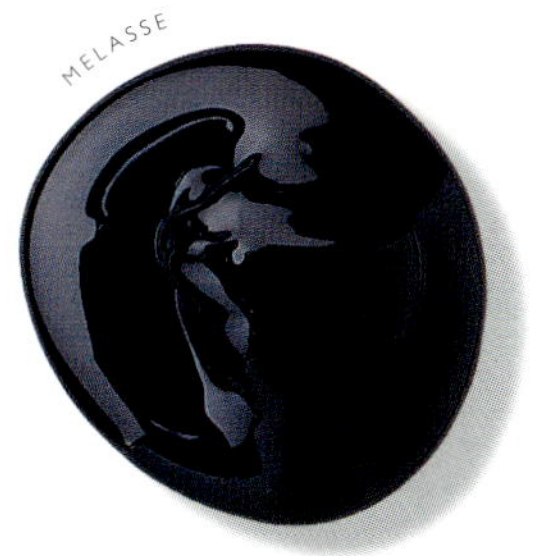

Fortsetzung Zucker

bearbeiteter Fertignahrung verwendet, d.h. nahrhaftere Produkte werden durch leere Kalorien ersetzt. Man weiß auch, daß er die Ausscheidung bestimmter Fettstoffe, der Triglyceride, durch die Talgdrüsen der Haut erhöht.

Weißer Zucker ist ungesund. Aber ist brauner Zucker gesünder? Er mag eine Spur weniger ungesund sein als Raffinadezucker, doch auch sein Nährstoffgehalt ist minimal.

Honig enthält Spuren von Nährstoffen und hat nachgewiesene Heilwirkungen, besteht aber zu 20% aus Wasser. Ahorn-, Mais- und Glukosesirup, Fruktose und Maltose sind auch nur pure Zucker unter anderen Namen.

- ⊕ *Am besten sehr sparsam gebrauchen.*
- ⊕ *Ein Übermaß an Zucker kann zu Hypoglykämie führen und Müdigkeit, Depressionen und Stimmungsschwankungen verstärken.*
- ⊖ *Übertriebener Zuckerverzehr kann das Risiko von Cholesterinablagerungen in den Arterien erhöhen; am gefährdetsten sind Männer, Frauen, die bestimmte Antibabypillen nehmen, und Frauen jenseits der Wechseljahre.*

VERSTECKTER ZUCKER

NAHRUNGSMITTEL	ZUCKERGEHALT IN TL
Ein einfacher Vollkornkeks	0,5
Eine kleine Portion Baked Beans aus der Dose	1
Ein Vollkornkeks mit Schokolade	1
Ein Berliner	1
Eine Kugel Eiscreme	2
3 TL Marmelade	2,5
Eine Scheibe Biskuitkuchen	3
Eine Portion gezuckerte Cornflakes	3
3 TL Honig	3
Ein Fruchtjoghurt	4,5
Eine 330-ml-Dose Cola	7
Eine mittelgroße Obstkonserve in Sirup	10
Eine 100-g-Tafel Schokolade	11
100 g Bonbons oder Pfefferminzdrops	18

SÜSSSTOFFE

0 kJ/kcal je 100 g
Nährstoffarm

Künstliche Süßstoffe stecken in ganz normalen Lebensmitteln – in Knabberzeug, Süßigkeiten, Medikamenten, Saucen und sogar herzhaften Gerichten –, außerdem natürlich in „kalorienarmen" Produkten. Erstaunlicherweise gibt es kaum Belege dafür, daß sie uns wirklich helfen, unsere Kalorienaufnahme zu reduzieren, auch wenn künstliche Süßstoffe – wie Saccharin, Acesulfam-K und Aspartam – selbst kalorienfrei sind. Außerdem gibt es Zuckeraustauschstoffe wie Mannit, Xylit und Sorbit, die vielen verarbeiteten Lebensmitteln als Füllstoffe zugesetzt werden. Sie enthalten keine Saccharose, aber etwa genauso viele Kalorien wie normaler Zucker. Da sie nicht kariesfördernd wirken, sind sie häufiger Bestandteil „zahnfreundlicher" Süßigkeiten und Kaugummis. Sie können bei übermäßigem Verzehr Durchfall auslösen.

Wie natürliche Zucker stimulieren künstliche Süßstoffe die auf „süß" ansprechenden Geschmacksknospen der Zunge. Saccharin etwa hat die 400fache Süßkraft von Zucker, so daß schon winzige Mengen davon ein Nahrungsmittel sehr süß schmecken lassen. Leider hinterläßt es auch einen bitteren, metallischen Nachgeschmack. Wenige Hersteller geben den genauen Süßstoffgehalt ihrer Produkte an; es ist nicht einmal klar, welche Mengen dieser Chemikalien in den Süßstoffen stecken, die man in seinen Kaffee oder Tee rührt. Die unschädliche Tagesaufnahme an Saccharin wird mit 5 mg pro kg Körpergewicht angesetzt. Bei einem 60 kg schweren Menschen wäre diese Menge u. U. schon nach Genuß von 1 Liter süßstoffhaltigem Erfrischungsgetränk und von 4 Tassen Kaffee mit Süßstoff erreicht.

Dr. Jacobson, Leiter der amerikanischen Verbraucherschutzorganisation CSPI (Center for Science in the Public Interest), bezweifelt die Unschädlichkeit von Süßstoffen. In den 70er Jahren ergaben Tierversuche, daß Saccharin ein krebserregender Stoff ist, woraufhin es in Amerika von der Liste der gesundheitlich unbedenklichen Stoffe gestrichen und 1977 ganz verboten wurde. Später wurde Saccharin jedoch von den amerikanischen Lebensmittelgesetzen freigegeben und gilt heute weithin als gesundheitlich unschädlich. Allerdings müssen saccharinhaltige Lebensmittel in den ▶

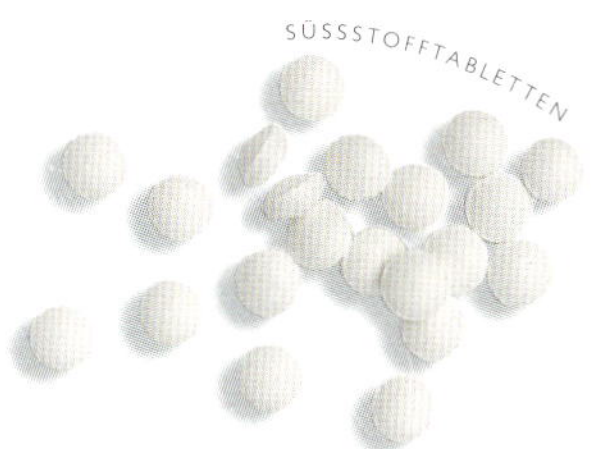

Fortsetzung Süßstoffe

USA einen Warnhinweis auf die krebserregende Wirkung in Tierversuchen tragen.

Besonders umstritten ist das Acesulfam-K, für dessen Verbot in den USA sich Dr. Jacobson ausspricht. Das CSPI bemängelt, dieser Süßstoff sei unzureichend getestet, und bisherige Tests hätten bei Tieren eine krebserregende Wirkung ergeben, woraus sich auch für Menschen ein möglicherweise erhöhtes Risiko ableiten ließe. Amtliche Experten räumen ein, daß die Testdaten nicht ideal seien, halten aber die gesundheitliche Unbedenklichkeit für hinlänglich belegt.

Aspartam wirft einige sehr spezifische Probleme auf. Einer seiner Inhaltsstoffe ist das Phenylalanin, ein natürlicher Baustein von Eiweißen. Einer von 20 000 Menschen leidet an einer angeborenen Stoffwechselstörung namens Phenylketonurie (PKU – wird heute bei Neugeborenen routinemäßig getestet) und kann Phenylalanin nicht richtig abbauen. Ein erhöhter Phenylalaninspiegel kann wiederum zu Hirnschädigungen und Entwicklungsstörungen führen. Daher müssen alle aspartamhaltigen Produkte den Vermerk „enthält Phenylalanin" tragen. Amtliche Experten halten den Süßstoff für unbedenklich, doch manche Fachleute glauben, eine überhöhte Aufnahme könne bei Schwangeren, die die Veranlagung zu PKU in sich tragen, eine Gefahr für das Ungeborene bedeuten. Dr. Jacobson sagt: „Viele Menschen berichten von Schwindel, Kopfschmerzen, epilepsieartigen Anfällen und Menstruationsproblemen nach Verzehr von Aspartam."

Cyclamat ist in den USA verboten, seit sich in Tierversuchen ein erhöhtes Krebsrisiko ergab. Bei uns ist es jedoch nach wie vor auf dem Markt.

- *Möglichst meiden.*
- *In Tierversuchen krebserregende Wirkung.*
- *Schwangere und Kinder sollten keine Süßstoffe zu sich nehmen.*

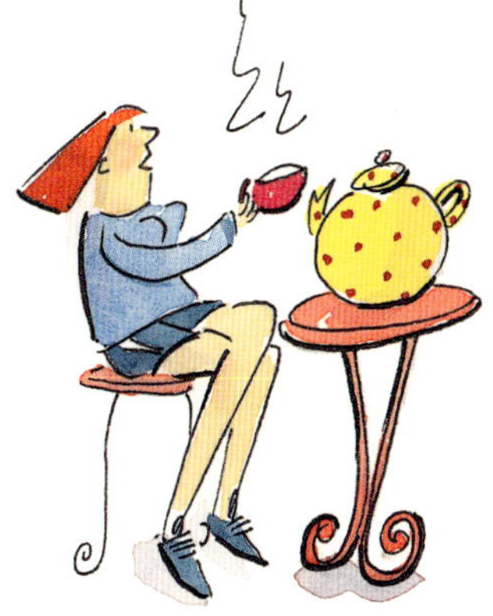

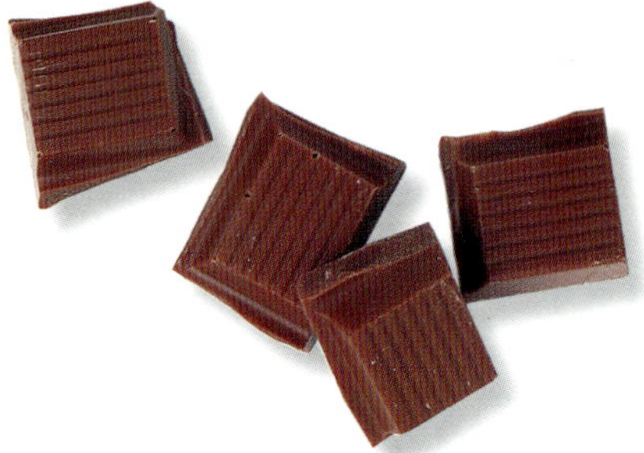

SCHOKOLADE

MILCHSCHOKOLADE

2214 kJ/520 kcal je 100 g

Reich an Eiweiß und einigen Mineralstoffen

Schokolade wird genau wie Kakao aus Kakaobohnen hergestellt. Bei der Kakaoherstellung werden die Bohnen zu einer Paste vermahlen, der man Zucker und Stärke zusetzt und Fett entzieht. Bei der Schokoladenherstellung beläßt man den größten Teil des Fetts in der Kakaopaste; die Qualität der Schokolade ergibt sich aus ihrem Kakaogehalt, der bei hochwertiger Schokolade mindestens 50% und bis zu 70% beträgt. Das als Kakaobutter bezeichnete Fett ist ein ausgezeichnetes, in Kosmetika häufig eingesetztes Hautpflegemittel.

Von ihrem hohen Fett- und Zuckeranteil einmal abgesehen, bietet Schokolade einigen Nährwert; vor allem dunkle Schokolade ist eine gute Eisen- und Magnesiumquelle. Schokolade liefert ferner eine brauchbare Menge an Eiweiß, Spuren weiterer Mineralstoffe und einige B-Vitamine.

Um die 520 kcal einer 100-g-Tafel Schokolade zu verbrennen, müßte man zwei Stunden zügig spazierengehen, eineinhalb Stunden radfahren oder eine Stunde durchgehend schwimmen.

- ⊕ *Erweitert die Blutgefäße und kann bei Bluthochdruck hilfreich sein.*
- ⊕ *Wirkt durch ihren Theobromingehalt günstig bei Depressionen.*
- ⊕ *Am besten maßvoll verzehren.*
- ⊖ *Das Koffein in Schokolade kann Migräneanfälle auslösen.*

WISSENSWERTES

● Mäßiger Verzehr von Schokolade kann bei Depressionen stimmungsverbessernd wirken, da sie Theobromin enthält, von dem man glaubt, daß es die Freisetzung natürlicher „Wohlfühl"-Stoffe im Gehirn anregt. Diese Endorphine sind auch an Gefühlen wie Verliebtheit und sexueller Erregung beteiligt. Theobromin wirkt darüber hinaus anregend auf Herzmuskel und Nieren und wurde in der Naturheilkunde zusammen mit Fingerhut gegen Ödeme eingesetzt, die durch Herzinsuffizienz bedingt sind.

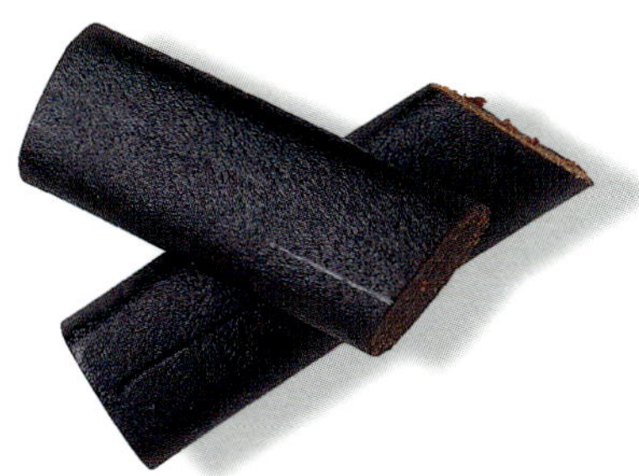

LAKRITZE

 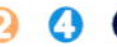

1633 kJ/390 kcal je 100 g
Reich an Glycyrrhizinsäure und Eisen

Obwohl die meisten Menschen die Lakritze nur als Süßigkeit kennen, ist ihr Ausgangsprodukt, das Süßholz, ein ausgezeichnetes entzündungshemmendes Mittel. Wertvoll ist die Wurzel der Süßholzpflanze, die Glycyrrhizinsäure enthält – einen Stoff mit der 50fachen Süßkraft von Zucker – und sehr eisenreich ist; die aus ihr hergestellte Lakritze liefert auf 100 g mehr als 8 mg dieses wichtigen Mineralstoffs. Die Pflanze ist ein bewährtes Abführmittel.

Zur Behandlung von Verstopfung 20 g Lakritzstange in 750 ml kaltes Wasser geben, aufkochen, bei niedriger Temperatur bis auf zwei Drittel der Flüssigkeit einkochen. Abseihen, abgedeckt in den Kühlschrank stellen. Morgens und abends je eine Tasse trinken.

⊕ *Gut bei Husten, Verdauungsproblemen (auch bei Magen- und Darmgeschwüren), Leberproblemen, Blutarmut, Arthritis und Übelkeit.*

⊖ *Langfristige Einnahme großer Mengen kann zu Bluthochdruck führen; Schwangere und Bluthochdruckpatienten sollten Lakritze meiden.*

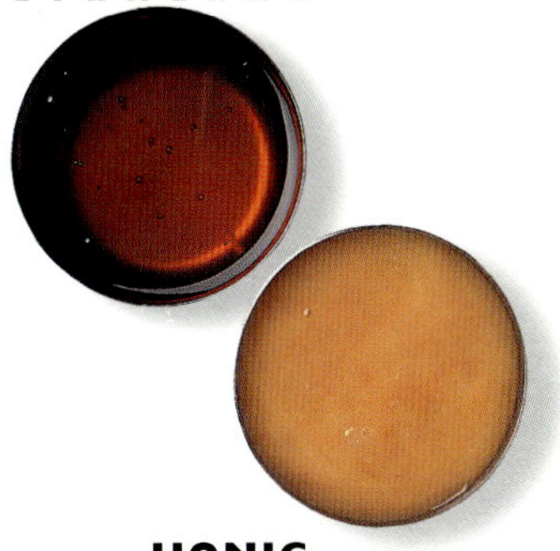

HONIG

1314 kJ/314 kcal je 100 g
Reich an Fructose und Glucose

Manuka-Honig aus Neuseeland hat sich in klinischen Tests als gutes Mittel gegen Magengeschwüre erwiesen. 1 TL voll nach jeder Mahlzeit und vor dem Schlafengehen – einen Monat lang – kann *Helicobacter pylori* völlig zum Verschwinden bringen. Bei Halsentzündungen und tiefsitzendem Husten wirkt Honig, mit heißem Wasser und Zitrone gemischt, lindernd und schleimlösend.

⊕ *Gut bei Husten, Halsentzündungen, Magen- und sogar Beingeschwüren.*

⊕ *Am besten als Zuckerersatz oder als Getränkezusatz verwenden.*

SCHNELLE HILFE

● Naturhonig hat (im Gegensatz zu solchem, der von mit Zucker gefütterten Bienen stammt und industriell bearbeitetem Honig) außerordentliche Heilwirkungen. Postoperativ auf sterilen Verbänden angewendet, beschleunigt er die Heilung und vermindert die Narbenbildung. Auf Gaze gestrichen, kann er den Heilungsprozeß bei Krampfadergeschwüren fördern.

TEE UND KAFFEE

Wertvoll durch ihre anregende Wirkung

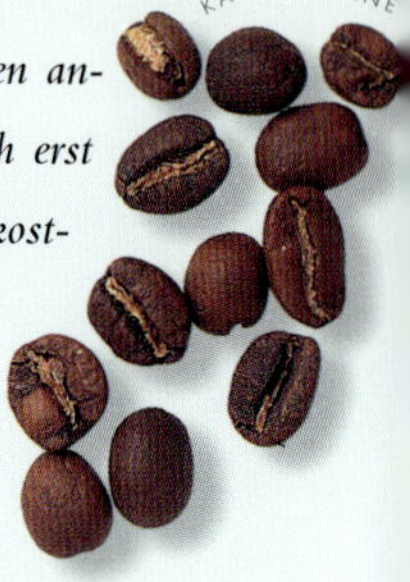

KAFFEEBOHNE

Tee wird in China seit über 2000 Jahren angebaut. Nach Europa gelangte er jedoch erst im 17. Jahrhundert und blieb zunächst ein kostspieliger Luxusartikel. Seine Beliebtheit verdankt er wohl seiner anregenden Wirkung (die auf seinem Koffeingehalt beruht) und dem feinen Aroma der ätherischen Teeöle. In vielen Ländern gewinnen inzwischen auch Kräuter- und Früchtetees als erfrischende Alternative zum gewohnten schwarzen Tee an Beliebtheit.

Kaffee gewinnt man aus Kaffeebohnen, den getrockneten Samen des Kaffeebaums, der vorwiegend in Lateinamerika, Afrika und Indonesien angebaut wird. Angeblich stammt er aus Persien und wurde im 15. Jahrhundert nach Aden eingeführt. Grüne Kaffeebohnen werden nach verschiedenen Verfahren geröstet, dann gemahlen. Am besten schmeckt der Kaffee, wenn man die Bohnen erst kurz vor dem Aufbrühen mahlt.

Kaffee und Tee enthalten neben geringen Mengen an Vitaminen und Mineralstoffen auch bioaktive Substanzen wie Koffein, Flavonoide und Phenole. Vor allem die beiden letzteren werden derzeit auf eine mögliche krebshemmende Wirkung hin untersucht, aber man darf auch die negativen Auswirkungen des Koffeins nicht vergessen. Einige Limonadengetränke enthalten ebenfalls Koffein.

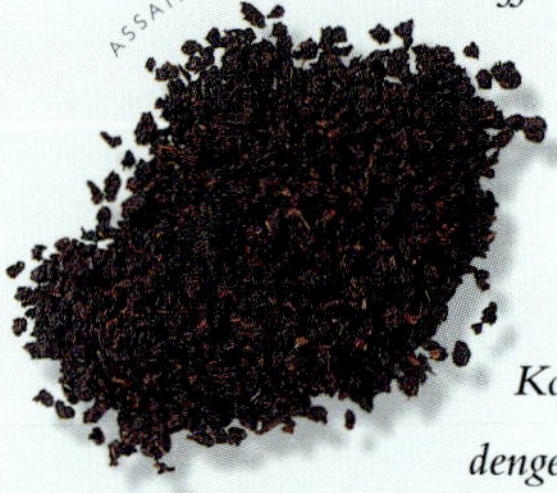

ASSAMTEE

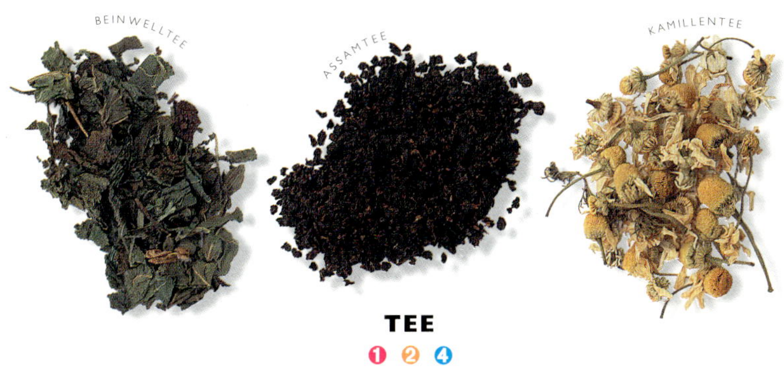

TEE

❶ ❷ ❹

Praktisch kalorienfrei
Reich an Vitamin E und K

Tee ist das wohl weltweit beliebteste Getränk. Im Westen trinkt man meist schwarzen Tee – aus den fermentierten Blättern des indischen Teestrauchs. Grüner Tee, den man in Japan und China bevorzugt, ist nicht fermentiert und wird ohne Milch und Zucker getrunken; der Aufguß hat eine blasse, grünlichgelbe Farbe.

Dem Tee werden seit langem positive Wirkungen zugeschrieben. Sein Koffeingehalt ist nur halb so hoch wie der von Kaffee, was ihn zu einem milden Anregungsmittel macht, das die Lebensgeister weckt. Schwarzer Tee liefert nennenswerte Mengen der Vitamine E und K und Spuren der B-Vitamine. Außerdem enthält Tee einige interessante Phenolverbindungen, die nach russischen und osteuropäischen Untersuchungen die Wände der winzigen Kapillargefäße kräftigen können.

Tee ist ferner eine gute Quelle der wichtigen Spurenelemente Mangan und Fluor und enthält adstringierende Tannine (die jedoch im grünen Tee höher konzentriert sind als im schwarzen). Tannine wirken antibakteriell und sind möglicherweise hilfreich zur Behandlung von Mageninfektionen.

Noch interessanter ist aber die antioxidative und krebsvorbeugende Wirkung der Bioflavonoide im Tee. Es mehren sich die Hinweise, daß bei Bevölkerungsgruppen, die viel grünen Tee konsumieren, Herzerkrankungen und einige Krebsarten seltener auftreten. Dasselbe gilt, wenn auch in etwas geringerem Maße, für schwarzen Tee.

- ⊕ *Ein mildes Anregungsmittel bei Müdigkeit und Erschöpfung.*
- ⊕ *Gut als Krebsvorbeugung und günstig fürs Herz.*
- ⊕ *Am besten mit Milch oder Zitrone oder als Eistee trinken.*
- ⊖ *Die Tannine im Tee können die Resorption wichtiger Mineralstoffe, insbesondere des Eisens, behindern; bei zu hohem Konsum von starkem Tee kann es zu Blutarmut kommen.*
- ⊖ *Kann bei Magengeschwüren die Magenschleimhaut zusätzlich reizen.*

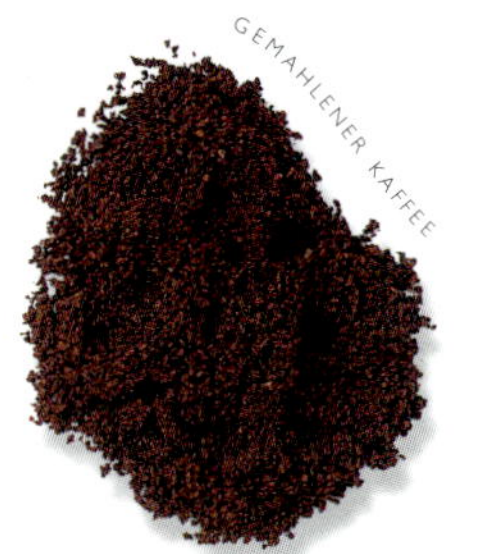

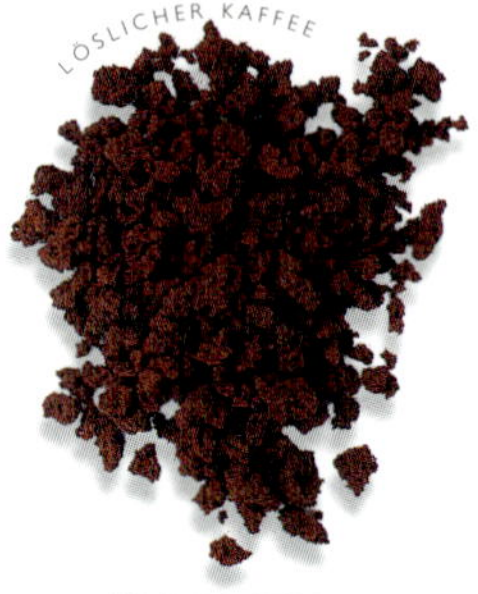

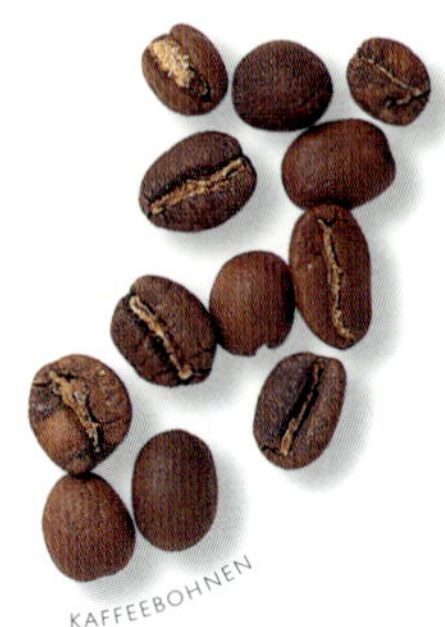

KAFFEE

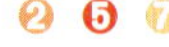

SCHWARZER KAFFEE

16,8 kJ/4 kcal je 100 g

Reich an Koffein und Niacin

Kaffee regt die Gehirntätigkeit an und ist bei der Behandlung von Betäubungsmittelvergiftungen hilfreich. Das Koffein wirkt auch bei manchen Asthmatikern günstig, da es dem Theophyllin, einem wirksamen Asthmamittel, ähnelt. Darüber hinaus steigert es die Wirkung einiger gängiger Schmerzmittel und wird daher in manchen Kombinationspräparaten verwendet. Auch in Migränemitteln wird Koffein eingesetzt. In der ayurvedischen Medizin hat die Kaffeebohne eine lange Tradition als Behandlungsmittel bei Durchfall und Kopfschmerzen.

Neben den positiven Einsatzmöglichkeiten des Koffeins müssen aber auch die gesundheitsschädlichen Wirkungen des Kaffeekonsums gesehen werden.

Mehr als fünf bis sechs Tassen pro Tag können zu Koffein- bzw. Kaffeeabhängigkeit führen. Kaffee erhöht den Blutdruck; mehrwöchige Abstinenz kann die systolischen und diastolischen Blutdruckwerte senken. PMS und zyklusabhängige Schwellungen der Brust sollen durch Kaffee begünstigt werden. Der langfristige Konsum großer Kaffeemengen kann das Osteoporose-Risiko erhöhen. Schon drei Tassen Kaffee pro Tag können bei Frauen die Fruchtbarkeit herabsetzen und die Gefahr von Fehlgeburten, untergewichtigen Babys und Geburtsfehlern erhöhen.

Übrigens scheiden Raucher das Koffein doppelt so schnell aus wie Nichtraucher und müssen doppelt soviel Kaffee trinken, um die gleiche anregende Wirkung zu erhalten.

- ⊕ *Anregungsmittel bei Müdigkeit*
- ⊕ *Hilfreich zur Entwässerung, bei Asthma, Kopfschmerzen und Durchfall.*
- ⊕ *Am besten als Filterkaffee in sehr kleinen Mengen trinken.*
- ⊖ *Koffein kann die Aufnahme von Mineralstoffen behindern und die Insulinproduktion steigern, was zu gefährlichem niedrigem Blutzuckerspiegel führt; es kann auch den Verdauungstrakt schädigen.*
- ⊖ *Kann PMS, Bluthochdruck, Osteoporose, Fehlgeburten und Geburtsschäden begünstigen.*

WASSER

Wertvoll durch seinen Mineralgehalt und seine entschlackende Wirkung

Wasser gehört zu den wirksamsten und am einfachsten verfügbaren Arzneien. In Form von heißen, kalten und schwefligen Quellen, als Meer-, Fluß- und Gebirgswasser dient es von alters her als innerlich und äußerlich anzuwendendes Heilmittel. Am wichtigsten ist das Wasser, das wir trinken – und kaum jemand trinkt genug. Eine zu geringe Flüssigkeitsaufnahme kann u.a. zu Nierenproblemen, Blasenentzündungen, Kopfschmerzen, Hautproblemen und Verstopfung führen.

Mineralwässer schmecken nicht nur gut, sondern haben auch gesundheitsfördernde Eigenschaften. Die Flaschen, die wir heute kaufen, enthalten Regenwasser, das vor bis zu 80 Jahren auf die Erde fiel und durch viele reinigende Sand-, Schiefer- und Gesteinsschichten gefiltert wurde, wobei es sich mit natürlichen Mineralstoffen anreicherte – zu den wichtigsten gehören Kalzium (als Knochenbaustein) und Magnesium (das die Abwehrkräfte und Muskeln stärkt). Bei Verdauungsstörungen ist ein mineralstoffreicheres Wasser oft hilfreich.

Auch der Geschmack ist ein Argument. Nach mehreren niederschlagsarmen Jahren, die in vielen Gegenden zu Versorgungs- und Hygieneproblemen beim Trinkwasser geführt haben, sowie gelegentlichen Chemieunfällen erscheinen Mineralwässer einfach appetitlicher, zumal man in vielen Großstädten der Welt damit rechnen muß, daß das Leitungswasser vor seiner Wiederaufbereitung schon die Nieren diverser anderer Menschen passiert hat.

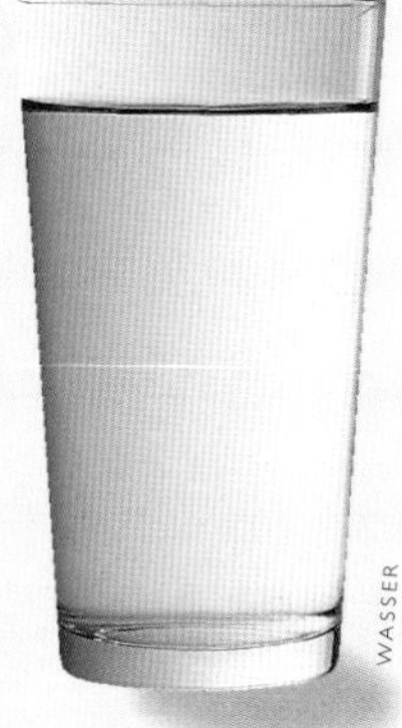

WASSER

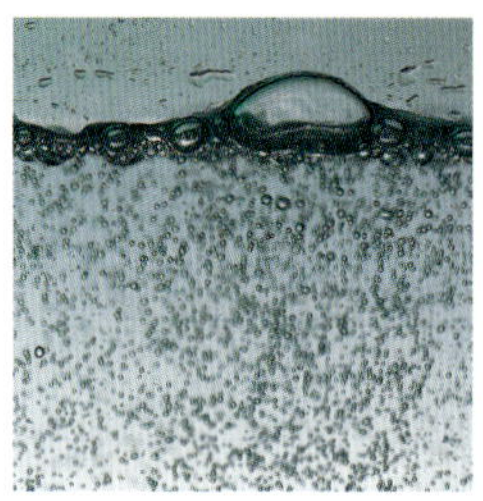

QUELL- UND TAFELWASSER

 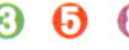

16,8 kJ/4 kcal je 100 g
Keine besonderen Eigenschaften

Quellwässer sind mineralarme Wässer, die am Quellort abgefüllt werden, im übrigen aber nur den Anforderungen der Trinkwasserverordnung entsprechen müssen. Tafelwasser ist ein Quell- oder Trinkwasser, das diverse Zusätze und Chemikalienrückstände enthalten darf. Die Etiketten von Quell- und Tafelwassern tragen keine Angaben zur Zusammensetzung.

- ⊕ *Gekühlt und vor Ablauf des Mindesthaltbarkeitsdatums trinken.*
- ⊖ *Bluthochdruckpatienten und Herzkranke sollten Wasser mit hohem Natriumgehalt meiden.*

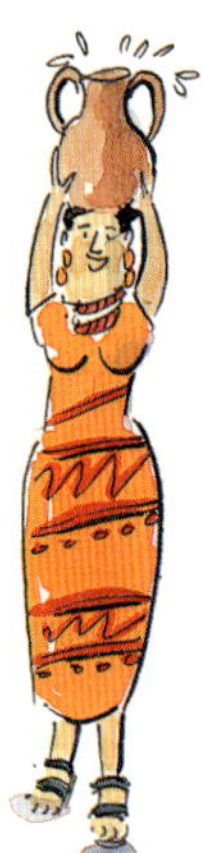

MINERALWASSER

16,8 kJ/4 kcal je 100 g
Reich an Kalzium, Magnesium und Natrium

Mineralwasser muß aus einem einzigen unterirdischen Vorkommen stammen, frei von gefährlichen Bakterien und chemischen Verunreinigungen sein und einen gleichbleibenden Mineralgehalt aufweisen. Es darf gefiltert werden; ansonsten ist keine Entkeimung oder Desinfektion erlaubt. Mineralwasser kann von Natur aus kohlensäurehaltig sein; der Kohlensäuregehalt darf durch Zusatz oder mechanischen Entzug von Kohlensäure verändert werden. Mineralwasser muß am Quellort in Flaschen oder Dosen abgefüllt werden. Der Mineralstoffgehalt muß auf dem Etikett angegeben sein. Angaben wie „geringer Mineraliengehalt", „hoher Mineraliengehalt" oder „geeignet für natriumarme Ernährung" unterliegen strengen Bestimmungen.

- ⊕ *Gut bei Nierenproblemen, Blasenentzündung, Kopfschmerzen, Migräne, Hautproblemen, Verstopfung.*
- ⊕ *Gekühlt und vor Ablauf des Mindesthaltbarkeitsdatums trinken.*
- ⊖ *Bluthochdruckpatienten und Herzkranke sollten Mineralwasser mit hohem Natriumgehalt meiden.*

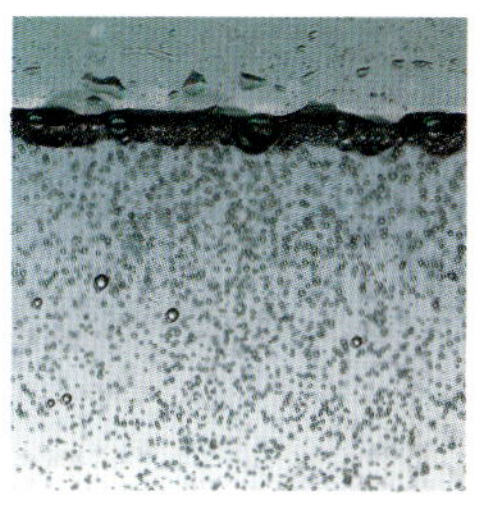

HAUSMARKEN VON RESTAURANTS

16,8 kJ/4 kcal je 100 g
Keine besonderen Eigenschaften

Vor allem im Ausland fahren einige Restaurantketten enorme Profite ein, indem sie als Tafelwasser nur ihre selbstabgefüllte Hausmarke anbieten. Doch Achtung: Das ist u.U. nichts weiter als Leitungswasser, das, um etwaigen Chlorgeschmack und einige Mineralstoffe zu entfernen, über einen Filter geführt und ggf. noch mit Kohlensäure versetzt wurde.

⊕ *Am besten gekühlt und vor Ablauf des Mindesthaltbarkeitsdatums trinken.*

⊖ *Bluthochdruckpatienten und Herzkranke sollten Wasser mit hohem Natriumgehalt meiden.*

WASSERKURORTE

Wasserheilverfahren – Duschen und Bäder unterschiedlicher Temperatur, Dampfbäder, Wechselbäder u.v.m. – sind seit vielen Jahrhunderten Bestandteile des medizinischen Repertoires. Im 19. Jahrhundert strömten die Menschen in Scharen zu Badekurorten wie Baden-Baden, Marienbad, Evian und Vichy, Bath und Harrogate in England, Hot Springs und Saratoga Springs in den USA. Heute, hundert Jahre später, sind wir dabei, Wohlgeschmack und Heilwert des Wassers neu zu entdecken, und die zunehmende Beliebtheit der Mineralwässer weckt ein neues Bewußtsein für die ungeheure Bedeutung des Wassers, das wir so oft für selbstverständlich halten.

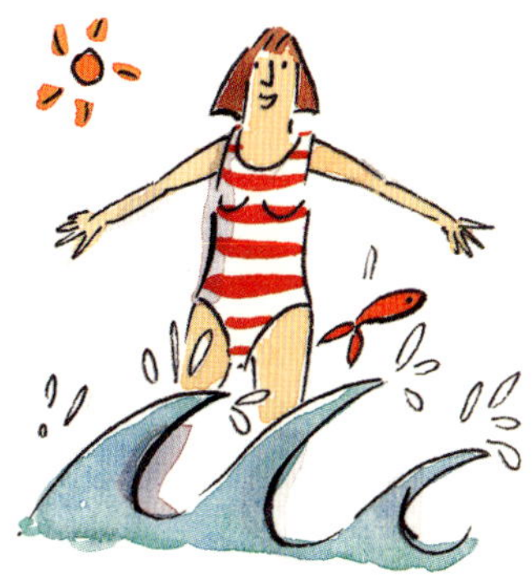

APOLLINARIS

Hoher Kohlensäuregehalt

Dieses altbekannte und auch im Export erfolgreiche Mineralwasser strömt mit 25 °C aus einer 1852 entdeckten Quelle bei Bad Neuenahr. Es wird mindestens 30 Jahre lang durchs Gestein gefiltert.

Quelle	*bei Bad Neuenahr-Ahrweiler, Rheinland-Pfalz*
Kalzium (mg/l)	*94*
Magnesium (mg/l)	*115*
Natrium (mg/l)	*380*
Gesamtmineralgehalt	*hoch*
Geschmack	*kräftig, leicht salzig*

GEROLSTEINER SPRUDEL

Hoher Kohlensäuregehalt

Dieses Wasser stammt aus schon zur Römerzeit bekannten Quellen bei Gerolstein in der Vulkaneifel. Es schießt unter starkem Druck mit 11 °C aus Tiefen von 80–180 m.

Quelle	*bei Gerolstein, Rheinland-Pfalz*
Kalzium (mg/l)	*347*
Magnesium (mg/l)	*108*
Natrium (mg/l)	*119*
Gesamtmineralgehalt	*hoch*
Geschmack	*eher neutral*

STAATLICH FACHINGEN

Sehr geringer Kohlensäuregehalt

Das „Fachinger", aufgrund seiner speziellen Mineralstoffzusammensetzung als Heilwasser zugelassen, wird im Lahntal bei Fachingen aus einer Tiefe von 400 m gepumpt. Auch diese Quelle war schon den Römern bekannt.

Quelle	*bei Fachingen, Rheinland-Pfalz*
Kalzium (mg/l)	*122*
Magnesium (mg/l)	*53*
Natrium (mg/l)	*602*
Gesamtmineralgehalt	*mittel*
Geschmack	*erfrischend*

SPA

Still

Dieses belgische Mineralwasser wird seit über 400 Jahren exportiert. Es ist ausgesprochen salzarm und gehört zu den bekanntesten Mineralwässern der Welt. Schon Peter der Große wußte es zu schätzen.

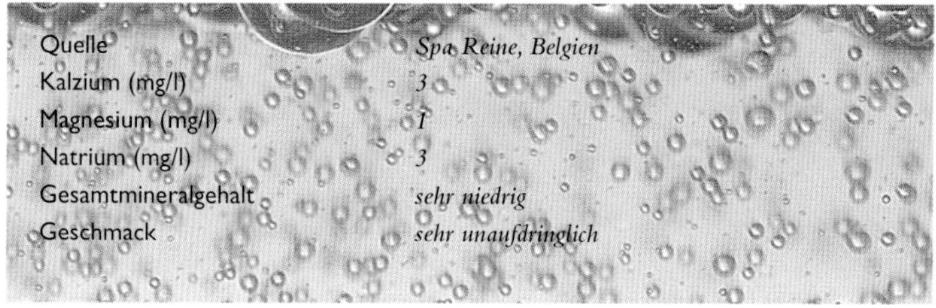

Quelle	*Spa Reine, Belgien*
Kalzium (mg/l)	*3*
Magnesium (mg/l)	*1*
Natrium (mg/l)	*3*
Gesamtmineralgehalt	*sehr niedrig*
Geschmack	*sehr unaufdringlich*

BADOIT

Mit niedrigem natürlichem Kohlensäuregehalt

Dieses erste in Frankreich abgefüllte Mineralwasser kommt aus einer 500 m tiefen Granitspalte. Als Louis Pasteur gegen Ende des 19. Jahrhunderts in Italien arbeitete, pflegte er je 50 Flaschen auf einmal zu bestellen.

Quelle	*Badoit, Saint-Galmier, Frankreich*
Kalzium (mg/l)	*200*
Magnesium (mg/l)	*100*
Natrium (mg/l)	*160*
Gesamtmineralgehalt	*mittel*
Geschmack	*sehr erfrischend*

PERRIER

Hoher Kohlensäuregehalt

An dieser Quelle bei Vergèze soll schon Hannibal seine Elefanten getränkt haben. Das weltweit bekannte, für französische Verhältnisse sehr kohlensäurereiche Wasser sprudelt mit 15,6 °C aus 24 m Tiefe.

Quelle	*Vergèze-Gard, Frankreich*
Kalzium (mg/l)	*140*
Magnesium (mg/l)	*3*
Natrium (mg/l)	*14*
Gesamtmineralgehalt	*niedrig*
Geschmack	*säuerlich prickelnd*

ALKOHOL

Alkohol ist ein suchterzeugendes Rauschmittel, das der Körper nicht braucht. Allerdings ist der Alkoholgenuß für viele Menschen ein geselliges Vergnügen.

Alkohol wird durch Vergärung kohlenhydratreicher Ausgangsprodukte gewonnen: Trauben und andere Früchte, Getreide, Wurzelgemüse, Kakteen. Weltweit wird eine Fülle alkoholischer Getränke hergestellt und konsumiert, die sich grob in drei Kategorien unterteilen lassen: Bier, Wein und Spirituosen (Hochprozentiges). Der Alkoholkonsum macht in verschiedenen Weltgegenden (und auch innerhalb mancher Länder) bis zu 10% der Gesamtenergiezufuhr aus; bei manchen Menschen liegt er noch wesentlich höher. Der Alkoholismus ist ein enormes weltweites Problem.

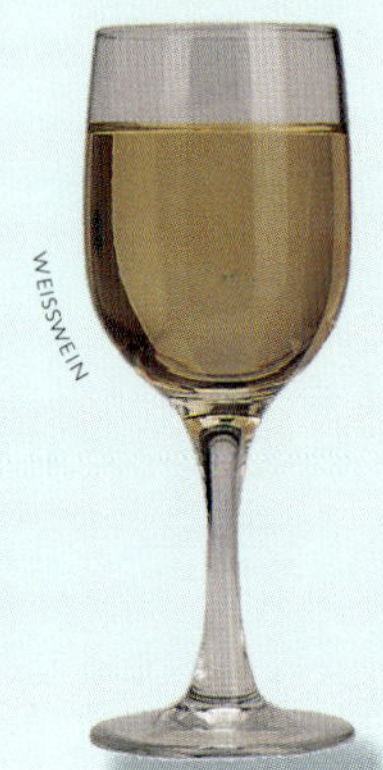
WEISSWEIN

Alkohol wird vom Körper als Energiequelle genutzt, doch bei Überschreitung der empfohlenen Mengen kann er die Wirkung gesünderer Nahrungsmittel verdrängen und die Nährstoffresorption behindern. Bier enthält je nach Sorte unterschiedliche Mengen der B-Vitamine, mit Ausnahme von Thiamin.

Man glaubt, daß ein mäßiger Alkoholkonsum das Risiko koronarer Herzerkrankungen herabsetzt. Andererseits gibt es Hinweise, daß Alkohol das Risiko bestimmter Krebsarten steigert; das gilt vor allem für Mundhöhlen-, Rachen-, Kehlkopf- und Speiseröhrenkarzinome. Ihrer Gesundheit zuliebe sollten Sie nur hochwertige alkoholische Getränke kaufen und sie sehr maßvoll genießen.

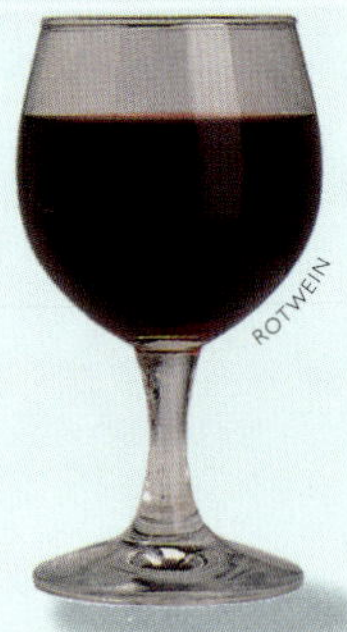
ROTWEIN

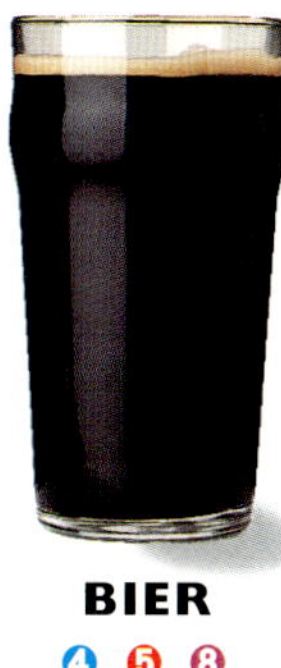

BIER

4 5 8

419–628 kJ/100–150 kcal je 250 ml
Reich an Vitamin B_{12}

Was Bier hauptsächlich liefert, ist Energie – je nach Sorte zwischen 100 und 150 kcal je 250-ml-Glas (= 40–60 kcal je 100 ml). Alle Biere enthalten Alkohol, aber kein Eiweiß und bis auf Kalium keine Mineralstoffe. Sie sind jedoch eine ausgesprochen gute Vitamin-B_{12}-Quelle.

Deutsche Biere werden aus Wasser, Malz (meist Gerstenmalz), Hopfen und Hefe gebraut. Man weicht zunächst die Gerste ein und läßt sie dann keimen. Das so entstandene Malz wird getrocknet bzw. gedarrt. Je nach Temperatur fällt es dabei heller oder dunkler aus, so daß letztlich Hell- oder Dunkelbier entsteht. Das geschrotete Malz wird mit Wasser und Hopfen gekocht, der ihm das biertypische Aroma gibt. Schließlich wird die Mischung durch Bierhefe vergoren, die den darin enthaltenen Zucker in Alkohol umwandelt, wobei auch die Kohlensäure entsteht. Je nach Verwendung von Hefen, die sich am Boden der Gärgefäße bzw. an der Bieroberfläche absetzen, unterscheidet man untergärige (wie Lagerbier, Pils und Bock) und obergärige Biere (wie Alt, Kölsch und Weizenbier).

Bier ist vielleicht nicht ganz so gesund, wie man ihm nachsagt, doch ist es – in Maßen genossen – ein brauchbares Entwässerungsmittel und ein guter Lieferant von Vitamin B_{12} und Energie und somit bei Blutarmut, Lethargie und chronischer Müdigkeit hilfreich.

- *Gut bei Blutarmut, chronischem Müdigkeitssyndrom und zur Entwässerung.*
- *Helle wie dunkle Biere trinkt man meist gut gekühlt.*

SCHNELLE HILFE

- **Eine Bierspülung nach der Haarwäsche gibt stumpfem, leblosem Haar einen schönen, gesunden Glanz, indem sie dafür sorgt, daß die verhornten Zellen der Haaraußenschicht flacher am Haarschaft anliegen. Es gibt auch fertige Biershampoos zu kaufen.**

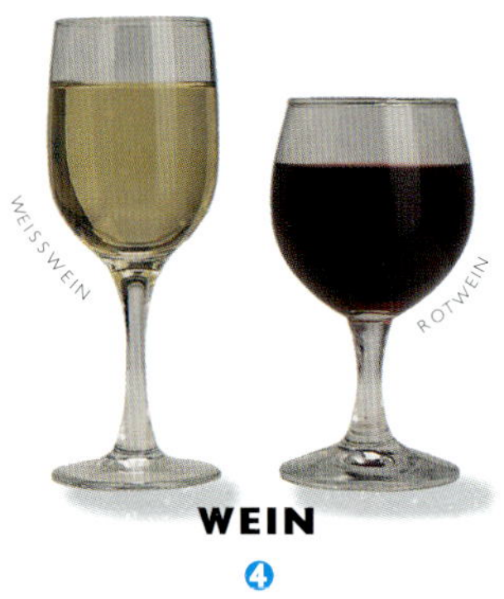

WEIN

4

ROTWEIN

356 kJ/85 kcal je 100 ml

WEISSWEIN

389 kJ/93 kcal je 100 ml

Reich an gut verwertbarem Eisen

Der gesundheitliche Nutzen des Weintrinkens ist nach wie vor umstritten, doch scheint es heute so, daß ein maßvoller Weingenuß das Risiko von Herz-Kreislauf-Erkrankungen senkt. Die meisten Mediziner sind sich einig, daß der Alkoholkonsum bei Frauen 14 Einheiten, bei Männern 21 Einheiten in der Woche nicht überschreiten sollte; eine Einheit entspräche hier einem kleinen Glas Wein.

Der meiste Wein wird aus Trauben gewonnen, doch stellt man in vielen Ländern traditionell auch Weine aus Holunderbeeren, Stachelbeeren, Rhabarber, Pastinaken, Äpfeln oder anderen Früchten und Gemüsen mit ausreichendem Zuckergehalt her. Bei der kommerziellen Weinherstellung werden oft chemische Zusätze verwendet, von denen manche gesundheitliche Probleme hervorrufen können. Auch Farb-, Aroma- und Konservierungsstoffe können zugesetzt werden und müssen normalerweise nicht auf den Etiketten angegeben werden. Schwefeldioxid etwa, ein gebräuchlicher Konservierungsstoff in Weinen, kann bei anfälligen Personen Asthma verursachen. Rotwein enthält Stoffe, die im Verdacht stehen, Migräne auszulösen. Generell gilt: Je billiger der Wein, desto mehr chemische Zusätze enthält er und desto schlimmer fällt der Kater am nächsten Morgen aus.

Der Eisengehalt von Rot- und Weißweinen ist zwar relativ gering – etwa 1 mg pro Glas –, doch wird dieses Eisen besonders gut resorbiert. Bei Alkoholikern, die sich häufig eiweißarm ernähren, kann es durch die Eisenaufnahme aus Alkohol sogar zu schweren Leberschäden kommen.

- ⊕ *Gut gegen Herz- und Gefäßerkrankungen, für den Kreislauf, gegen leichte Depressionen und Blutarmut.*
- ⊕ *Maßvoll genießen – die Gesundheitswirkung entfaltet sich nur bei mäßigem Konsum und verkehrt sich bei größeren Mengen ins Gegenteil.*
- ⊖ *Kann Asthma oder Migräne auslösen.*

VITAMINE UND MINERAL-STOFFE

Ich bitte meine Patienten immer, zum ersten Termin all ihre Vitamin- und Mineralstoffpräparate mitzubringen. Viele kommen mit ganzen Einkaufstüten voll! Ich finde das beunruhigend, weil es ungeheure Geldverschwendung ist und manche Vitamine und Mineralstoffe bei Überdosierung der Gesundheit schaden.

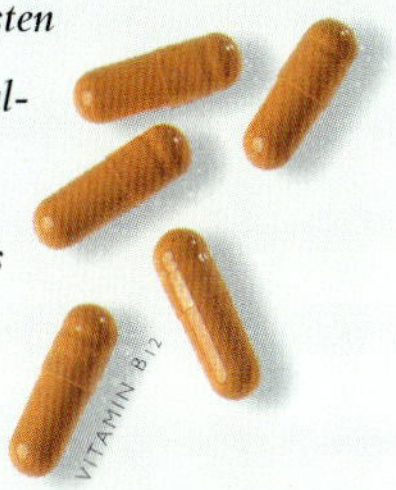

VITAMIN B12

Offizielle Empfehlungen für die Vitamin- und Mineralstoffzufuhr unterscheiden sich von Land zu Land und Institution zu Institution, liegen aber meiner Meinung nach oft zu niedrig. Meist werden die enormen Schwankungen des tatsächlichen Nährstoffgehalts unserer Nahrung zu wenig berücksichtigt. Intensive Anbaumethoden, Transport, Lagerung, Verarbeitung und mangelnde Frische senken den Vitamingehalt der Nahrungsmittel, noch bevor man sie kauft, mit nach Hause nimmt und gart. Der tatsächliche Vitamingehalt dessen, was schließlich auf dem Teller landet, ist oft wesentlich geringer als die theoretischen Werte.

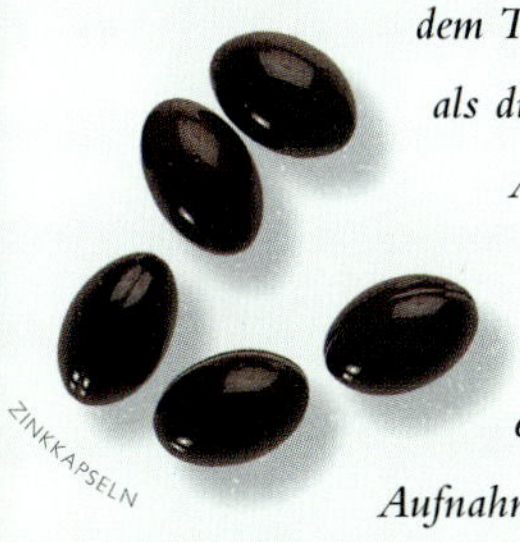

Auch liegen Welten zwischen den Mengen an Vitaminen und Mineralstoffen, die man benötigt, um Mangelerkrankungen zu vermeiden, und den Aufnahmemengen, die uns fit halten und gegen schwere Krankheiten schützen. Die folgenden Seiten liefern grundlegende Informationen zur Funktion der wichtigsten Vitamine und Mineralstoffe und zu den besten Nahrungsquellen, sie bieten aktuelle DGE-Empfehlungen (DGE = Deutsche Gesellschaft für Ernährung) zur Tagesaufnahme.

ZINKKAPSELN

VITAMINE

Eine Frage, die viele Menschen bewegt, heißt: „Müßte ich zusätzliche Vitamine einnehmen?" Theoretisch lautet die Antwort nein – sofern Sie sich ausgewogen und abwechslungsreich ernähren, was aber die wenigsten wirklich tun.

Eine Rückversicherung in Form eines preiswerten, richtig zusammengesetzten Vitamin- und Mineralstoffpräparats kann die eine oder andere verpaßte Mahlzeit, Zusatzbedarf bei Streßbelastung, Vitaminverluste durch Lagerung, Transport und Garen der Nahrung ausgleichen und Ihnen nach Krankheiten neuen Auftrieb geben.

Studieren Sie die Verpackungsangaben sorgfältig, und meiden Sie Pillen mit künstlichen Farb-, Aroma-, Konservierungs- und Süßstoffen.

Viele Kinder, vor allem hyperaktive und solche mit Asthma, Ekzemen oder anderen allergischen Problemen, reagieren ungünstig auf Stoffe, die in manchen Vitamintabletten enthalten sind. Andererseits schlagen manche Hersteller Profit aus dem „Allergiesyndrom", indem sie kostspielige Präparate anbieten, die frei von Gluten, Hefe, Ei, Milch und sonstigen Allergenen sind. Sofern man nicht an einer bekannten Allergie gegen bestimmte Nahrungsmittel leidet, besteht kein Grund, zu solchen Produkten zu greifen.

Wählen Sie ein Multivitaminpräparat, das ausreichende Mengen der wichtigsten Nährstoffe enthält – anstelle einer langen Liste ausgefallener Inhaltsstoffe. Für Erwachsene bestimmte Präparate sind meist ungeeignet für Kinder zwischen zwei und zehn, für die es altersgemäße Produkte gibt. Kinder unter zwei sollten Vitaminpräparate nur auf ärztliche Anweisung erhalten. Hüten Sie sich vor einer gesundheitsschädlichen Vitaminüberdosierung.

Die gezielte Einnahme einzelner Vitamine ist sinnvoll zur Behandlung und Verhütung mancher Probleme – so kann zusätzliches Vitamin C im Winter vor Erkältungen und Infektionen schützen, während B_6, Zink und Nachtkerzenöl bei PMS und anderen Menstruationsbeschwerden hilfreich sind –, doch sollte man hochdosierte Vitamine nicht ohne ärztlichen Rat einnehmen, da einige toxisch wirken oder die Wirkung anderer wichtiger Medikamente beeinträchtigen können.

Und erliegen Sie nicht dem Irrglauben, es sei egal, was Sie essen, solange Sie nur Ihre Vitaminpillen nehmen.

TAGESBEDARF NACH DGE*

*Deutsche Gesellschaft für Ernährung

	Frauen	Männer
A	0,8 mg	1 mg
C	150 mg	150 mg
D*	5 µg	5 µg
E	20–25 mg	20–25 mg
B_1	1,2 mg	1,4 mg
B_2	1,5 mg	1,7 mg
Niacin	15 mg	18 mg
B_6	1,6 mg	1,8 mg
B_{12}	3 µg	400 µg
Folsäure	400 µg	200µg

* (bei Sonneneinwirkung geringerer Bedarf)

µg = Mikrogramm

DIE WICHTIGSTEN VITAMINE

Vitamin A

⊕ Wichtig für Wachstum, Haut, Nacht- und Farbensehen.

⊖ Wird langfristig mehr als das Zehnfache des Grundbedarfs zugeführt, so drohen Leber- und Knochenschäden. Schwangere sollten nicht mehr als 3,3 mg aufnehmen, sonst kann es zur Schädigung des Embryos kommen.

Gute Quellen: Leber, Möhren, Spinat, Butter, Margarine, Brokkoli und Käse.

Vitamin C

⊕ Verhütet Skorbut, unterstützt Wundheilung und Eisenresorption, ist ein wichtiges, schützendes Antioxidans.

⊖ Ohne ärztlichen Rat nicht in überhöhten Dosen einnehmen, da Mengen von mehr als 1 g pro Tag Durchfall verursachen und bei anfälligen Menschen das Nierensteinrisiko erhöhen können.

Gute Quellen: schwarze Johannisbeeren, Zitronen, grüne Paprika, Orangen, Grapefruit, Kiwis, roher Rotkohl.

Vitamin D

⊕ Wichtig für den Knochenaufbau, da es die Kalziumresorption beeinflußt.

⊖ Das Zehnfache des Tagesbedarfs kann bei Kindern toxisch wirken, das 25fache ist auch für Erwachsene gefährlich. Kinder und Schwangere sollten nicht mehr als 1 TL Lebertran am Tag zu sich nehmen.

Gute Quellen: Lebertran, Fettfische, Eier und Margarine.

Vitamin B_1 (Thiamin)

⊕ Es ist vor allem für die Umwandlung von Kohlenhydraten in Energie von Bedeutung.

Gute Quellen: Dorschrogen, Weizenkeime, Para- und Erdnüsse, Haferflocken, Schinken, Schweinefleisch, Innereien und Brot.

Vitamin B_2 (Riboflavin)

⊕ Besonders wichtig für das Wachstum, eine gesunde Haut und die Schleimhäute.

Gute Quellen: Eier, Milch, Leber, Nieren, Käse, Rindfleisch, Geflügel, Makrelen, Mandeln und Getreide.

Vitamin B_6 (Pyridoxin)

⊕ Wichtig für das Wachstum; viele Frauen finden es auch zur Behandlung des PMS hilfreich.

⊖ Bei Dosen von über 2 g pro Tag kann es zu Nervenschädigungen kommen; bei sehr empfindlichen Menschen wurden selbst bei 50 mg am Tag schon Symptome beobachtet.

Gute Quellen: Fisch, Fleisch, Leber, Käse, Bananen, Avocados, Heilbutt, Lachs und Hering.

Folsäure

⊕ Notwendig für das Wachstum und die Entwicklung; zu geringe Folsäurezufuhr kann bei Schwangeren möglicherweise zur Schädigung des Embryos führen.

Gute Quellen: dunkelgrüne Gemüse, Leber, Nieren, Nüsse, Vollkornbrot und Vollkorn-Getreideprodukte.

MINERALSTOFFE

Es gibt bestimmte Mineralstoffe, die der Körper unbedingt braucht – manche in kleineren, andere in etwas größeren Mengen, einige nur in Spuren. Ein Mangel an einem Mineralstoff kann den Unterschied zwischen Gesundheit und Krankheit ausmachen. Mit Ausnahme des Eisens und vielleicht des Kalziums werden diese Mineralstoffe bei der Untersuchung von Gesundheitsstörungen häufig vernachlässigt. Dabei spielen sie oft eine wichtige Rolle bei der Krankheitsentwicklung; eine erhöhte Gabe der fehlenden Stoffe kann eine erstaunliche Besserung bewirken.

Zwei dieser Mineralstoffe, Zink und Selen, sind für mich von besonderem Interesse, da ihr Einsatz oft spürbare Besserung bewirkt und es unserer Ernährung häufig an ihnen mangelt. Zinkmangel kann bei vielerlei Störungen eine Rolle spielen, u. a. bei Magersucht und Hyperaktivität bei Kindern; auch PMS und postnatale Depressionen sind durch kleine Dosen Zink meist günstig beeinflußbar. Selenmangel kann die Abwehrkräfte schwächen und zu Herzkrankheiten, Hautproblemen und einem erhöhten Krebsrisiko führen; dabei ist der Körper schon mit 100 µg Selen am Tag reichlich versorgt. Kalzium ist ebenfalls von besonderer Bedeutung, vor allem in der Schwangerschaft, Stillzeit, Kindheit und Pubertät und in späteren Jahren zum Schutz gegen Osteoporose.

Bei ausgewogener, abwechslungsreicher Ernährung unter Einbeziehung der wichtigsten Nahrungsmittelkategorien werden Sie kaum Mineralstoffpräparate benötigen, sofern Sie nicht an speziellen Gesundheitsstörungen leiden. Doch in bestimmten Situationen können ergänzende Präparate sinnvoll sein.

Hier meine Empfehlungen der besten Kombinationen: Selen mit Vitamin A, C und E; Kalzium mit Magnesium, Bor und Vitamin D; Zink mit Vitamin C; Zink mit Kupfer zur Langzeiteinnahme; Eisen als Aminosäurechelat. Mineralstoffkomplexe sind in Kombination mit Aminosäuren für den Körper leichter resorbierbar.

Studieren Sie die Inhaltsangaben sorgfältig. Manche Präparate liefern nur wenig von den wirklich benötigten Mineralstoffen.

TAGESBEDARF NACH DGE*

*Deutsche Gesellschaft für Ernährung

	Frauen	Männer
Kalzium	1000 mg	1000 mg
Eisen	15 mg	10 mg
Zink	12 mg	15 mg
Kupfer	1,5–3 mg	1,5–3 mg
Natrium	550 mg	550 mg
Kalium	2000 mg	2000 mg
Magnesium	300 mg	350 mg
Phosphor	1500 mg	1500 mg
Chlorid	1,7–5g	1,7–5 g
Selen	20–100 µg	20–100 µg
Jod	200 µg	200 µg

µg = Mikrogramm

Es gibt noch weitere für die Funktionen unseres Körpers wichtige Mineralstoffe, für deren Tageszufuhr teilweise noch keine offiziellen Empfehlungen festgelegt sind.

DIE WICHTIGSTEN MINERALSTOFFE

ZINK

⊕ Wichtig für Wachstum, gesunde Fortpflanzungsorgane, Fruchtbarkeit, Insulinproduktion und Abwehrkräfte.

⊖ Bei Überversorgung mit Zink kann es zu Kupfermangel kommen.

GUTE QUELLEN: Lamm, Leber, Steak, Knoblauch, Ingwer, Paranüsse, Kürbiskerne, Austern, Eier, Sardinen, Hafer, Krabben, Mandeln und Huhn.

SELEN

⊕ Bestandteil des Immunsystems; außerdem wichtig zur Cholesterinregulierung und als Schutz gegen einige Krebsarten.

GUTE QUELLEN: Vollkornprodukte, Paranüsse, Butter, Fettfische, Leber und Nieren.

EISEN

⊕ Unentbehrlich zur Bildung des roten Blutfarbstoffs Hämoglobin und somit für den Sauerstofftransport zu allen Körperzellen.

⊖ Zuviel Eisen kann die Abwehrkräfte schwächen, zu Schlafstörungen und Depressionen führen.

GUTE QUELLEN: eßbare Algen, Fettfische, Muscheln, Melasse, Schweineleber, Rindfleisch, Sardinen, Kidneybohnen, Paranüsse, Datteln, Rosinen, Linsen, Erdnüsse, Huhn, Sojabohnen, Kichererbsen und Erbsen.

KUPFER

⊕ Zusammen mit Eisen an der Bildung roter Blutkörperchen beteiligt.

GUTE QUELLEN: Austern, Nüsse, Rind, Leber, Lamm, Butter, Gerste, Olivenöl.

KALZIUM

⊕ Unentbehrlich für Aufbau und Stabilität der Knochen; besonders wichtig in der Schwangerschaft, Stillzeit, Kindheit, Pubertät und später zur Vorbeugung gegen Osteoporose.

GUTE QUELLEN: Milch, Joghurt, fettarme Käse, Sardinen (mit Gräten), grüne Gemüse, Trockenobst, Nüsse, Bohnen, Vollkornbrot, Brunnenkresse und Petersilie.

JOD

⊕ Von großer Bedeutung für die Schilddrüsenfunktion.

⊖ Zuviel Jod kann eine Schilddrüsenüberfunktion herbeiführen; Jodtabletten nicht überdosieren.

GUTE QUELLEN: eßbare Algen, Fisch und Meeresfrüchte.

MANGAN

⊕ Erforderlich für die Enzymbildung, den Knochenaufbau, die Muskeltätigkeit und Fruchtbarkeit.

GUTE QUELLEN: Vollkornprodukte, Nüsse und Tee.

PHOSPHOR

⊕ Unentbehrlich als Knochen- und Zellbaustein.

GUTE QUELLEN: kalziumreiche Nahrungsmittel.

KALIUM

⊕ Unentbehrlich für die ordnungsgemäße Funktion von Körperzellen und Nervengewebe.

GUTE QUELLEN: Bananen, Orangen, Avocados, Nüsse, Hülsenfrüchte, Trockenobst, Kartoffeln, Tomaten, Vollkorn.

DIE TOP 20 DER NAHRUNGSMITTEL

Die vorstehenden Abschnitte zu den einzelnen Nahrungsmitteln enthalten Angaben dazu, welchen Körpersystemen das jeweilige Nahrungsmittel nützt. In der folgenden Übersicht sind 20 der vielseitigsten Lebensmittel und einige der häufigsten Beschwerden, bei denen sie helfen können, zusammengefaßt. So sind Bananen hilfreich bei Candida-Mykosen, Durchfall, Kinderkrankheiten, Kreislaufprobleme, Menstruationsbeschwerden, Müdigkeit, Ödemen, PMS usf.

	Arthritis	Asthma	Blasenentzündung	Blutarmut	Candida-Mykosen	Diabetes	Durchfall	Ekzeme	Erkältungen	Halsentzündung	Heuschnupfen	Husten	Infektionen	Kinderkrankheiten	Kopfschmerzen	Krampfadern
Bananen					●		●							●		
Datteln				●	●											
Fettfisch	●				●			●					●		●	
Hafer					●	●								●		●
Ingwer									●		●	●			●	
Joghurt			●		●		●							●		
Kiwis		●												●		
Knoblauch		●			●		●		●	●	●	●				
Kohl	●			●												
Kürbiskerne					●			●	●							
Möhren	●						●						●			●
Paranüsse									●							
Petersilie			●		●											
Sellerie	●		●													
Sojabohnen																
Spinat	●			●					●				●			
Vollkornbrot					●	●	●							●		●
Wasser							●	●	●							
Zitronen									●	●	●	●	●			●
Zwiebeln	●	●							●		●	●				

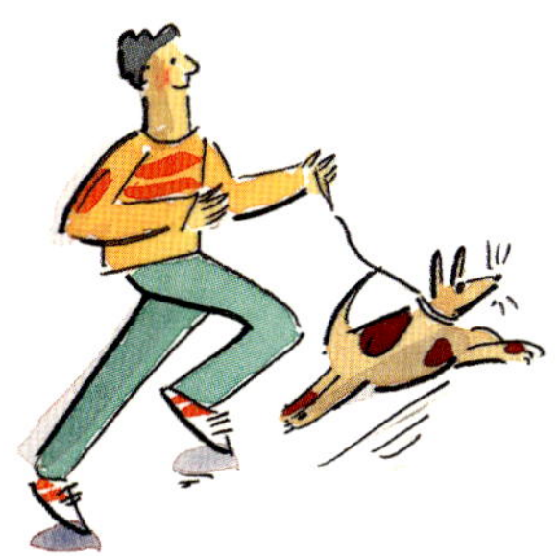

Kreislaufprobleme	Magen-Darm-Katarrh	Mandelentzündung	Menstruationsprobl.	Müdigkeit	Nebenhöhlenentzünd.	Nierenprobleme	Ödeme	Osteoporose	PMS	Prostataprobleme	Rheuma	Rückenschmerzen	Schlafstörungen	Schnupfen	Sodbrennen	Übelkeit	Unfruchtbarkeit	Verdauungsstörungen	Verstopfung
●	●		●	●			●		●				●		●	●	●		●
				●															●
			●					●	●		●	●					●		
●			●						●								●	●	●
					●									●		●			
								●							●				
																			●
●		●			●									●	●			●	●
●												●		●					
									●	●							●		
●					●									●			●		
			●			●				●									
			●		●	●	●				●	●							
					●	●	●				●	●							
			●					●									●		
					●									●					
			●			●			●				●					●	●
	●	●				●	●												●
●		●			●			●						●			●		
●		●			●									●	●				